主编◎于吉聪 孙玉军 郭 玫 陈学珍 王爱华 王志勇

儿科常见疾病
临床诊疗

ERKE CHANGJIAN JIBING
LINCHUANG ZHENLIAO

长江出版传媒
湖北科学技术出版社

图书在版编目（ＣＩＰ）数据

儿科常见疾病临床诊疗 / 于吉聪等主编. — 武汉：
湖北科学技术出版社，2023.5
ISBN 978-7-5706-2486-7

Ⅰ.①儿… Ⅱ.①于… Ⅲ.①小儿疾病-常见病-诊
疗 Ⅳ.①R72

中国国家版本馆CIP数据核字(2023)第055097号

责任编辑：许 可　　高 然　　　　　　　　　　　封面设计：喻 杨

出版发行：湖北科学技术出版社　　　　　　　　　电话：027-87679468
地　　址：武汉市雄楚大街268号　　　　　　　　邮编：430070
　　　　　（湖北出版文化城B座13-14层）
网　　址：http://www.hbstp.com.cn
印　　刷：湖北星艺彩数字出版印刷技术有限公司　　邮编：430070
787×1092　　　1/16　　　　　　　　　　　17.25印张　　400千字
2023年5月第1版　　　　　　　　　　　　　　2023年5月第1次印刷
定价：88.00元

《儿科常见疾病临床诊疗》
编委会

前　言

　　现代医学和生命科学的快速发展使越来越多的新理论和新技术广泛应用于儿科临床；卫生事业的改革和发展也使得儿科医生和社会的距离越来越近；疾病、患儿和社会对儿科医生的要求越来越高。随着新的医疗技术和新药物的不断涌现，对于知识更新的要求就更加迫切。因此，为了满足广大儿科临床医务工作者的需求，我们撰写了本书

　　本书首先简要介绍了儿科疾病常用的诊断技术与治疗方法，然后分别阐述了儿科各常见疾病的临床特点与诊疗方案，包括新生儿与新生儿疾病、营养障碍性疾病以及各系统常见儿科疾病(呼吸系统疾病、消化系统疾病、循环系统疾病、泌尿系统疾病)等内容，该书成书较为简明扼要、便于理解，注意密切联系临床实际，希望可以为读者带去些许参考价值。

　　鉴于编者水平和时间所限，该书编写过程中的不足之处在所难免，恳请各位读者不吝赐教，提出宝贵意见，以便日后不断改进。

编　者

目　　录

第一章 儿科疾病的诊断步骤与常见症状和体征

第一节 儿科疾病的诊断步骤

疾病的治疗效果,主要取决于诊断的正确性和及时性。诊断错误或时间上的延误均可导致不可逆的严重后果。虽然有些疾病尚无有效的治疗手段,但正确的诊断仍很重要,因为它是判断预后的根据。与成人相同,儿科疾病的诊断包括 3 个步骤:收集临床资料;整理分析资料,提出初步诊断;进一步临床观察验证诊断。由于儿科学涉及内容多、范围广,儿童在解剖、生理、生化、病理、免疫、营养代谢等方面都与成人有很大的不同,且不同年龄期的儿童又存在较大的差异,其疾病的种类以及临床表现均有其特殊性,故作为儿科医生应具备全面、系统的医学知识,正确的逻辑思维方法,以及高度负责的工作态度。

一、收集临床资料

临床资料包括病史、体格检查和辅助检查等。在收集临床资料的过程中,必须做到全面、客观、详细和准确。资料片面不完整常导致漏诊,而带有主观性的或错误的临床信息常使临床思维误入歧途,造成误诊。住院患儿要求全面的病史和体检资料,而对门诊患儿可针对主诉突出重点进行体格检查。

(一)采集病史

病史是疾病发生、发展过程中一系列主观和客观感觉的表述,是临床资料中最基础、最根本的部分。小儿大多数不能正确叙述病情,多由其监护人代述,这与成人自述的感觉有所不同。由于监护人的身份、文化程度、与患儿之间的关系以及对疾病的关心程度不同,使得病史的客观性与可靠性与实际情况存在一定的差距,这在诊断过程中必须有所考虑。医生除全面系统地听取供史者的叙述外,还应巧妙地从正面、侧面不同角度提出各种问题,尽可能详细地了解每一临床现象发生的细节,必要时可反复询问,或向不同的接触者多方面询问。询问应讲究方式方法。例如,要了解患儿是否有腹痛,应询问患儿是否有食欲不佳、突然发作性哭闹伴双腿屈向腹部,或家长触其腹部是否有啼哭等情况。又如,1~2 岁婴儿咽炎时常不会叙述咽痛,但家长可能会观察到患儿有流涎、拒绝进食固体食物并有口腔异味。另外,家长表述的症状、体征并不一定准确,要注意引证核实。例如,主诉为发热,一定要询问具体温度及测量部位。又如,家长表述其 1 岁的婴儿有气促,要询问每分钟呼吸频率,是否伴有喘鸣声。有时症状的核实有一定的困难,需要医生亲自观察才能确定,如新生儿轻微型惊厥。

(二)体格检查

体格检查应全面,不要遗漏体征,但要有重点。可根据病史问诊的线索对涉及的器官系统详细检查,同时还应注意重要的阴性体征。如患儿主诉为咳嗽,则胸部的望、触、叩、听检查应为重点,要注意观察是否有气促、呼吸困难,两肺呼吸音是否对称,是否有啰音或哮鸣音等。体格检查的准确性和完整性与医生的临床经验和负责精神密切相关。小儿在医院与医护人员接触时,多带有恐惧心理,往往不合作,使体格检查不能按正常顺序进行,容易遗忘体检项目。剧烈的哭闹直接妨碍心肺听诊和腹部触诊的进行,这要求儿科医生有一定的耐心,根据患儿的状态必要时应再次检查,如趁患儿睡眠或哺乳时检查。另外,在小儿体检时要考虑年龄及发育因素而采取不同的方法,如新生儿的视敏度低、视力弱、注视距离近,检查光视觉反应时,光源刺激的距离应比幼儿近,这样才可能得出正确的结论。体格检查结果的判断标准也因年龄而异,如觅食反射阳性在 1 个月的婴儿属正常,但出现在 1 岁的婴儿属异常,提示中枢神经系统存在病变。

作为儿科医生还应特别强调望诊。在一见到患儿的瞬间还未正式接触交谈时就应注意患儿的总体情况,如精神、面色、眼神等,这对判断病情程度有很大帮助,可对病史起补充作用。

(三)辅助检查

辅助检查包括实验室检查和仪器检查。现代医学诊断技术的发展已使临床各项辅助检查项目日趋多样和完善,使之成为临床诊断不可或缺的重要手段。但任何病例都应根据病史和体格检查结果进行初步分析,然后有目的、有针对性地提出必要的检查项目。辅助检查主要用于支持诊断假设或因鉴别诊断需要而排除某些疾病。应避免盲目筛查式地进行过多的实验室检查,以减轻患儿的痛苦及家庭经济负担。检查项目的选择应遵循从一般到特殊、从简单到复杂、从主要到次要的顺序逐步进行。尤其是一些创伤性或可能给患儿带来痛苦的项目,应采取慎重态度,事先统筹安排。如多次重复抽血会增加患儿痛苦,并易使患儿产生恐惧、抵触性情绪,不利于治疗措施的实施及疾病的康复。对一些创伤较大或可能发生并发症的检查项目在万不得已时才选用,应事先征得家属的同意并书面签字。

二、临床资料的整理和分析

(一)资料归纳

将病史问诊、体格检查和各项辅助检查的结果进行整理,去粗存精,有条理、系统地进行归类并列出条目。要求有高度的概括性,围绕主诉、突出重点,将主要症状的特点、体格检查阳性发现及重要的阴性体征、实验室检查的异常结果列出条目。

(二)资料分析与提出初步诊断

在对临床资料进行归纳的基础上,结合病例特点进行分析判断,提出能解释临床问题的假设,即初步诊断。临床资料的分析是一个鉴别诊断的过程,属临床逻辑思维的范畴。实际上,临床逻辑思维贯穿于疾病诊断的全过程。一个有经验的儿科医生在听到主诉后,有时甚至刚看见患儿还没开始问诊,就可能有一个初步的印象,大致是什么方面的问题,这就是临床思维的开始。而这个初步印象会在接下来的问诊、体格检查过程中起一定的导向作用。提出诊断结论所需时间可长可短,有些病例病程短、临床表现典型、资料齐全,很快即可做出诊断;而有些病例病程长、反复多、临床表现不典型、涉及多个系统、病情复杂,短期内不一定能得出诊断结论。

无论是简单还是复杂病例,都必须严格进行鉴别诊断,可以说临床思维的中心问题即为鉴别诊断。对复杂病例常选取 1～2 条最重要、最客观又最便于进行类比判别的临床表现,逐步对照病因进行分析,列举相似点,不支持或不明确之处,最后提出可能的诊断。以此为基础,进一步收集临床资料如辅助检查,尤其是一些具有特异性诊断价值的项目,以确诊或排除诊断。

三、临床观察验证诊断

通过资料收集、归纳、临床思维分析得出诊断结论后,并不一定意味着诊断确立,有时还需经临床观察验证才能最后确认。根据诊断开始治疗后,仍然要考虑有没有其他可能性存在,要根据实际情况随时对诊断进行修正,而不是认定初步诊断不放。因为疾病的发生发展与典型临床表现的出现有一个过程,如一些急性传染病的早期临床表现常与普通上呼吸道感染相似,以后才出现典型表现。有些情况下,虽然做了许多检查,但仍得不出确切诊断,只能根据可能性大小排列出几种可能诊断,这些更应通过临床观察(包括治疗效果)来验证当初诊断的正确性。

总之,临床情况千变万化、错综复杂,儿科作为一个特殊的专业,诊断过程有其特殊性,但关键是要有正确的临床思维能力。作为一名儿科医生,必须具有宽广的基础理论知识、扎实的临床专业技能、良好的临床思维和很强的责任心,尽可能地减少临床误诊。

第二节　儿科疾病的常见症状和体征

一、发热

体温升高是小儿疾病常见的一种临床表现。正常小儿的直肠温度(又称肛温)在 $36.9 \sim 37.5℃$,舌下温度较直肠温度低 $0.3 \sim 0.5℃$,腋下温度为 $36 \sim 37℃$。不同个体的正常体温虽稍有差异,但一般认为体温超过其基础体温 $1℃$ 以上时,则认为是"发热"。

(一)病因

引起发热的病因可分为感染性和非感染性两大类,小儿期以前者多见。

1.感染性发热

由各种病原体,如细菌、病毒、肺炎支原体、立克次体、螺旋体、真菌、原虫、寄生虫引起的感染,均可导致发热。

2.非感染性发热

非感染性发热的原因包括:①恶性肿瘤(包括白血病)。②结缔组织病,如风湿热、幼年型类风湿关节炎、川崎病等。③内分泌疾病,如甲状腺功能亢进。④由于应用药物或血清制品引起的发热。⑤大手术后由组织损伤、内出血、大血肿等导致分解产物增加而引起的发热。⑥散热障碍,如广泛性皮炎、鱼鳞病、先天性外胚层发育不良或大面积烫烧伤造成的汗腺缺乏,严重失水、失血等。⑦癫痫大发作,使产热增多。⑧中枢性发热,如大脑发育不全、脑出血等使体温调节中枢受损引起发热,以及暑热症等。

(二)诊断要点

1.详细询问病史

包括年龄、发热规律和热型、发热持续时间、居住条件、居住地区的疾病(如疟疾、血吸虫病、钩端螺旋体病、伤寒等传染病)流行情况;有无提示系统性疾病的症状,如咳嗽、气促、腹泻、腹痛、尿频、尿急、尿痛等;有无结核接触史、动物接触史;详细询问预防接种史。

2.仔细全面的体格检查

对全身各系统都应仔细检查,还要注意有无淋巴结肿大、肝脾大、皮疹和贫血等。

3.实验室及其他特殊检查

对急性发热的患儿应常规查血常规、尿常规,必要时拍胸部 X 线透视或摄片。对较长期发热的患儿,可选择必要的实验室检查或其他特殊检查。

(三)鉴别诊断

发热可由患儿年龄、热型、持续天数、伴有的症状和(或)体征结合临床检查结果予以鉴别诊断。

二、发绀

因血液中还原血红蛋白或异常血红蛋白增高,并达到一定程度时,使皮肤和黏膜呈发绀色,称为发绀。发绀一般在口唇、颊黏膜、鼻尖、鼻唇间区、耳郭、甲床、指尖等毛细血管丰富的部位,皮肤、黏膜较薄的部位尤为明显。

三、呕吐

呕吐是小儿常见症状之一,虽可单独发生,但常随原发病而伴有其他症状及体征。引起呕吐的病因很多,故对呕吐患儿应仔细分析病史,尤其需注意呕吐与饮食的关系、起病的急缓、发病年龄,以及伴随的症状与体征。必要时,应进行 X 线等进一步检查,以明确诊断。

四、腹痛

腹痛是小儿常见症状之一,引起腹痛的原因很多,因幼儿多数不能准确地表达疼痛的感觉、性质及部位,常以哭闹来表达,造成诊断上的困难。

五、便秘

在儿科临床实践中,以便秘为主诉来诊者较常见,多数虽不是病态,但应妥善处理。母乳喂养儿,在新生儿期排便每日 2~4 次。出生 2 个月后,逐渐减少为每日 1~2 次。但以牛乳或其他代乳品喂养者,大便次数较少,每日 1 次或每 2~3d 1 次。母乳不足可使婴儿大便次数减少而被误认为便秘,对此应添加母乳,而不是灌肠通便。

对便秘儿童,应首先区分是否应立即给予处理。若进食、全身状态以及体重的增加等均无异常,则一般不予处理,继续观察。但若大便干燥、量少又难排出,虽一日排便 2~3 次,但其总量比平时 1 次的量还少,则仍应视为便秘。特别是同时伴有食欲减退、腹部胀满,尤其伴腹痛、呕吐、血便者,则应立即寻找原因,妥善处理。

六、紫癜、紫斑和出血倾向

紫癜、紫斑和出血倾向大多因为血管结构或功能异常、出凝血机制障碍引起,其轻重表现差异可以很大,轻者仅见皮肤有少量紫癜、紫斑,重者则可发生很难控制的黏膜大量渗血,甚至可因内脏出血而危及生命。

七、婴儿哭闹

哭闹是婴儿对体内或体外刺激不适的一种反应,是婴儿表达要求和痛苦的一种方式。

第二章 儿科疾病的诊断技术

第一节 病史和体格检查

一、儿科问诊

(一)问诊特点及注意事项

问诊是临床诊治的第一步,病史资料收集的完整性和准确性对疾病的诊断和处理有很大影响。问诊过程的两个基本要素是问诊内容和问诊技巧,所谓问诊内容是指询问者从与家长、陪伴者及患儿交谈中获取的有关疾病的全部资料;而问诊技巧是指询问者获取病史资料所采用的方式和方法。问诊技巧的恰当与不恰当直接影响问诊内容的准确性和完整性。儿科问诊基本形式与成人相似,但由于年龄特点,在问诊的具体内容及方法上都与成人有所不同,作为临床医师,在儿科问诊过程中必须注意以下几点。

第一,问诊前先进行自我介绍,可进行简短的交谈,以消除家属及患儿的不安情绪。问诊过程中态度和蔼、亲切,以获得家长和患儿的信任,和谐的医患关系是问诊顺利进行的保证。

第二,儿科问诊的项目及内容较成人略多,因为儿童期涉及不同年龄、分娩、出生体重、喂养、生长发育及预防接种,甚至母亲妊娠期情况等诸多因素,它们对疾病的诊治有直接关联。新生儿期疾病更与母亲健康状况和产科因素密切相关。故问诊时要全面细致,避免遗漏。

第三,儿科病史大多由家长、抚养者或陪伴者代述,其可靠程度差异很大,对重要症状应注意引证核实。

第四,根据问诊项目顺序逐项有序进行,一个项目问诊完以后再开始下一项目问诊,尽量避免反复在不同项目之间任意穿插。对重危抢救患儿可不必拘泥于顺序,首先问诊重要内容以便及时进行抢救,待病情稳定后再补充其他项目。

第五,注意提问方式,要用一般性问题开始提问,如"您的孩子有什么不好?"让供史者详细叙述疾病的发展经过,然后再针对某个症状展开,进行深入、特殊的提问,如"您孩子咳嗽时有没有痰?"这样可避免遗漏重要的信息。问诊中应避免使用医学专业术语,以免供史者误解意思;同时还应避免诱导性、暗示性、诘难性提问,或一连串问题同时提问。

第六,婴幼儿疾病常可影响到多个系统,问诊时要做到突出重点、兼顾其他。

第七,问诊过程中认真做好记录,问诊结束时可复述所采集的资料,以核对是否准确无误。对家长提出的问题耐心给予解答。

(二)问诊内容及书写格式

儿科问诊内容包括一般资料、主诉、现病史、个人史、过去史、家族史和社会史共七个部分。

1.一般资料

姓名;性别;年龄:岁、月(新生儿应精确到天,甚至小时);民族;出生地(省、市或县);家长姓名;家庭详细地址(包括邮政编码和电话号码);病史申述者和患儿的关系;病史可靠程度。

2.主诉

概括患儿前来就诊的主要症状和体征及其发生的时间。问诊时先用通俗易懂的一般性问题提问,如"您的孩子哪里不舒服?"

3.现病史

详细记录患儿目前的主要问题。

(1)起病情况和患病时间。

(2)主要症状的特点,包括出现的部位、性质、发作的频率、持续时间、程度、缓解或加剧的因素。

(3)可能的病因和诱因。

(4)病情的发展、演变(按时间顺序记录,包括主要症状的发生、发展和出现的其他症状)。

(5)伴随症状。

(6)有临床意义的阴性症状。

(7)治疗经过(药物名称、剂量和疗效)。

(8)病后一般情况(精神、食欲、体重、睡眠和大小便等)。

4.个人史

(1)胎儿期母亲孕次、产次、流产史(包括自然流产和人工流产);对新生儿要详细询问母亲妊娠期情况,包括疾病、饮食、医疗保健情况、用药史、意外事故、X线检查、出血、羊水异常、高血压、蛋白尿、血尿、糖尿、血型等。

(2)出生史和新生儿期情况:出生史包括胎龄、产程、分娩方式、接生地点(指出生场所:家庭、医院或转运途中等);分娩前后母亲用药情况(如镇静剂、麻醉剂);新生儿出生情况(如Apgar评分、哭声、窒息和复苏情况)。新生儿期情况包括出生体重、身长、头围、产伤、畸形、呼吸困难、发绀、皮疹、黄疸、惊厥、出血、吸吮和喂养问题、第一次胎便和小便时间、住院时间、体重增减等。

(3)喂养和营养询问:是母乳喂养还是人工喂养或混合喂养,添加维生素和辅食的种类和时间,平时食欲以及偏食情况,有无长期呕吐和腹泻等。

(4)生长发育。①运动发育:何时会抬头、独坐、站立、行走。②语言发育:何时会叫"爸爸""妈妈"和说简单句子。③对人与社会环境的反应力:何时会笑,何时会控制大小便。④体重、身长的增长情况,乳牙萌出时间。⑤学龄儿童应询问其学习成绩,年长女童还要询问月经初潮年龄。

(5)习惯和行为:进食、睡眠、体格锻炼、牙齿的清洁护理等习惯,注意询问有无不良习惯或行为障碍。

5.过去史

(1)既往疾病:指感染性及非感染性疾病、传染病和其他与现病史有关的疾病。

(2)预防接种:包括接种项目、接种年龄和反应。

(3)意外事故、外伤和手术情况。

(4)过敏史:如湿疹、荨麻疹、哮喘等,与药物、食物及环境等因素的关系。

6.家族史

(1)询问父母、兄弟姐妹和祖父母的年龄及健康情况。如有遗传性疾病家族史,应画出完整的家族遗传谱系图。

(2)家族中是否有下列疾病发生:如结核病、病毒性肝炎、先天畸形、精神神经疾病、风湿热、过敏性疾病、出血性疾病、免疫缺陷病、肿瘤、癫痫、糖尿病等。

(3)家族中已死亡的小儿,要询问死亡的年龄和原因,包括死胎。

7.社会史

(1)父母婚姻状况、文化程度、职业和经济收入。

(2)环境卫生情况,患儿有无传染病的接触史(如保姆、邻居或亲戚)。

(3)当地流行病或地方病。

(4)健康保险或医疗费用来源。

书写病史时按上述顺序依次记录。

二、儿科体格检查

儿科体格检查是儿科医师的基本功之一。学龄儿童及年长儿的体格检查与成人基本相似,但婴幼儿和新生儿的生理和解剖特点与成人差别较大,又不易取得合作,故不论在内容、顺序及方法上都与成人体格检查有所不同,在临床工作中应予以重视。学龄前期小儿体格检查时,若配合,可按成人方法进行;若不配合,则按婴幼儿方法进行。

(一)注意事项

(1)检查前准备好器械、听诊器等物品,应适用于受检对象,严格洗手。检查新生儿时应戴口罩,检查场地光线明亮,温度适宜。检查者要态度和蔼,可准备一些小玩具,在检查开始前与患儿逗玩,以融洽医患关系,取得配合。

(2)检查时的体位根据年龄和病情而定。未成熟儿及新生儿可躺在暖箱内或红外线辐射保温床上,婴幼儿可由父母抱着或坐在膝盖上,年长儿可让其坐着或躺在诊察台上,而危重患儿可直接在病床上进行检查。

(3)检查顺序可灵活掌握,不必完全按记录顺序进行。原则是尽量减少患儿的体位变换,可先从望诊开始,观察患儿的一般情况,然后选择易受哭闹影响的项目先检查,如心、肺听诊等。有刺激性的或易引起不适的项目,如眼、耳、鼻和口腔,特别是咽部应放在最后检查。而淋巴结、骨、关节等内容不受哭闹影响,随时均能检查。

(4)检查过程中注意保暖。听诊器和手要预先温热,避免引起不适感,尽量不要隔衣裤进行检查,以免影响结果。但脱衣暴露身体时间不要太长,以免受凉。对年长儿还应注意到他们的害羞心理,不要在人群前随意暴露他们身体。

(5)要有受伤观念,检查手法尽量轻柔和迅速,对重危患儿要避免反复检查,以免加重病情。检查完毕应将检查器械随身带走并拉好床栏,防止患儿受伤。

(二)婴幼儿体格检查项目及方法

1.一般情况

当小儿在随意情况下,即应观察其体位、站立姿势或步态、面部表情、眼神、对外界的反应、活动情况以及声音大小等,观察外貌并评估精神、神志、发育、营养。

2.一般测量

(1)体温:将温度计从消毒液中取出擦干,温度计内的水银柱应在35℃标示下,测腋下温度时要擦干腋下皮肤,水银端置于腋窝,上臂夹紧,测量时间不应少于5min。也可测直肠温度,将直肠温度计轻柔、缓慢地插入肛门中,深度为长度的1/2,测量时间3min。正常小儿腋下温度为36～37℃,直肠温度为36.9～37.5℃。

(2)脉搏:触诊要在小儿安静、合作时进行,检查者将示指、中指和环指的指腹放在腕关节拇指侧的桡动脉上,压力大小以摸到搏动为宜,计数至少60s。除计数脉搏频率外还应注意节律,如节律不规则,计数应延长至2min。婴儿也可触诊颞动脉。

(3)呼吸频率:在安静情况下,计数30s内胸壁或腹壁起伏的次数。

(4)血压:测量血压时,无论取坐位还是卧位,右上臂与心脏均应在同一水平,手臂要放松。血压计袖带宽度应为上臂长的2/3,将袖带内空气排空,测压计显示为零后,将袖带缚于上臂,松紧度适宜,袖带下缘距肘窝2cm,听诊器胸件应放在肱动脉上。检查者向袖带充气,待肱动脉搏动消失,再将水银柱升高约2kPa(15mmHg),然后放出袖带中空气,使血压计水银柱以每秒0.4kPa(约3mmHg)的速度缓慢下降。出现第一个动脉音时的读数为收缩压,继续放气,动脉音渐强,然后突然减弱,最后消失,此时的读数即为舒张压。如动脉音减弱和消失之间的读数差值在2.6kPa(20mmHg)或以上,应同时记录2个读数。婴儿血压可用简易的潮红法测量:患儿取仰卧位,将血压计袖带缚于前臂腕部,紧握袖带远端的手,使之发白,然后迅速充气到10kPa以上,移去局部握压,缓慢放气,当受压处皮肤由白转红时,血压计上读数为收缩压近似值。也可用监听式超声多普勒诊断仪测量。血压不正常时,应测量双上臂血压,双上臂血压不相同或疑为心血管疾病时应测量双下肢血压。测量下肢血压时,受检者取俯卧位,袖带缚于腘窝上3cm处。

(5)体重:测量前排空大小便,脱去鞋帽和外衣,婴儿卧于体重秤秤盘中测量,小儿可用台秤。使用前均应校对体重计。如室温较低可穿衣服称,再称衣服,总重量减去衣服重量即为小儿体重。

(6)身长(高):3岁以下的小儿用量床测量身长,受检者取卧位,头顶接触头板,检查者拉直小儿双膝部,两下肢伸直紧贴底板,移动脚板使之紧贴脚底,记录其量板数字。3岁以上的小儿应测身高,受检者赤脚,取直立位,使两足后跟、臀部及两肩胛角间均接触立柱式身高计,足跟靠拢,足尖分开,两眼平视前方,测量者将滑板下移使之与颅顶点恰相接触,读取立柱上的标示数。

(7)上、下部量:受检小儿取卧位或立位,用软尺测量耻骨联合上缘至足底的垂直距离,为下部量;身长或身高减去下部量即为上部量。

(8)头围:用左手拇指将软尺零点固定于头部右侧齐眉弓上缘,软尺从头部右侧经枕骨粗隆最高处,紧贴皮肤,左右对称而回至零点进行读数。若为长发者,应在软尺经过处,将头发向上、下分开。

(9)胸围:3岁以下取卧位或立位,3岁以上取立位。检查者用左手拇指将软尺零点固定于右乳头下缘,右手拉软尺使其绕经后背(以两肩胛下角下缘为准)经左侧回至零点进行测量,取平静呼气、吸气时的中间数。

(10)腹围:取卧位,测量婴儿腹围时将软尺零点固定在剑突与脐连线中点,经同水平位绕背一周回至零点;儿童可平脐经水平位绕背一周进行读数。

(11)腹部皮下脂肪:用左手拇指和示指在腹部脐旁锁骨中线处捏起皮肤和皮下脂肪(捏前两指距 3cm),用卡尺进行测量。小儿正常皮下脂肪厚度应在 0.8cm 以上。

(12)上臂围:周围取左上臂中点(肩峰与尺骨鹰嘴连线中点)用软尺与肱骨垂直测量上臂周径,注意软尺只需紧贴皮肤,勿压迫皮下组织。

3.皮肤和皮下组织

在明亮的自然采光条件下,观察皮肤色泽,注意有无苍白、潮红、黄疸、发绀、皮疹、瘀斑、脱屑、色素沉着、毛发异常等。触摸皮肤弹性、湿润度、皮下脂肪充实度及末梢毛细血管充盈情况。为减少患儿的体位变动,皮肤和皮下组织的检查在检查头、颈、胸、腹和四肢时分别进行,记录时可集中在本项目下。

4.淋巴结

触摸全身浅表淋巴结,包括枕后、耳前、耳后、颈部和锁骨上淋巴结,腋窝、腹股沟淋巴结。注意淋巴结大小、数目、硬度及活动度,有无压痛、红肿、瘘管、瘢痕,淋巴结之间及其与皮肤之间有无粘连等。淋巴结的触诊也可在检查头、颈、胸、腹和四肢时分别进行,集中记录。

5.头部

(1)头颅:观察有无畸形,注意头发的密度、色泽和分布(如枕秃)。正确测量前囟的大小(应测量额、顶骨形成的菱形对边中点连线),触诊颅缝,检查有无颅骨软化和颅骨缺损。出生时颅缝可稍分开或重叠,3~4 个月时闭合。检查颅骨软化时,用手指加压于颞顶部或顶枕部的耳后上部,有乒乓球感时即为颅骨软化。出生时前囟为 1.5~2cm,1~1.5 岁时闭合。正常前囟表面平坦,如膨隆或凹陷均为异常。出生时后囟已闭合或很小,最迟在出生后 6~8 周内闭合。

(2)眼:观察有无眼距增宽、眼睑红肿、眼睑外翻、眼球突出、斜视、结膜充血、异常渗出、比托斑、巩膜黄染、角膜混浊、溃疡和鼻泪管堵塞现象。观察婴幼儿眼球是否有震颤,能随光或玩具转动,或以手指突然接近眼部观察是否有瞬目反射来粗测其视力。观察瞳孔大小、形状是否对称,并检查直接及间接对光反射。

(3)耳:观察和触摸双侧耳郭、耳前后区,注意皮肤损伤、结节和先天畸形(如耳前瘘管、小耳、低耳位)。轻压耳后乳突区,观察有无压痛。当向上牵拉耳郭或向内压耳屏时,婴幼儿出现痛苦表情,此时应考虑有中耳炎的可能。观察双侧外耳道,注意皮肤有无异常和溢液。怀疑为中耳炎者应做耳镜检查。病情需要时应做听力检查。

(4)鼻:观察鼻的外形,注意有无畸形、鼻翼翕动,有渗出物者注意其性质。

(5)口腔:观察唇、颊黏膜、牙齿、牙龈和舌,正常小儿口唇红润而有光泽,注意有无苍白、发绀、口角糜烂、皲裂和唇裂;正常黏膜表面光滑,呈粉红色,注意有无充血、糜烂、溃疡、出血、麻疹黏膜斑和鹅口疮;注意腮腺导管口有无红肿。乳牙是否萌出、牙齿数目、牙列是否整齐、有无牙缺损或龋齿,以及修补情况;检查牙龈时,注意有无肿胀、出血和色素沉着。检查舌时,注意舌面、形态、运动对称性和溃疡等。检查口底和舌底部,用压舌板轻挑舌尖,观察有无异常舌系带或舌下囊肿。检查咽部时要有良好的光照条件,检查者一手固定头颅,另一手用拇指、示指和中指拿压舌板,小指尺侧固定于患儿一侧面颊,将压舌板伸入口内轻压舌根部,动作要准确迅速,利用吞咽反射暴露咽部的短暂时间,迅速观察软腭、腭垂、舌腭弓和咽后壁,注意有无充血、疱疹、滤泡、假膜、溃疡,扁桃体有无肿大及渗出,渗出物的性质,软腭是否对称。

6.颈部

观察颈部外形、皮肤及活动度,注意是否对称,有无肿块、畸形(如先天性斜颈、短颈和颈蹼等),观察有无皮损和颈活动受限。观察颈静脉是否充盈或怒张。婴儿由于颈部较短,脂肪丰富,颈静脉不易看到。如果明显可见即提示静脉压增高。检查颈肌张力,注意有无颈部强直、角弓反张或肌无力。触摸甲状腺有无肿大、气管位置是否居中。

7.胸部

(1)胸廓:观察胸部外形和对称性,正常情况下,婴儿胸部略呈桶状,前后径约等于横径;随着年龄增长,横径渐增超过前后径。注意儿童期可能发生的畸形,如鸡胸、漏斗胸和肋膈沟等。触诊胸壁有无包块和压痛等。检查乳房和腋窝,注意有无乳晕增大和色素沉着以及乳房隆起和渗出物,腋毛的出现是性征发育的征象之一。

(2)心脏。

望诊:观察心前区有无隆起以及心尖冲动的部位、强度和是否弥散(搏动范围一般不超过2～3cm),较胖的儿童不易观察到心尖冲动。

触诊:触摸心尖冲动位置,大多数婴儿的心尖冲动在左侧第四肋间隙乳线内;分别触诊胸骨左缘第一、第二、第四肋间隙以及各瓣膜区。如在胸骨左缘第二肋间隙触到收缩期震颤,提示肺动脉狭窄或动脉导管未闭;在胸骨左缘第一、第四、第五肋间隙触到收缩期震颤,提示室间隔缺损;二尖瓣区触到收缩期震颤提示二尖瓣关闭不全,触到舒张期震颤提示二尖瓣狭窄;三尖瓣区触到较强的搏动提示右心室肥厚。

叩诊:叩诊相对浊音界,常采用直接叩诊法。①左界:2岁时叩诊从第四肋间心尖冲动外2cm开始,由外向内叩诊;3岁以上叩诊从第5肋间心尖冲动外2cm开始,由外向内叩诊。②右界:从肝浊音界上一肋间开始,由外向内叩诊,动作较成人叩诊轻,否则心脏叩诊相对浊音界会较实际小。测量左界时以左乳线为标志,量出心左界距该线的内或外距离,测量右界时以右胸骨旁线为标志,量出右界距该线的距离。

听诊:由于小儿心率较快,听诊者应仔细区分第一和第二心音。婴儿心尖区第一和第二心音响度几乎相等,肺动脉瓣区第二音比主动脉瓣区第二音较响。除了注意心音强弱外,还应注意节律,是否有期前收缩(又称期前收缩),其频度如何。由于婴儿以先天性心脏病为多见,故听诊重点位置应在胸骨左缘。先用膜型胸件紧贴胸壁分别沿胸骨左缘听诊第2、第3、第4肋间隙,以及主动脉瓣区、二尖瓣区、三尖瓣区。如闻及杂音,应注意性质、响度、与心动周期的关系、是否广泛传导等。然后再用钟形胸件按同样顺序进行听诊。

(3)肺。

望诊:观察胸廓活动度和对称性,注意呼吸频率、节律和呼吸方式。小儿以腹式呼吸占优势。

触诊:将双手分别对称地放在胸壁两侧,当小儿啼哭或发音时,判断两侧语颤强度是否相等。

叩诊:用直接叩诊法(即用1~2个手指直接叩击胸壁),从上到下、从外向里、双侧对称地叩诊双肺野。正常叩诊为清音,婴儿胸壁较薄,叩诊音相对较成人更明显,不要误认为是过清音。如出现浊音、实音和过清音为异常叩诊音。肩胛骨上叩诊无意义;左侧第3、第4肋间处靠近心脏,叩诊音较右侧对称部位稍浊;右侧腋下部因受肝的影响,叩诊音稍浊;左腋前线下方有胃泡,叩诊时产生过清音,检查时应予注意。

听诊:从上到下、从外向里,分别听诊前肺野和后肺野,注意双侧对比。由于婴儿胸壁薄,呼吸音较成人稍粗,几乎均为支气管肺泡呼吸音,甚至有时出现支气管呼吸音,不应视为异常。小儿哭闹时影响听诊,可在啼哭时深吸气末进行听诊。听诊应特别注意双侧肺底、腋下和肩胛间区,这些部位较容易听到湿啰音,有助于肺炎的早期诊断。

8.腹部

(1)望诊:观察腹部皮肤,注意腹部外形。正常婴儿卧位时,腹部较胸部高。注意有无胃肠蠕动波、脐部分泌物、腹壁静脉扩张。

(2)触诊:触诊腹部时,从左下腹开始,按逆时针方向,先浅后深地触诊全腹部。注意肝、脾大小及质地,有无包块;通过观察小儿面部表情判断有无压痛,注意检查麦氏点有无压痛和反跳痛。正常婴儿肝肋下可触及1~2cm,脾肋下偶可触及,质地柔软、表面光滑、边缘锐利。最后触诊双侧肾。婴儿哭闹时影响腹部触诊,故可哺以母乳或吸吮奶头使其保持安静。

(3)叩诊:从左下腹开始按逆时针方向叩诊全腹部,正常为鼓音。然后在右锁骨中线上叩诊肝上、下界,左剑突下叩诊肝浊音界。最后检查肝叩击痛。如疑有腹腔积液,应检查移动性浊音。

(4)听诊:用膜型听诊器听诊肠鸣音至少1min,如未闻及肠鸣音,应听诊5min。注意频率(正常每分钟3~5次)、强度、音调。婴儿因肠壁较薄,有时可闻及活跃的肠鸣音。如疑有血管疾病,应用钟式听诊器听血管杂音,听诊主动脉杂音的位置在剑突下与脐之间的中点。

9.脊柱和四肢

(1)脊柱。①望诊:观察脊柱的形态,注意有无畸形,如脊柱前、后、侧凸;观察脑脊膜有无膨出。②触诊:从上到下触诊棘突有无压痛。

(2)四肢。①望诊:分别观察上肢和下肢的对称性,注意畸形,如手镯、多指(趾)、手(足)蹼和小指弯曲、杵状指(趾)、O形腿、X形腿、踝内翻、踝外翻、肌肉外形(萎缩或假性肥大)、关节肿胀、皮疹、水肿等,指压胫前和脚背检查凹陷性水肿。②触诊:分别触诊肩、肘、腕、掌、髋、膝、踝、指(趾)关节有无压痛。同时被动检查上述各关节运动。检查四肢肌力及肌张力。如疑有血管疾病,应触诊股动脉、腘动脉和足背动脉。

10.外生殖器

充分暴露检查部位,观察外生殖器的发育,注意有无畸形、水肿、溃疡、损伤和感染的征象。观察阴毛是否出现,此为性征发育的证据之一。

(1)男性检查阴茎,用拇指和示指上翻包皮、注意有无包皮过长或包茎和尿道下裂;检查尿道口有无红肿和渗出;观察阴囊有无肿大,如有肿大应做透光试验:以不透光的纸片卷成圆筒,一端置于肿大部位,另一端以手电照射,被遮处阴囊如为橙红色、半透明状,多为睾丸鞘膜积液,如不透明多为睾丸肿瘤或腹股沟斜疝;触诊双侧睾丸是否下降,如未下降至阴囊内,应通过腹股沟外环检查是否在腹股沟管内。

(2)女性检查阴蒂、阴道前庭和尿道口,分开小阴唇、暴露前庭,检查有无红肿,尿道口和阴道口有无分泌物。检查处女膜有无闭锁及损伤,小阴唇有无粘连。一般不做阴道检查。如病情需要应请妇科专家会诊。

11.肛门、直肠

望诊肛门会阴区,注意有无出血、分泌物、红肿及直肠脱垂或外痔等。用左手拇指和示指轻轻分开臀沟,暴露整个肛门,观察有无瘘管和肛裂。必要时做直肠指诊,具体方法:检查者戴好手套,在小指上涂以少量液状石蜡,将小指轻轻加压于肛门括约肌数秒钟,让其松弛后,轻轻地插入肛门,再以旋转动作渐向直肠深入,注意直肠有无结节、息肉,有无触痛,再以旋转方式退出肛门,观察指套上有无血液、脓液,有大便则送常规检查。

12.神经系统

(1)浅反射:腹壁反射和提睾反射(4个月以下婴儿可为阴性)。

(2)深反射:肱二头肌反射和膝腱反射。

(3)病理反射:巴氏征(2岁以下小儿,该反射可为阳性,但如单侧阳性则有一定临床意义)。另外,尚需检查脑膜刺激征(颈强直、布鲁金斯氏征、克尼格氏征)等,方法同成人体检。

由于小儿难以合作,神经系统检查一般仅做以上要求。如疑有神经系统疾病,应做全面详细的神经系统专科检查。

(三)新生儿出生后产房内体格检查内容和方法

新生儿出生后在产房内初次体格检查的重点是:①Apgar评分。②是否有先天畸形。③妊娠期或分娩时因临床需要用的一些药物对新生儿的影响程度。④是否存在感染或代谢性疾病的征象。

(四)新生儿全面体格检查内容和方法

1.一般情况

观察外貌,注意神志、反应、发育和营养以及仰卧位时的体位。正常新生儿哭声响亮,对声、光、疼痛等刺激有良好的反应。足月新生儿胎毛少,耳壳软骨发育良好,乳晕清楚,乳头突起,乳房可摸到结节,四肢屈曲,整个足底有较深的足纹。男婴睾丸下降,女婴大阴唇遮盖小阴唇。营养状况可根据体重和皮下脂肪评估。对所有新生儿都应进行胎龄评估。

2.一般测量

(1)测量体温:首次测温常采用肛表,可排除无肛门或直肠闭锁。

(2)触诊脉搏(桡动脉或足背动脉):至少60s。安静状态下,新生儿正常脉搏为120~140次/min。

(3)测量呼吸频率:观察30s内腹部起伏的次数,正常呼吸频率为40~45次/min,但初生几个小时内可更快。新生儿呼吸有时有5~10s短暂停顿,属正常。如呼吸停止20s以上伴心率减慢(<100次/min)或发绀为呼吸暂停,必须紧急处理。

(4)测血压:可应用监听式超声多普勒诊断仪或简易潮红法测量。

(5)测量体重:出生体重要求在出生后1h内测量。

(6)测量身长。

(7)测量头围。

(8)测量胸围。

根据体重和胎龄判断是否属于小于胎龄儿或大于胎龄儿。

3.皮肤和淋巴结

新生儿皮肤红润,应注意全身皮肤有无黄疸、发绀、苍白、皮疹、瘀点、瘀斑、皮下坏疽、深部脓肿和颈部、腋下和腹股沟部位的糜烂。鼻部粟粒疹和胎记应视为正常。新生儿浅表淋巴结不易触及,但约1/3新生儿可在颈、腋下和腹股沟触到淋巴结,直径不超过1cm。

4.头颈部

(1)头颅:观察有无水肿、血肿、产伤和脑膨出。有头皮水肿者注意是否同时伴有头颅血肿,后者常在出生后2~3d较明显,范围不超过颅缝。触摸颅缝,包括额缝、冠状缝、矢状缝和人字缝,注意有无颅缝重叠或颅缝分开,颅缝活动度如何。触诊颅骨是否有软化或缺损,颅骨软化多见于过期产儿或未成熟儿,出生后数周消失。检查前囟的大小和张力,前囟过大由骨化延迟所致,可由甲状腺功能低下、21-三体综合征、宫内营养不良、先天性佝偻病、骨生成不良等原因引起。

(2)眼:让新生儿自然睁眼,如遇哭闹或闭眼,可轻摇小儿头部。观察新生儿眼球随光源或检查者运动可粗略估计视力。观察眼裂的大小,双眼的距离,有无斜视、结膜充血、巩膜黄疸、角膜混浊、分泌物。瞳孔大小及对称性,对光反射。

(3)耳:检查耳郭位置、外形及对称性,注意有无先天性畸形,如耳前赘生物、窦道、脂肪瘤等;观察耳道处有无脓性分泌物。观察新生儿对声音刺激的反应(如眨眼或四肢的活动)可粗略估计听力。

(4)鼻:观察鼻的外形,注意有无畸形、鼻翼翕动、渗出物、呼吸受阻(张口呼吸)。

(5)口:检查有无唇裂、胎生牙、鹅口疮、溃疡、腭裂。检查舌的大小、位置和咽部。

(6)颈:仰卧位时,新生儿颈部不易观察,可用一手托起背部,让头稍下垂,使颈部充分暴露。检查颈部异常情况,如包块、斜颈、颈蹼和运动受限等。颈蹼见于特纳(Turner)综合征和努南(Noonan)综合征,斜颈常继发于胸锁乳突肌肿块,囊性水瘤是新生儿最常见的颈部肿块。坐位时检查颈部肌力:握住婴儿双肩部,让其从卧位到坐位,正常婴儿头、颈和躯干应在一条线上保持1s以上。触诊气管位置是否居中以及锁骨有无骨折。

5.胸部

(1)望诊:观察胸廓有无畸形,新生儿呈桶状胸。注意呼吸运动是否对称、有无凹陷、呼吸频率及呼吸类型是否正常。有些新生儿在啼哭时可见胸廓轻度凹陷,如不伴有呻吟,也属正常。另外,正常新生儿受来自母体雌激素的影响可出现乳房增大、乳汁分泌和乳晕色素沉着,属暂时性生理现象。

(2)触诊:用单指触摸心尖冲动位置,正常新生儿偶可触及心前区搏动,如位置异常,可能提示有气胸、膈疝或心脏转位等情况。疑有心脏疾病时,注意触诊胸骨左缘第2肋间隙、第3肋间隙、第4肋间隙、主动脉瓣区和心尖区是否有震颤。

(3)叩诊:对称性叩诊双肺前、后和侧面;用中指在第4肋间隙左乳线外2cm开始由外向内直接叩诊心脏相对浊音界。新生儿心界叩诊准确度较差。

（4）听诊：对称性听诊双肺前、后和侧面，新生儿胸壁较薄，故呼吸音较成人强，多是支气管呼吸音。如出生时无呼吸困难的表现而闻及少量湿性啰音，应视为正常。听诊心脏：同婴幼儿，包括胸骨左缘第 2、第 3、第 4 肋间隙，主动脉瓣区，二尖瓣区和三尖瓣区，仔细听诊心率、心律、心脏杂音等内容。新生儿正常心率为 120～140 次/min，可有短时减慢或加快。有时心率可＜100 次/min，但刺激后可加快，仍属正常。新生儿早期出现心脏杂音的临床意义不是很大。如出生后 1～2d 闻及心脏杂音，接着即消失，常为动脉导管关闭过程，不应视为先天性心脏病。有时严重先天性心脏病可无杂音，如大血管错位。如心脏杂音很响，则应引起注意。注意右胸部的听诊，以免遗漏右位心的诊断。检查心脏时，应同时检查毛细血管充盈及周围脉搏情况。股动脉搏动减弱提示有主动脉缩窄可能，水冲脉可见于动脉导管未闭。

6.腹部

（1）望诊：观察腹部外形和对称性、肠蠕动波、脐带脱落、脐疝、脐部渗出物和性质、脐轮红肿。

（2）触诊：轻柔触诊全腹部，注意有无包块。由于新生儿腹壁较薄，浅触诊即可触及肝和脾，肝在右肋下 2cm，脾在左肋下 1cm 处触及均视为正常。

（3）叩诊：叩诊全腹部。

（4）听诊：听诊腹部，注意肠鸣音是否活跃或减弱。

7.脊柱和四肢

（1）检查有无脑脊膜膨出，四肢有无畸形，如多指（趾）等。四肢活动是否对称。腰骶部皮肤是否有窦道或凹陷等。

（2）检查上肢肌张力（前臂回缩）：新生儿于仰卧位，检查者用手拉直自然弯曲的前臂，然后放手，若新生儿前臂立刻回复到先前弯曲的位置，即为正常。

（3）检查下肢肌张力（腘窝角）：新生儿于仰卧位，其骶骨接触检查台面，髋关节屈曲，检查者一手握住新生儿的两小腿，上提并测量大腿与小腿之间的角度（腘窝角），正常为 80°～90°。

8.外生殖器

观察外生殖器的发育，注意有无畸形、肿胀、损伤或感染。①男性：检查有无包茎和尿道下裂，睾丸是否下降，阴囊有无肿大。②女性：观察大、小阴唇，大阴唇应遮盖小阴唇。检查处女膜有无畸形和损伤，阴道前庭有无分泌物。

9.肛门

检查肛门和肛周围区，注意有无肛门闭锁、肛瘘、肛裂或肛周脓肿。

10.神经系统

新生儿的体位和肌张力前已述及。肌力可通过观察对称性的自主运动来评估。肌力与肌张力有关。新生儿神经系统检查重点如下。

（1）觅食反射：当刺激颊部时引出该反射，婴儿张嘴转向刺激方向。

（2）吸吮反射：当奶头放入口腔内即引出该反射，出现吸吮动作。

（3）握持反射：当检查者将手指触及婴儿手掌时，婴儿即握住检查者手指。

（4）拥抱反射：将婴儿仰卧在检查台，头部伸出台边并用手托住，然后将婴儿头部突然下降几厘米，新生儿会出现躯干伸直，双上肢对称性外展，手指张开，双腿轻微屈曲，然后双上肢收回胸前呈现拥抱动作。

(5)不对称颈紧张反射:迅速将仰卧的婴儿头转向一侧,此时面部所向一侧的手臂和小腿即展开,另一侧的臂腿呈现屈曲状态。

(6)踏步反射:将婴儿扶为直立位,并让足底接触检查台面,身体略向前倾,此时表现踏步动作。

第二节　儿科 X 线诊断技术

一、分类

X线成像分为传统X线检查技术和数字X线成像技术。

(一)传统 X 线检查技术

传统X线检查技术是1895年德国科学家伦琴发现了X线之后应用于临床的,现在仍是临床诊断简单、实用的检查方法,可应用于各系统和人体各部位的检查。缺点是对小儿有X线辐射,检查要严格掌握指征。

传统X线成像检查方法包括常规检查、特殊检查和造影检查三大类。

1.常规检查

常规检查有透视和普通X线摄影。

(1)透视:透视适用于人体自身组织的天然对比较好的部位。胸部透视可观察肺、心脏和大血管;腹部透视观察有无肠道梗阻和膈下游离气体;骨关节透视主要观察有无骨折脱位及高密度异物,在透视下进行各种造影和介入。

(2)普通X线摄影:普通X线摄影是临床上最常用、最基本的检查方法,适用于人体的任何部位,所得照片称为平片。

2.特殊检查

常用的有体层摄影、高千伏摄影、软X线摄影和放大摄影等。

(1)体层摄影:是使某一选定层面上组织结构的影像显示清晰,同时使层面以外的其他组织影像模糊不清的检查技术。常用于平片难以显示、重叠较多和较深部位的病变,有利于显示病变的内部结构、边缘、确切部位和范围等。随着CT的出现和重建技术的发展,体层摄影已很少应用。

(2)高千伏摄影:用120kV以上管电压产生穿透力较强的X线以获得在较小的密度值范围内显示层次丰富的光密度影像照片的一种检查方法。

(3)软X线摄影:40kV以下管电压产生的X线,能量低,穿透力较弱,故称"软X线"。通常由钼靶产生,故又称为钼靶摄影。软X线摄影常用于乳腺、阴茎、咽喉侧位等部位的检查。

(4)放大摄影:利用X线几何投影原理使X线影像放大,用于观察骨小梁等细微结构。

3.造影检查

普通X线检查依靠人体自身组织的天然对比形成影像,对于缺乏自然对比的结构或器官,可将密度高于或低于该结构或器官的物质引入器官内或其周围间隙,人为地使之产生密度差别而形成影像,此即造影检查。引入的物质称为对比剂,也称造影剂。

(二)数字 X 线成像技术

数字 X 线成像技术包括计算机 X 线摄影、数字 X 线摄影和数字减影血管造影。

1.计算机 X 线摄影(CR)

CR 是使用可记录并由激光读出 X 线影像信息的成像板(IP)作为载体,经 X 线曝光及信息读出处理,形成数字式平片影像。

2.数字 X 线摄影(DR)

DR 是在 X 线电视系统的基础上,利用计算机数字化处理,使模拟视频信号经过采样和模/数转换后直接进入计算机形成数字化矩阵图像。包括硒鼓方式、直接数字 X 线摄影和电荷耦合器件摄影机阵列等多种方式。

3.数字减影血管造影(DSA)

DSA 是 20 世纪 80 年代继 CT 之后出现的一种医学影像学新技术,它将影像技术、电视技术和计算机技术与常规的 X 线血管造影相结合,是数字 X 线成像技术之一。基本设备包括 X 线发生器、影像增强器、电视透视、高分辨率摄像管、模/数转换器、电子计算机和图像储存器等。其基本原理是以 X 线发生器发出的 X 线穿过人体,产生不同程度的衰减后形成 X 线图像,X 线图像经影像增强器转换为视频影像,然后经电子摄像机将其转变为电子信号,再经对数增幅、模/数转换、对比度增强和减影处理,产生数字减影血管造影图像。

二、临床应用

X 线技术对下列疾病可提供快速诊断。

(一)传统 X 线检查技术的临床应用

1.呼吸系统

肺不发育和肺发育不全、肺透明膜病、湿肺病、吸入性肺炎、大叶性肺炎、支气管肺炎、金黄色葡萄球菌肺炎、支原体肺炎、间质性肺炎、肺囊肿、小儿肺结核、膈疝、纵隔气肿、脓胸、气胸与液气胸、胸腔积液、特发性肺含铁血黄素沉着症、气管支气管异物。

2.循环系统

常规摄取后前位和左侧位照片,摄片要求位置端正,心脏轮廓清晰,通过正位像可观察降主动脉及气管、主支气管,肺门及周围血管清晰可见。左侧位片可借助食管吞钡观察左心房,鉴别纵隔与大血管病变,观察下腔静脉与左心室关系。左前斜位指患儿向右旋转 60°~70°照片,适宜观察左右心室及右心房大小和主动脉弓(降)部全貌;右前斜位照片指患儿向左旋转45°~55°同时吞钡的照片,观察左心房与食管关系,判断左心房大小并可观察右心室流出道,肺动脉段突出程度。复杂型先天性心脏病例摄片应包括上腹部,便于肝、脾、胃位置的观察。

3.消化系统

先天性贲门失弛缓症、食管裂孔疝、幽门肥厚性狭窄、肠套叠、坏死性小肠结肠炎、先天性巨结肠。

4.泌尿系统

肾胚胎瘤(肾母细胞瘤或 Wilms 瘤)、神经母细胞瘤。

5.骨骼系统

软骨发育不全、佝偻病。

(二)高千伏摄影的临床应用

常用于胸部,能较好地显示气管、主支气管、肺门区支气管和被骨骼及纵隔重叠的结构和病灶。

(三)CR 系统的临床应用

对骨结构、关节软骨及软组织的显示优于传统的 X 线成像。能清晰显示听小骨、前庭、半规管等结构,并能准确判断鼻窦窦壁有无骨质破坏。CR 对肺部结节性病变的检出率及显示纵隔结构如血管及气管等方面优于传统 X 线检查,但在间质性病变和肺泡病变的显示上不如传统 X 线检查。CR 在显示肠管积气、气腹和泌尿系结石等病变方面优于传统 X 线摄影。

(四)DR 的临床应用

DR 的临床应用范围与 CR 基本相同。

第三节 儿科磁共振诊断技术

一、概述

磁共振成像(MRI)是利用原子核在磁场内共振所产生的信号经重建成像的一种成像技术。MRI 是无创性检查,无 X 线辐射,且分辨率高。对新生儿缺氧缺血性脑病、脑先天畸形、血管性疾病、蝶鞍区及颅后窝等病变的诊断优于其他影像学方法。基本原理是通过对静磁场中的人体施加某种特定频率的射频脉冲,使人体组织中的氢质子受到激励而发生磁共振现象,当终止射频脉冲时,质子在弛豫过程中感应出磁共振信号,经过对 MR 信号的接收、空间编码和图像重建等处理过程,即产生 MR 图像。

二、临床应用

(一)儿科磁共振成像临床常规应用

可用于诊断脑先天畸形,如胼胝体发育畸形;神经皮肤综合征,如神经纤维瘤病、结节硬化;脑血管畸形,如脑内动脉瘤、烟雾病。对颅内各种肿瘤的诊断具有明显优势。对溶酶体贮积病、线粒体脑肌病、颅内感染、多囊性脑软化、新生儿缺氧缺血性脑病、早产儿脑损伤、颅内出血、蛛网膜囊肿、脊髓肿瘤等神经系统病变的诊断给临床医生提供了可靠依据。MRI 是其他影像学胸部病变检查的补充。MRI 能显示纵隔的确解剖结构,显示纵隔肿瘤的大小、形态、轮廓、范围及肿瘤是否有液化坏死和出血,肿瘤与心脏大血管、气管和食管的关系。腹部 MRI 检查的适应证是肝、胆、胰肿瘤,胆总管囊肿,胆管闭锁,胰管畸形,腹膜后肿瘤,腹腔囊肿等。小儿泌尿系统磁共振水成像(MRU)技术是近年发展起来的一项新技术,适用于小儿各种疾病尤其是泌尿系统积水性疾病的检查。还适用于肾、腹腔囊性疾病,以及肾肿瘤等的诊断。

(二)脉冲序列应用

常用的有自回旋波(SE)序列、梯度回波(GRE)序列、反转恢复(IR)序列等。

1.SE 序列

SE 序列是临床上常用的成像序列。T_1WI 适于显示解剖结构,也是增强检查的常规序列;T_2WI 更易于显示水肿和液体,而病变组织常含有较多水分。

2.GRE 序列

GRE 序列是临床上常用的快速成像脉冲序列。主要用于屏气下腹部单层面快速扫描、动态增强扫描、血管成像、关节病变检查。

3.IR 序列

主要用于获取重 T_1WI,以显示解剖,通过选择适当的反转时间可得到不同质子纵向磁化的显著差异,获得比 SE 脉冲系列更显著的 T_1 加权效果。

(三)功能磁共振成像(fMRI)

功能磁共振成像是在病变还未出现形态变化之前,利用功能变化来形成图像,以进行疾病早期诊断或研究某一脑部结构及功能的技术。主要包括弥散成像、灌注成像和皮质激发功能定位成像等。

第四节 儿科 CT 诊断技术

一、概述

计算机体层摄影(CT)技术是由 Conmack AM 和 Hounsfied CN 发明的,显示的是人体某个断层的组织密度分布图,图像清晰,提高了病变的检出率和诊断准确率,应用于临床以来有了飞速发展。CT 成像的基本原理是用 X 线束对人体检查部位一定厚度的层面进行扫描,由探测器接收该层面上各个不同方向的人体组织对 X 线的衰减值,经模/数转换输入计算机,通过计算机处理后得到扫描层面的组织衰减系数的数字矩阵,再将矩阵内的数值通过数/模转换,用黑白不同的灰度等级在荧光屏上显示出来,即构成 CT 图像。

二、临床应用

(一)平扫、增强扫描检查

1.小儿颅脑疾病

脑裂畸形、脑灰质异位、胼胝体发育不全、透明隔发育畸形、小脑扁桃体延髓联合畸形;新生儿缺氧缺血性脑病、新生儿颅内出血、外部脑积水;先天性巨细胞病毒感染、先天性弓形体感染、先天性风疹感染、新生儿单纯疱疹病毒感染、病毒性脑炎、结核性脑膜炎;小脑幕上室管膜瘤、大脑半球原始神经外胚瘤或胚胎性肿瘤;小脑幕上脑室内肿瘤(脉络丛肿瘤、室管膜下巨细胞星形细胞瘤)、鞍上池及下丘脑-视交叉部位肿瘤(颅咽管瘤、下丘脑错构瘤)、松果体区肿瘤(生殖细胞瘤、畸胎瘤、松果体母细胞瘤)。

2.小儿胸部疾病

支气管囊肿、肺隔离症、特发性肺间质纤维化、朗格汉斯巨细胞组织细胞增生症、白血病、特发性肺含铁血黄素沉着症、肺炎、肺结核、前纵隔肿瘤(胸腺瘤、生殖细胞瘤)、中纵隔肿瘤(恶性淋巴瘤、气管囊肿)、后纵隔肿瘤(神经母细胞瘤、食管囊肿)。

3. 小儿腹部 CT 诊断

肝母细胞瘤、肝脓肿、胆总管囊肿、先天性肝内胆管扩张、急性胰腺炎、胰腺囊肿、胰母细胞瘤、肾母细胞瘤、肾恶性横纹肌样瘤、肾上腺出血、肾上腺神经母细胞瘤。

(二)特殊扫描

1. 薄层扫描

薄层扫描是指扫描层厚<5mm 的扫描,用于检查较小病灶或组织器官和三维重组后处理。

2. 重叠扫描

扫描时设置层距小于层厚,使相邻的扫描层面有部分重叠,避免遗漏小的病灶。

3. 靶扫描

对感兴趣区进行局部放大扫描的方法,可明显提高空间分辨率,主要用于肺小结节、内耳、垂体及肾上腺等小病灶或小器官的检查。

4. 高分辨率 CT(HRCT)扫描

采用薄层扫描、高空间分辨率算法重建及特殊的过滤处理,可取得有良好空间分辨率的 CT 图像,对显示小病灶及细微结构优于常规 CT 扫描。常用于肺部弥漫性间质性或结节性病变、垂体、内耳或肾上腺等检查。

第五节 儿科超声诊断技术

一、概述

超声波为一种机械波,具有反射、散射、衰减及多普勒效应等物理特性,通过各种类型的超声诊断仪,将超声发射到人体内,其在传播过程中遇到不同组织和器官的分界面时,将发生反射或散射形成回声,这些携带信息的回声信号经过接收、放大和处理后,以不同形式将图像显示在荧光屏上,即为超声图像。其优点是无损伤、无辐射、方便,新生儿在暖箱内时即可操作。

二、临床应用

(一)儿科超声波常规应用

早产儿缺氧缺血性脑损伤包括早产儿颅内出血、早产儿脑室周围白质软化、新生儿缺氧缺血性脑病、脑先天性畸形、颅内感染(包括宫内感染和出生后感染)、肾肿块(包括肾母细胞瘤、婴儿型多囊肾、成人型多囊肾、肾积水)、肾上腺肿块(包括神经母细胞瘤、新生儿肾上腺出血)、肝肿块(包括肝母细胞瘤和肝癌、肝血管瘤、肝脓肿)、肝大(包括胆管闭锁和新生儿肝炎、脂肪肝、肝糖原累积病)、脾肿块(包括脾囊肿、脾脓肿、淋巴瘤)、其他囊性肿块(包括肠系膜囊肿、囊性畸胎瘤、肠重复囊肿、胆总管囊肿、卵巢囊肿、子宫阴道积液)、其他实质性肿块(包括淋巴瘤、横纹肌肉瘤)、急腹症(包括急性阑尾炎、肠套叠、肥厚性幽门狭窄、肠旋转不良)、腹腔脏器损伤等。

(二)病变的形态学研究

超声检查可获得各脏器的断面成像图,显示器官或病变的形态及组织学改变,对病变做出定位、定量及定性诊断。

(三)功能性检查

通过检测某些脏器、组织生理功能的声像图变化或超声多普勒图上的变化做出功能性诊断,如用超声心动图和多普勒超声检测心脏的收缩及舒张功能、用实时超声观察胆囊的收缩和胃的排空功能。

(四)器官声学造影

本法是将某种物质引入靶器官或病灶内以提高图像信息量的方法。此技术在心脏疾病的诊断方面已经取得良好效果,能够观察心脏分流、室壁运动和心肌灌注情况,测定心肌缺血区或心肌梗死范围及冠状动脉血流储备。目前此技术已推广至腹部及小器官的检查。

(五)介入性超声的应用

本法包括内镜超声、术中超声和超声引导下进行经皮穿刺、引流等介入治疗。高能聚焦超声还可用来治疗肿瘤等病变。

第三章 儿科疾病的治疗方法

第一节 水、电解质和酸碱平衡紊乱

一、小儿体液平衡的特点

(一)体液的总量和分布

体液以细胞膜为界分为细胞内液和细胞外液两大部分,细胞外液由血浆和间质液组成。细胞内液和血浆液量相对固定,与成人相近,而间质液量变化较大。年龄越小,体液总量相对越多,间质液量所占的比例也越大。当小儿发生急性脱水时,细胞外液首先丢失,故脱水症状可在短期内立即出现。

(二)体液的电解质组成

细胞内液以 K^+、Mg^{2+}、HPO_4^{2-} 和蛋白质等离子为主。K^+ 大部分处于离解状态,维持细胞内液的渗透压。细胞外液的电解质以 Na^+、Cl^-、HCO_3^- 等离子为主,其中 Na^+ 占该区阳离子总量 90% 以上,对维持细胞外液的渗透压起主导作用。小儿与成人相似,唯出生后数日内新生儿血钾、氯、磷和乳酸偏高,血钠、钙和碳酸盐偏低。

(三)水代谢的特点

1. 水的需要量相对较大、交换率高

由于小儿生长发育快,活动量大、机体新陈代谢旺盛,体表面积大、呼吸频率快使不显性失水较多,摄入热量、蛋白质和经肾排出的溶质均较高,故小儿水的需要量大。年龄越小,水的出入量相对越多。婴儿每日水的交换量为细胞外液的量的 1/2,而成人仅为 1/7,故婴儿体内水的交换率比成人快 3~4 倍。按体重计算,小儿年龄越小,每日对水的需求量相对越大,不显性失水相对越多,对缺水的耐受力也越差,在病理情况下较成人更易发生脱水。

2. 体液平衡调节功能不成熟

正常情况下,水分排出的多少主要靠肾的浓缩和稀释功能调节,也是唯一能控制细胞外液容量与成分的重要器官。小儿肾功能不成熟,年龄越小,肾功能对体液平衡的调节作用越差。新生儿和婴儿肾最大浓缩能力只能将尿液渗透浓缩至 700mOsm/L,比重为 1.020(成人 1400mOsm/L,比重为 1.035),每排出 1mmol/L 溶质时需要带出 1.0~2.0mL 水(成人需要带出 0.7mL)。故小儿在排出同量溶质时所需水量较成人多,尿量相对较多。当入水量不足或失水量增加时,易超过肾浓缩能力的限度,发生代谢物滞留和高渗性脱水。小儿肾的稀释能力相对较好,在出生 1 周时达成人水平,但由于肾小球滤过率低,因此水的排泄速度较慢,摄水过多易导致水肿和低钠血症。另外,由于小儿肾排钠、排酸、产氨能力差,也容易发生高钠血症和酸中毒。

二、水、电解质和酸碱平衡失调

(一)脱水

脱水是指由于丢失液体过多或摄入不足使体液总量尤其是细胞外液量减少。脱水时除水分丢失外,同样伴有钠、钾和其他电解质的丢失。

1.脱水程度

脱水的程度是以丢失液体量占体重的百分比来表示。一般通过询问病史,根据皮肤弹性、黏膜干燥程度、眼窝和前囟凹陷与否、循环及尿量等临床表现综合分析判断。一般将脱水分为 3 度。营养不良患儿因皮下脂肪少,皮肤弹性差,容易把脱水程度估计过高,而肥胖小儿皮下脂肪多,脱水程度常易估计过低,临床上应予注意,不能单凭皮肤弹性来判断,应综合考虑。

2.脱水性质

脱水性质往往反映了水和电解质的相对丢失量,钠是决定细胞外液渗透压的主要成分,所以临床常根据血清钠水平将脱水分为低渗性脱水、等渗性脱水、高渗性脱水 3 种。其中以等渗性脱水最常见,其次为低渗性脱水,高渗性脱水少见。不同性质脱水的临床表现不同。

(二)酸碱平衡紊乱

正常血液的 pH 值维持在 $7.35 \sim 7.45$。而血液的 pH 值主要取决于 $[HCO_3^-]/[H_2CO_3]$ 比值,正常时其比值为 20/1。当某种原因使两者比值发生变化或体内代偿功能不全时,体液 pH 值就发生改变,超出 $7.35 \sim 7.45$ 的范围,出现酸碱平衡的紊乱。发生酸碱平衡紊乱后,如果机体通过体内缓冲系统以及肺、肾的调节,能使血液的 pH 值仍保持在正常范围内则称为代偿性酸中毒或碱中毒。若 pH 值 <7.35 或 pH 值 >7.45 则分别称为失代偿性酸中毒和失代偿性碱中毒。常见的酸碱平衡紊乱的类型有代谢性酸中毒、呼吸性酸中毒、代谢性碱中毒和呼吸性碱中毒。

(三)钾平衡紊乱

正常血清钾浓度为 $3.5 \sim 5.5 mmol/L$,当血清钾低于 $3.5 mmol/L$ 时为低钾血症,当血清浓度高于 $5.5 mmol/L$ 时为高钾血症。血钾在调节细胞的各种功能中起重要的作用。

第二节　氧气疗法

氧气疗法(简称氧疗)是儿科临床的重要治疗措施,正确的应用可有效地提高血氧分压,改善机体的缺氧,而应用不当不仅影响其效果,还可能带来各种危害。现将小儿氧疗的有关问题介绍如下。

一、氧疗的适应证

凡可引起低氧血症或有组织缺氧者均为氧疗的适应证,包括:①各种原因所致的呼吸功能不全,包括呼吸系统疾患引起的和其他系统疾患影响呼吸中枢者。②循环功能不全,包括各种原因所致的心力衰竭及休克。③严重贫血。④循环血量不足,由于急性失血或脱水所致。

二、常用氧疗方法

(一)鼻导管给氧

多用于中度缺氧的患儿。一般将鼻导管放入鼻内约 1cm,氧流量一般按婴儿 0.5L/min,学龄前儿童 1.0L/min,学龄儿童 1.5L/min,可使吸入氧浓度达 30%左右。优点:简便、易行、舒适。缺点:吸入氧浓度不高(<30%),双侧鼻导管或双侧鼻塞,可使吸入氧浓度明显升高,但缺点是鼻腔堵塞,患儿不易接受,而且患儿张口呼吸,使吸氧效果受影响。

(二)面罩给氧

面罩给氧分为开放式面罩和闭式面罩两种,小儿一般用开放式面罩,使用时将面罩置于口鼻前略加固定,不密闭,口罩距口鼻位置一般为 0.5～1cm,氧流量宜大于 5L/min,以免造成罩内二氧化碳潴留,吸氧浓度(FiO_2)可达 40%～50%。优点:简单、方便,可获较大吸氧浓度。缺点:面罩位置不易固定,影响吸氧浓度且耗氧量大。

(三)头罩给氧

用有机玻璃制成,整个头部放在匣内。用于婴幼儿或不合作的患儿,应注意防止患儿皮肤受损。氧流量为 4～6L/min,FiO_2可达 50%～60%。优点:舒适、氧浓度可依病情调节,并可保持一定湿度。缺点:不适应发热或炎热季节使用,耗氧量大。

(四)持续呼吸道正压给氧(CPAP)

CPAP 是在自主呼吸的前提下给予呼吸末正压,目的是防止肺内分流(动静脉短路),纠正严重的低氧血症。应用指征是当严重的低氧血症用普通吸氧方式且 FiO_2>60%而仍不能达到氧疗目标时。临床用于 RDS、ARDS、肺出血、肺水肿以及机械呼吸停机前的过渡。

三、氧疗的不良反应

(一)氧中毒肺损害

长期高浓度吸氧(FiO_2>60%)可造成中毒性肺损害。临床表现为呼吸困难、胸闷、咳嗽、咯血、呼吸窘迫等。病理改变为肺泡壁增厚、肺间质水肿、炎症性细胞浸润、肺泡上皮增生、黏膜纤毛功能抑制、肺透明膜形成等。此种损害在年长儿童是一种可逆性的,降低 FiO_2可恢复。但在新生儿和早产儿则是不可逆的肺损害,导致"支气管肺发育不良"。一般主张吸氧浓度:轻、中度缺氧为 30%～40%,严重缺氧为 50%～60%,FiO_2>60%的高浓度吸氧不超过 24h,纯氧吸氧不超过 6h,病情好转后及时降低吸氧浓度。

(二)晶状体后纤维增生

动脉血氧分压持续高于正常(PaO_2>13.33kPa)致视网膜动脉 PaO_2 持续增高,对体重小于 2000g 的早产儿可造成晶体后纤维增生症。

第三节 雾化吸入疗法

雾化吸入疗法是通过特定方式将药物溶液或粉末分散成微小的雾滴微粒,使其悬浮于气体中,然后吸入呼吸道以达到治疗的目的。近年来,雾化疗法进展很快,特别是对呼吸道感染、哮喘的治疗,疗效明显。

一、影响雾化吸入效果的主要因素

雾化吸入的理想效果是药物雾化微粒能沉着在需治疗的各级支气管而产生药理作用,而药物雾化微粒的沉着与以下因素有关。

(一)药物雾化微粒的大小

药物微粒的气体动力学直径(即微粒的物理直径与密度平方根的乘积)是影响其沉着部位的重要因素。直径 $1\sim5\mu m$ 的气雾微粒最容易在下呼吸道沉着。直径小于 $1\mu m$ 的气雾微粒易随呼吸运动呼出,而直径大于 $5\mu m$ 的气雾微粒,则易沉着在上呼吸道。

(二)患儿呼吸的模式

快而浅的呼吸,气体吸入速度快(如哮喘急性发作时),药物雾化微粒沉着在上呼吸道的数量增多,沉着在下呼吸道的数量减少,故治疗效果不佳。相反,缓慢而深的呼吸能使沉着肺泡和终末细支气管的药物雾化微粒数量增多,在吸气末短暂屏气 $1\sim2s$ 后,可使沉着量增多,从而提高雾化吸入治疗效果。因此,理想的呼吸模式应该是在功能残气位(即平静呼气后)缓慢深吸气,并在吸气末屏气,以增加药物微粒由于自身重力沉着于下呼吸道的量。在进行雾化吸入时,特别是使用定量雾化吸入时,应教会患儿这种呼吸形式。

(三)雾化药物的理化性状

气管和支气管黏膜表面覆盖着假复层柱状纤毛上皮细胞,纤毛运动可将气道内的异物或分泌物运动至气道管口咳出,使呼吸道始终保持清洁通畅,对肺起着积极的防御作用。因此,用作雾化的药物除了无刺激性之外,还要有适合的温度和 pH 值,如果药液的 pH 值<6.5,纤毛运动会停止。

二、雾化吸入的优点

(一)起效快、疗效好

药物随气体直接进入呼吸道,很快作用于气管内的各种神经受体,解除呼吸道痉挛;同时由于是局部用药,使局部药物浓度大,疗效迅速,缩短治疗时间。

(二)用药量小,不良反应少

雾化吸入疗法的药物剂量,仅是全身用药量的 $1/5\sim1/2$,有利于节省药物减少对全身的不良反应。

(三)湿化、清洁呼吸道

使用药物溶液经雾化后吸入,可保持呼吸道应有的湿度和湿化的程度,解除支气管痉挛,减少气道阻力,清洁呼吸道分泌物,有利于分泌物的排出。

三、雾化吸入器的类型及使用方法

(一)超声雾化吸入器

由振荡器和雾化装置两部分组成,振荡器产生电磁振荡,经电缆接到雾化装置中的压电晶片上,在高频电压作用下,产生同频率的轴向振动,使电磁能转变为机械能,产生超声波。由于超声波在液体表面的空化作用,破坏液体表面的张力和惯性而产生雾滴,其雾滴大小与振荡频率成反比,频率越高,雾滴越小。频率在 $1.5Hz$ 时,超声雾化器产生雾滴的直径约 25% 在

2.5μm 以下,65%在 2.5～5μm,即 90%左右的雾滴直径在 5μm 以下,能直接吸入终末细支气管和肺泡,因此该频率最适合临床雾化吸入治疗的要求。

(二)气动雾化器

利用压缩空气作为动力,当气体向一个方向高速运动时,在其后方或四周形成负压,在其前方由于空气阻力而产生正压,使药液在通过喷射器的细管成雾状喷出,雾粒运动的速度行程与气源压力成正比,雾粒的粗细、雾量的大小与气源压力、喷射器细管的直径、前方受阻物质的表面形态、粗细的过滤程度、液体的黏稠度等因素有关。气源压力:一般气体需 3～5kg,若用氧气作气源则氧流量需 8～10L/min。此类雾化器的优点是仅要求患儿用潮气量呼吸,不需特殊的训练,对儿童较适合,对 3 岁以下的婴幼儿可辅以面罩吸入。缺点为耗氧量大,且雾滴的大小受气源量的影响较大。

(三)手压式定量雾化器(MDI)

药物溶解或悬浮在液体混合推进剂内,放在密封的气筒内,内腔高压,当按压雾化器顶部时,利用其氯氟碳引发正压力,药物即由喷嘴喷出。一般雾滴直径为 2.8～4.3μm,目前临床上主要用于哮喘患儿,常用的有必可酮、喘乐宁等。但此雾化需用手操作,且需熟练掌握使用技巧,故婴幼儿使用时,往往达不到理想的效果,现特设计了一种贮雾器,可弥补这一不足。

(四)碟式吸纳器

这是一种用以装有干粉末吸入药物,帮助其被吸入呼吸道的干粉雾化吸入器,临床常用的产品为旋达碟,常用于治疗哮喘;常用药物为必酮碟、喘宁碟等。适用于儿童。

(五)呼吸激动定量干粉吸入器

此为新型吸入器,将药物放在有一特殊开口的药瓶中,药物通过开口在患儿吸气时进入呼吸道。3 岁以下儿童使用较困难。

四、雾化治疗的常用药物

(一)平喘药

目前哮喘治疗方案一般采用吸入治疗。比较常用的药物有必可酮和喘乐宁气雾剂和特布他林气雾剂等。

(二)抗微生物药物

1.抗生素

目前普遍认为,多数抗生素制剂本身对气道有刺激作用,可导致气管痉挛;而且,其抗菌效果不佳并容易产生耐药性等。临床上普遍认同的抗生素有庆大霉素、卡那霉素、新霉素等。也可用青霉素、苯唑西林、异烟肼等,其雾化剂量以常用肌内或静脉注射剂量的 1/4～1/2 计算。

2.抗真菌药

这是雾化吸入治疗呼吸道真菌感染值得研究的一个方面,可减少全身应用抗真菌药所致的不良反应,如心、肝、肾的损害等。常用抗真菌药有两性霉素(0.25～0.5mg/d,浓度为0.025%～0.1%)、制霉菌素(每次 50000U)等。

3.抗病毒药

临床上常用的抗病毒药有利巴韦林和干扰素等。利巴韦林,每日 10～20mg/kg,分 2～4次,共 5d;干扰素,每次 20000U,每日 2 次。

(三)祛痰药

祛痰药经雾化吸入有局部刺激作用,且长期吸入可溶解肺组织,故应尽量少用。对一般黏稠痰液,可用生理盐水或 2‰～4‰碳酸氢钠雾化,利用其高渗性吸收水分,使痰液变稀,利于咳出或吸收。如果无效,可试用糜蛋白酶,每次 1～2mg。

第四节　退热疗法

一、退热治疗的指征

退热治疗的主要功用是改善患儿身体舒适度,原则上对于极度不适的患儿使用退热治疗会对病情改善有帮助。是否给予退热治疗,需要在权衡其可能的利弊而决定。一般在 38.5～39℃可给予中成药退热,39℃以上患儿应用解热抗炎药,有多次高热惊厥史者,应控制体温并应用镇静剂。同一种解热剂反复应用时,原则上应间隔 4～6h,在 4～6h 需再度使用解热剂时改用其他的解热剂;解热剂起效时间一般为 20～40min。

二、物理降温

物理降温是指采用物理方法如冷敷、温水浴或乙醇浴等方法使体表温度降低的一种手段。世界卫生组织(WHO)曾专门对急性呼吸道感染(ARI)伴发热的患儿做了专门研究,证明这些传统的物理降温方法不仅无效,反而可导致全身发抖,且乙醇还可经儿童皮肤吸收产生中毒症状。显然,这样做违反了热调定的生理机制。只有用药物来降低下丘脑的调定点,才能使体温下降。但在某些特定条件下,如体温高于 41℃时,急需迅速降低体温,此时温水浴可作为退热治疗的辅助措施。

三、药物退热

主要是应用非甾体抗炎药(NSAIDs)退热。NSAIDs 是一类非同质且具有不同药理作用机制的化合物。其临床药理学特征为:起效迅速,可减轻炎症反应,缓解疼痛和改善机体功能,但无病因性治疗作用,也不能防止疾病的再发展及并发症的发生。NSAIDs 主要药理作用为抑制环氧化酶活性,阻断前列腺素类物质(PGs)的生物合成,某些 NSAIDs 对中性粒细胞的聚集、激活、趋化及氧自由基的产生有抑制作用,这也为其发挥抗炎作用机制之一。根据化学特点 NSAIDs 分为水杨酸类(阿司匹林、阿司匹林精氨酸等)、丙酸类(萘普生、布洛芬等)、乙酸类(双氯芬酸、托美丁等)、灭酸类(氯芬那酸、氟芬那酸等)、喜康类(吡罗昔康、湿痛喜康等)、吡唑酮类(保泰松、对乙酰氨基酚等)。下面将儿科常用的几种解热抗炎药介绍如下。

(一)阿司匹林

阿司匹林又名阿司匹林。它可抑制前列腺素合成酶,减少 PGs 的生成,因而具有抗感染作用。此外,还可通过抑制白细胞聚集、减少激肽形成、抑制透明质酸酶、抑制血小板聚集及钙的移动而发挥抗炎作用。生理剂量的 PGs 可抑制绝大部分与 T 细胞有关联的细胞免疫功能。NSAIDs 抑制 PGs 的产生,故可促进淋巴细胞的转化与增殖,刺激淋巴因子的产生,激活 NK 细胞和 K 细胞的活性,增加迟发型变态反应。内热原可使中枢合成和释放 PGs 增多,PGs 再作用于体温调节中枢而引起发热。阿司匹林由于抑制中枢 PGs 合成而发挥解热作用;PGs 具有痛觉增敏作用,增加痛觉感受器对缓激肽等致痛物质的敏感性,且 PGE、PGE2 等也有致敏作用,阿司匹林由于减少炎症部位 PGs 的生成,故有明显镇痛作用。

阿司匹林口服后,小部分在胃、大部分在小肠迅速吸收,服后 30min 左右血药浓度明显上升,2h 达高峰。用法:解热时每次 5~10mg/kg,发热时口服 1 次,必要时每日 3~4 次;抗风湿时给予 80~100mg/(kg·d);川崎病急性期时给予 30~50mg/(kg·d),退热后给予 10~30mg/(kg·d),每一疗程 2~3 个月,有冠状动脉瘤应持续服至冠状动脉瘤消失,剂量为 5mg/(kg·d)。

短期应用不良反应较少,用量较大时,可致消化道出血;流行性感冒和水痘患儿应用阿司匹林可发生瑞氏(Reye)综合征,故 WHO 对急性呼吸道感染引起发热患儿不主张应用此药。此药还有赖氨酸阿司匹林复方制剂可供肌内或静脉注射,剂量每次 10~15mg/kg。

(二)对乙酰氨基酚

对乙酰氨基酚又名对乙酰氨基酚,为非那昔丁的代谢产物,解热作用与阿司匹林相似,但很安全,因此,WHO 推荐作为儿童急性呼吸道感染所致发热的首选药。临床上一般剂量无抗炎作用,因它只可抑制 PGs 在脑中合成,而很难抑制其在外周血中的合成。口服后 30~60min 血中浓度在高峰,作用快而安全,剂量为每次 10~15mg/kg。

(三)萘普生

此药可抑制花生四烯酸中的环氧酶,减少 PGs 的形成,具有抗炎、解热、镇痛作用,并影响血小板的功能,其抗炎作用是阿司匹林的 5.5 倍,镇痛作用为阿司匹林的 5 倍,解热作用为阿司匹林的 22 倍,是一种高效低毒的抗炎、镇痛及解热药物。口服后 2~4h 血药浓度达高峰,半衰期为 3~14h,对各种疾病引起的发热和疼痛均有较好的解热镇痛作用,用于类风湿性关节炎,其有效率可达 86% 以上。尤其适用于贫血、胃肠疾病或其他原因不能耐受阿司匹林、布洛芬等疾病患儿,剂量为每次 5~10mg/kg,每日 2 次;学龄儿童每日最大剂量不得超过 1000mg。

(四)布洛芬

布洛芬是目前唯一能安全用于临床的抗炎症递质药物。布洛芬为环氧化酶抑制剂,既抑制前列腺素合成,又可抑制肿瘤细胞因子的释放;既可解热、镇痛,又有明显抗炎作用。可防治急性肺损伤,减少急性呼吸窘迫综合征产生,可用于急性感染及感染性休克的治疗;同时影响免疫功能。口服后 1~2h 血浆浓度达高峰,血浆半衰期为 2h;常用剂量为每次 5~10mg/kg。长期应用也可致胃溃疡、胃出血等。

(五)双氯芬酸

双氯芬酸为强效抗炎、镇痛、解热药。其抗炎、镇痛、解热作用较阿司匹林强 20~50 倍。口服后 1~2h 血中浓度达高峰,口服每次 0.5~1.0mg/kg,儿童一次剂量不超过 25mg,每日 3 次;肌内注射同口服剂量,每日 1 次。

(六)尼美舒利

化学名为 4-硝基-2-苯氧基甲烷磺酰苯胺,具有明显的抗炎、解热和镇痛作用。其机制为:①选择性抑制环氧化酶的活性。②抑制白三烯产生。③抑制蛋白酶活性。④抑制炎症细胞因子介导的组织损伤。⑤抑制自由基产生。该药对发热、呼吸道感染、类风湿性关节炎等具有明显的治疗作用,不良反应发生率低。剂量为每次 2~5mg/kg,每日 2 次,儿童最大剂量一次不超过 100mg。

(七)氨基比林

氨基比林注射,其解热镇痛作用显著,但过量易致虚脱,甚至休克,且应用后有可能导致粒细胞减少,有致命危险,其发生率远远高于氯霉素。安替比林除过量引起休克外,易产生皮疹、发绀,故两者在儿童不宜应用。

第五节　液体疗法

一、液体疗法常用溶液及其配制

张力一般指溶液中电解质产生的渗透压,与正常血浆渗透压相等为 1 个张力,即等张,高于血浆渗透压为高张,低于血浆渗透压为低张。常用的溶液包括非电解质和电解质溶液。

(一)非电解质溶液

常用的 5％葡萄糖注射液为等渗溶液,10％葡萄糖溶液为高渗溶液。但葡萄糖输入体内后,逐渐被氧化成二氧化碳和水,或转变成糖原而储存在肝内,失去其渗透压的作用,因此在液体疗法时视各种浓度的葡萄糖为无张力溶液。5％或 10％葡萄糖注射液,主要用于补充水分和部分热量,不能起到维持血浆渗透压的作用。

(二)电解质溶液

电解质溶液主要用于补充所丢失的体液、所需的电解质,纠正体液的渗透压和酸碱平衡失调。

1.等张液

生理盐水(0.9％氯化钠注射液)和复方氯化钠注射液(Ringer 溶液)均为等张液。在生理盐水中含 Na^+ 和 Cl^- 均为 154mmol/L,其产生的渗透压与血浆相近,为等渗液。但与血浆中的 Na^+(142mmol/L)和 Cl^-(103mmol/L)相比 Cl^- 含量相对较多,故大量输入体内可致血氯升高,血浆 HCO_3^- 被稀释,造成高氯性及稀释性酸中毒(尤其在肾功能不佳时)。复方氯化钠注射液除氯化钠外还含与血浆含量相同的 K^+ 和 Ca^{2+},其作用及缺点与生理盐水基本相同,但大量输入不会发生稀释性低血钾和低血钙。

2.碱性溶液

碱性溶液主要用于纠正酸中毒,常用的有以下几种。

(1)碳酸氢钠溶液:可直接增加缓冲碱,纠正酸中毒的作用迅速。市售的 5％碳酸氢钠为高渗溶液,可用 5％或 10％葡萄糖注射液稀释 3.5 倍,配制成 1.4％碳酸氢钠溶液,即为等渗溶液。在抢救重度酸中毒时,可不稀释直接静脉注射,但不宜多用。

(2)乳酸钠溶液:须在有氧条件下,经肝代谢产生 HCO_3^- 而起作用,显效较缓慢。在肝功能不全、缺氧、休克、新生儿期及乳酸潴留性酸中毒时,不宜使用。市售的 11.2％乳酸钠溶液,稀释 6 倍配制成 1.87％的乳酸钠溶液，即为等渗溶液。

3.氯化钾溶液

氯化钾溶液用于纠正低钾血症。制剂为 10％氯化钾溶液，静脉滴注稀释成 0.2％～0.3％浓度。不可静脉直接推注，以免发生心肌抑制而死亡。

4.氯化铵溶液

氯化铵制剂为 0.9％的等张液。NH_4^+ 在肝内与二氧化碳结合成尿素，释出 H^+ 及 Cl^- 使 pH 值下降。心、肺、肝、肾功能障碍者禁用。可用于纠正低氯性碱中毒。

(三)混合溶液

将各种不同渗透压的溶液按不同比例配成混合溶液，目的是减少或避免各自的缺点，而更适合于不同情况液体疗法所需。

(四)口服补液盐(ORS)

口服补液盐是世界卫生组织(WHO)推荐用来治疗急性腹泻合并脱水的一种溶液，经临床应用取得了良好效果。其理论基础是基于小肠的 Na^+-葡萄糖耦联转运吸收机制，小肠上皮细胞刷状缘的膜上存在着 Na^+-葡萄糖共同载体，此载体上有 Na^+-葡萄糖两个结合位点，当 Na^+-葡萄糖同时与结合位点相结合时即能运转、并显著增加钠和水的吸收。

二、液体疗法

液体疗法是儿科医学的重要组成部分，其目的是通过补充不同种类的液体来纠正电解质和酸碱平衡紊乱，恢复机体的正常生理功能。具体实施时要充分考虑机体的调节功能，不宜过于繁杂，根据病情变化及时调整治疗方案。制订液体疗法的原则应简单化、个体化。补充液体的方法包括口服补液法和静脉输液法两种。

第六节　机械通气

机械通气的工作原理是建立气道口与肺泡间的压力差。根据呼吸的设计特点，加压方式分为呼吸道直接加压和胸腔加压。呼吸道直接加压是在呼吸道开口直接施加压力，吸气时气体被正压压入肺泡，呼气时气体随肺和胸廓被动回缩而排出体外。胸腔加压指筒状或壳状外壳围绕胸腹部，通过外壳的扩张产生负压，导致胸廓和肺的扩张，产生吸气，外壳的被动回缩或合并外壳内正压产生呼气。吸气末，气体可由病变轻的高压区向病变重的低压区扩散引起气体重新分布；机械通气取代或部分取代自主呼吸，可缓解呼吸肌疲劳。

下面主要讨论呼吸道直接加压呼吸机，简称呼吸机。

一、呼吸机的类型和选择

(一)体外免压呼吸机

包括胸甲式、体套式。

(二)常规还压呼吸机

1.简单型呼吸器

手工控制,携带方便。必要时用于机械呼吸机使用前,或用于更换导管而停用呼吸机或呼吸机发生故障时临时使用。手捏频率一般为 16~20 次/min。单手挤压潮气量约 600mL,双手挤压潮气量约 900mL。

2.定容(容量切换)型呼吸机

以吸气时呼吸机向肺内输入预定容量的气体呼吸机转换条件,优点是通气量稳定,不受胸肺顺应性及气道阻力变化的影响。适用于无自主呼吸、肺顺应性差的患儿。

3.定压(压力切换)型呼吸机

以呼吸道内预定的压力峰值为呼吸相转换条件,机械简单轻便、同步性能好,但呼吸频率潮气量,吸/呼比值不能直接调节,同时受胸肺顺应性和气道阻力影响较大。故用于病情垂危、有自主呼吸的患儿。

4.定时(时间切换)型呼吸机

以预定的吸气时间作为呼吸相转换条件。同步或控制呼吸可随患儿情况转换,潮气量可调节,但通气压力受呼吸道阻力影响。

5.新型多功能呼吸机

目前许多新型呼吸机具有多种功能,可调压力、容量、吸/呼比、频率,辅助呼吸或控制呼吸,以及各种通气方式等,并有自动报警和监制系统,由计算机控制,已广泛应用。

(三)高频通气型呼吸机

可分为高频正压通气、高频喷射通气、高频振荡通气。通气频率为 60~5000 次/min,潮气量小。通气时气道压力,胸内压低,对血管影响很小,可用于新生儿或成人呼吸窘迫综合征,支气管胸膜瘘和气胸的患儿。

二、机械通气的适应证和禁忌证

呼吸机作为支持呼吸的一种重要手段,有助于缓解严重缺氧和二氧化碳潴留,可为治疗引起呼吸衰竭的基础疾患及诱发因素争取宝贵的时间和条件。但必须在全面有效的医疗护理基础上,才能发挥作用。使用原则是宜早用。最好在低氧血症和酸中毒尚未引起机体重要器官严重损伤前使用,否则患儿已濒临死亡状态再用,效果不佳。

(一)适应证

(1)心肺复苏。

(2)各种呼吸功能不全的治疗:至于何时应用机械通气,应结合动脉血气、残存肺功能、原发病、患儿一般情况等综合考虑。总趋势是应用指征逐渐扩大。

(3)预防性机械通气:呼吸功能减退的患儿做胸部或腹部手术,严重感染或创伤,慢性肺功能损害并发感染,估计短时间内可能发生呼吸衰竭,可应用于预防性通气。

(4)康复治疗:应用逐渐增多,多采用无创伤性通气方式。

(5)新生儿疾患:如呼吸系统疾病,特发性呼吸窘迫综合征、吸入性肺炎、各种感染所致肺炎等出现呼吸衰竭;神经系统损害、颅内出血、早产儿呼吸暂停、药物等引起呼吸抑制;预防性应用,如新生儿持续肺动脉高压。

儿童疾患如呼吸系统疾患,各种肺炎所致呼吸衰竭、重症哮喘、急性呼吸窘迫综合征、上气道梗阻、神经肌肉疾患、中枢性呼吸衰竭、感染性多发性神经根炎、进行性脊髓性肌营养不良等,心肺大手术后、循环衰竭;颅内高压,如创伤感染,溺水、中毒等所致颅内高压,可用过度通气治疗。

(二)禁忌证

肺大泡未经引流,排气功能差、纵隔气肿、大咯血急性期。多发性肋骨骨折,支气管异物取出之前,肺炎合并感染,心肌梗死,低容量性休克未补足血容量前。在出现致命的换气与氧合障碍时,使用呼吸机无绝对禁忌证。

三、机械呼吸的建立方式

(一)间歇正压通气(IPPV)

IPPV 为最常用的人工通气法。呼吸肌在吸气时以正压将气体压入患儿肺内,肺内气相压力降至大气压时,可借胸廓和肺泡弹性回缩将气体排出,用于心肺复苏及中枢呼吸衰竭等。此外还有间歇正、负压通气(CINEEP)和呼气负压通气(CINPV)。

(二)持续气道内正压(CPAP)

呼吸机在各个呼吸周期中提供一恒定的压力,各个通气过程由自主呼吸完成。实质是以零压为基础的自主呼吸上移,其作用相当于呼气末正压。

(三)呼气末正压通气(PEEP)

呼吸机在吸气相产生正压,将气体压入肺,保持呼吸运动压力高于大气压,在呼气相中保持一定正压。其作用机制、适宜病症、供气方法与 CPAP 相同。HMD、肺水肿、重症肺炎合并呼吸衰竭及弥漫性肺不张等是 PEEP 的主要适应证。

(四)间歇指令通气(IMV)

间歇指令通气是相对地控制通气,是相对于持续指令通气(CMV)而言。无论自主呼吸次数多少和强弱,呼吸机按呼吸频率给予通气辅助,其压力变化相当于间断 IPPV,每两次机械通气之间是自主呼吸,此时呼吸机只提供气量。可加用各种"自主通气模式"。分为容积控制间歇指令通气(VC-IMV)和压力控制间歇指令通气(PC-IMV)。VC-IMV 是传统意义上的间歇指令通气,每次呼吸机输送的潮气量是恒定的。PC-IMV 的自变量则是压力。

(五)同步间歇指令通气(SIMV)

同步间歇指令通气即 IMV 同步化,同步时间一般为呼吸周期时间的后 25%。在这段时间内,自主吸气动作可触发呼吸机送气,若无自主呼吸,在下一呼吸周期开始时,呼吸机按 IMV 的设置要求自动送气。

(六)控制通气

通气全部由呼吸机提供,与自主呼吸无关。

1.容量控制通气(VCV)

容量控制通气即传统意义上的控制通气。潮气量、呼吸频率、呼吸比完全由呼吸机控制。其压力变化为间歇正压,现多加用吸气末正压,可为容量或时间转移式。

2.压力控制通气(PCV)

PCV 分两种基本类型:一是传统意义上的通气模式,即压力转换式;二是时间转换式,压力为梯形波,流量为递减波。后者已取代前者。

(七)辅助通气

通气量由呼吸机提供,但由自主呼吸触发,呼吸频率和呼吸比值随自主呼吸变化,可理解为控制模式同步化。也分为容量辅助通气(PA)。

(八)辅助/控制通气(AA3)

辅助/控制通气是上述 VP 和 PA 的结合,自主呼吸能力超过预防呼吸频率为辅助通气,低于预防呼吸频率则为控制通气。预防呼吸频率起"安全阀"作用,有利于防止通气过度或不足,也有利于人机的配合。现代呼吸机多用此方法取代单纯控制通气和辅助通气,如 SC-5 型呼吸机。

四、呼吸机撤离

呼吸机撤离的主要指征是患儿病情改善,呼吸运动恢复、原发病减轻或具有维持气道通畅的条件,如分泌物的减少、咳嗽有力、感染已控制、心血管功能稳定。一般从吸氧浓度、PEEP 或 SIMV 的频率三方面分别逐渐降低,呼吸机撤离与呼吸机调整的方法相似,每次只能调整 $1 \sim 2$ 个参数,每个参数只能作轻微的改动。在调整参数后如患儿一般状况仍良好,血 PaO_2、$PaCO_2$ 保持在满意值就可继续减低机械通气的参数。一般来说,当 SIMV 频率降至 6 次,FiO_2 降至 0.3 时就可改用(PAP)。若在 PAP 方式下经一段时间后 PaO_2、$PaCO_2$ 满意便可撤机。

在撤离呼吸机过程中,如患儿出现烦躁不安,自主呼吸频率加快,心动过速,SaO_2、PaO_2 下降,$PaCO_2$ 升高都是不能耐受的表现,应当停止或减慢撤机过程,或及时采用鼻塞 PAP 或提高吸氧浓度。

第七节　光照疗法

光照疗法简称光疗,是在光作用下,将脂溶性未结合胆红素转化为一种水溶性的异构体,从而降低血清未结合胆红素的方法。此法简便易行,不良反应少,效果明显。自 20 世纪 80 年代初中国已普遍开展。

一、光疗原理

胆红素能吸收光线,在光的作用下,未结合胆红素由 $IXaZ$ 型转化为水溶性的同分异构体 $IXaE$ 型和光红素,该异构体能经胆汁排泄至肠腔或从尿中排出,从而使血清胆红素浓度降低。胆红素吸收光线的波长在 $450 \sim 460nm$ 作用最强,由于蓝光的波长主峰在 $425 \sim 475nm$,故认为是最好的光源,一般采用蓝光照射。Vecch 等认为,波长超过 $500nm$ 时仍有效,且光穿入皮肤深度增长,对人体更为有利。绿光波长主峰在 $510 \sim 530nm$,经临床试用,胆红素平均下降值及下降幅度大于蓝光,不良反应较蓝光小。无蓝光或绿光灯管时,白光也有一定效果,因白光含有一定比例各种色彩的光谱,包括蓝光和绿光。但波峰较低,疗效略差。

二、光疗指征及适应证

(一)光疗指征

(1)凡患儿总胆红素达204～255μmol/L以上,早产儿达170μmol/L以上者,在检查病因的同时开始光疗。

(2)出生后24h内出现黄疸且进展较快者,不必等胆红素达204～255μmol/L便可进行光疗。

(3)产前已确诊为新生儿溶血病者,出生后一旦出现黄疸即可开始光疗。

(4)早产儿合并其他高危因素者胆红素达102.6μmol/L开始光疗。

(5)胆红素达342μmol/L以上需换血者,在做换血准备工作时应争取光疗,换血后应继续光疗,以减少换血后胆红素的回升以致再次换血。光疗不能代替换血,因不能去除抗体、致敏红细胞,也不能纠正贫血,早期预防和治疗可减少换血的机会。

(二)光疗适应证

用于各种原因所致的高未结合胆红素血症,如同族免疫性溶血病(母婴Rh、ABO血型不合)、G-6-PD缺乏、感染、血肿、Crigler-Najjar综合征等。但当血未结合胆红素大于342μmol/L时可影响肝排结合胆红素的功能,发生瘀胆,当结合胆红素达68.4μmol/L时可引起青铜症,应禁用光疗。

三、光疗方法

光疗方法分单光治疗、双光治疗及毯式光纤黄疸治疗仪治疗3种。

(一)单光治疗

适用于预防性治疗。用20W或40W蓝光或绿光荧光屏光灯6～8只,呈弧形排列于上方,形成如地灯,灯管间距2.5cm,灯管距患儿35～40cm。患儿需裸体,每隔2～4h翻身1次,天冷可睡于暖箱内照光,但应去掉有机玻璃箱盖,以增加蓝光(绿光)照射强度。天热可置于开放暖箱内,周围环境温度维持在30℃左右。目前一般开放或闭式暖箱上方已配备有蓝光装置。

(二)双光治疗

适用于胆红素已达高胆红素血症诊断标准的治疗。常选用蓝光箱治疗,箱内上下均有6只荧光管,排列呈弧形,灯管间距2.5cm,上方距患儿35cm,下方距患儿25cm,患儿睡在箱中央有机玻璃板上。疗效优于单光治疗。

(三)毯式光纤黄疸治疗仪治疗

适用于母婴同室母乳喂养的早期新生儿或家庭治疗。治疗仪包括一个主机(体积24cm×10cm×21cm)和一个由一条4英尺(121.32cm)长的纤维光缆连接的光垫。光垫直接贴于婴儿的胸部或背部,其外包裹衣被,不妨碍喂奶、输液和护理。光垫虽直接与皮肤接触,但几乎不产生热,也不直接照射面部,不良反应很小。缺点是照射面积较小。

四、光疗照射时间

分为连续照射和间歇照射两种。间歇照射方法各异,有的照6～12h停2～4h,有时照8h停16h,有时照12h停12h,间歇照射与连续照射效果并无差别,但前者可减少不良反应,临床一般选用间歇照射。疗程一般2～3d,发病早、程度重、病因未消除者需适当延长,待胆红素降至 220.5μmol/L 以下可停止光疗。

五、光疗注意事项

(1)充分暴露小儿皮肤,使之有较大接触面积。一般需裸体,用黑布遮住双眼,防止损伤视网膜;用尿布遮盖生殖器,防止损伤生殖器功能,尿布只垫在肛门至耻骨上方,不宜过厚;小儿洗浴后不要扑粉,以免影响疗效。

(2)光疗时不显性失水增加,每日液体入量应增加 25%,并应监测尿量。

(3)光疗时加速核黄素破坏,应适当补充之,每日 3 次,每次 5mg,光疗结束后改为每日 1 次,连服 3d。

(4)光疗时需细心护理,因患儿裸体光疗箱要求温度在 30℃左右,湿度在 50%,夏季防止过热,冬季注意保暖,每 2~4h 测体温及箱温 1 次,以便随时调整。

(5)光疗的作用部位在皮肤的浅层组织,光疗可降低皮肤黄疸的可见度,不代表血胆红素相应下降,需每 12~24h 监测血胆红素 1 次。

(6)灯管使用后其照射强度会减退,蓝色荧光灯照射强度的衰减比白色荧光灯快,20W 比 40W 衰减更快,使用 2000h 后,能量减弱 45%,因此,每次照射后要做记录,超过 2000h 应更换灯管,也可用蓝光辐射计测功率<200μW/cm² 时必须换管,以免影响疗效。

(7)密切观察全身情况,有无呕吐、发绀、皮疹及大便性状,并详记生命体征。

(8)光疗时哭闹不安者,可给予苯巴比妥,防止皮肤擦伤。

第八节　超短波治疗

一、超短波概述

超短波是以超高频交流电作用人体,以达治疗目的。同时,由于超短波波长短、频率高、电流很容易通过电递质,故治疗时电极不直接接触皮肤。

超短波的电流曲线一般为连续式,电流振荡是连续的;另外还有脉冲式超短波电流,是在连续超短波电流基础上加以低频脉冲调制和放大,形成一种间断的一般为矩形的超短波电流。连续式超短波产生的热能要比脉冲式的大得多。许多学者认为脉冲式超短波对人体的作用主要基于脉冲群的振荡效应。治疗时一般无热感。

二、机制

超短波能改善电场内组织的血液循环、增强组织代谢、促进炎症渗出物和水肿的吸收。采用不同剂量的高频电流可治疗慢性炎症、亚急性炎症或急性炎症(化脓性炎症、病毒性炎症、结核性炎症)。它可使局部小血管持久扩张,加速血液循环,从而改善营养物质对组织的供给,增加白细胞和抗体对组织的供给,网状内皮系统活性增高、吞噬细胞的数量与吞噬能力增强,均有利于组织免疫力的增强。在超短波作用下,血管通透性改善,有利于炎症产物、细菌毒素和代谢废物的消除排泄以及水肿的消散,也可减轻由于水肿引起的张力性疼痛。超短波可抑制感觉神经的传导,干扰阻断痛觉冲动的传导,从而达到缓解疼痛的效果。超短波作用时,炎症

组织中的 Ca^{2+} 浓度增高,K^+ 浓度降低,伤口分泌物的 pH 值增高,有利于炎症的吸收,减弱对组织的刺激。超短波对细菌的生长繁殖有抑制作用。超短波可使纤维素渗出增多,肉芽生长加速,有利于炎症的局限和伤口溃疡的修复愈合。因此在炎症早期应用无热量的连续超短波或脉冲超短波治疗,可以镇痛、消肿、促使炎症局限吸收;炎症已有化脓倾向时,超短波可促使炎症局限、吸收、化脓成熟,坏死组织脱落;在炎症后期则可加速炎症残余浸润吸收,伤口肉芽生长,加速愈合。

三、治疗技术和方法

超短波电疗一律采用电容电极的电容场法。

(一)电极种类

1.板极

板极为金属电极外包以橡胶的板状电极,依面积大小分为大、中、小号,小功率治疗仪为圆形板极,大功率治疗仪为长方形或圆形板极。治疗时在板极与皮肤间置毡垫或棉垫。

2.玻璃电极

(1)圆形玻璃电极:为金属电极外包玻璃罩,罩内有空气间隙,分为大、中、小号。

(2)体腔电极:罩内为圆柱状金属电极,用于阴道者为阴道电极,用于直肠则为直肠电极。

(二)电极的选择

1.电极种类

(1)小而浅的部位,如眼、耳、鼻、喉及皮表,可选用圆形板极。

(2)较深的病灶,可选用玻璃电极。

(3)较平坦的胸、背、腰等部位,可选用长方形板极。

(4)急性炎症、感染、伤口、溃疡等宜选有支架以空气为间隙的电极。

2.电极大小

除浅表的治疗外,电极应比病灶面积大,以电极的直径与病灶截面最大径线之比为 1.2∶1 为宜,使电力线作用深且均匀。

(三)治疗剂量、时间和疗程

急性病变宜无热量,短时间;慢性期宜微热量,15~20min。用于急性肾衰竭、尿闭,可用温热量 20~30min,每日 1~2 次,恶性肿瘤的高热治疗用热量,每次 40~60min,每周 1 次。

(四)操作

超短波的操作程序基本同短波电疗法,治疗剂量的大小可以通过电极的空气间隙距离或衬垫的厚度或仪器输出档做调节,但无论哪种剂量,仪器的调出必须处于谐振状态。

四、超短波治疗肺炎

肺炎是肺部气体交换单位的炎症,主要因细菌感染引起,也可因病毒、真菌、寄生虫及其他病原体引起。肺炎通常急性起病,表现为发热、咳嗽、咳痰、胸痛,严重的有呼吸困难、缺氧、休克、少尿甚至肾衰竭等。

治疗肺炎最有效的物理疗法是采用无热量超短波治疗,从而有机地将多种生物效应叠加,起到增效作用,进而促进肺炎的康复,其治疗作用如下。

(1)超短波对病原菌具有抑制与杀灭作用。

（2）减少炎症递质的释放。其抗炎机制可能与激活炎症性递质的灭活系统，促使组胺、血管升压素、激肽等的分解或抑制其合成有关。

（3）改善局部循环，提高局部药物浓度。超短波能促进肺部组织的血液循环和淋巴回流，加速组织的修复过程，提高局部组织的药物浓度。

（4）改善通气，减轻症状。由于局部血液循环和淋巴回流的改善，炎症性水肿迅速消退，增加支气管和肺泡的通畅度。改善低氧环境，增强肺部的防御功能，肺部炎症迅速消除，啰音消失，渗出物吸收，病程缩短。

（5）提高机体免疫力。超短波还能加强局部组织的代谢过程，利用神经体液因素，使血管扩张，血流加速，增加网状内皮细胞吞噬功能，提高体内抗体补体的能力，并使血氧含量 pH 值等指标发生显著变化，调整机体的免疫功能。

超短波通过以上作用，缩短了肺炎的疗程，减少了抗生素的应用，且无痛苦，无不良反应，治疗时间短，患儿容易配合。主要治疗方法为：在患儿热退后加用短波及超短波疗法（对病灶延迟收缩的肺炎患儿）。可用短波电缆盘患区胸背对置法，温热量；或超短波，无热量，每次 15～20min，每日 1～2 次。

同时还可以采取以下物理疗法，如超声波。患侧胸部前后对置，微热量，每次 10～15min，每日 1～2 次。或紫外线联合应用。

紫外线在病灶相应部位，分前、后、侧面三区，每区 200～300cm²，每日照射一区，自 4～6 个 MED 开始，重复照射增加 1～2 个 MED，共照射 6～12 次为一疗程。对促进肺炎吸收、减轻症状、缩短病程起重要作用。

微波疗法（厘米波或分米波）。圆形辐射器，距离 10cm，40～60W，每次 10～12min，每日 1 次。对炎症吸收不良的迁延期患儿还可采用红外线或石蜡疗法，中小波、空气阴离子吸入疗法。同时综合应用呼吸体操。

良好的生活习惯也可以有效防治肺炎。

第四章　新生儿与新生儿疾病

第一节　早产儿

一、概述

早产儿又称未成熟儿,是指胎龄不足 37 周出生的新生儿。在我国,早产儿的发病率5%～10%,其死亡率可达 12.7%～20.8%。绝大多数早产儿出生体重＜2500g,身长＜45cm。因早产儿临床问题多,死亡率较高,应是早产儿管理的重点。

二、临床表现

(一)外观特点

早产儿体重大多低于 2500g,身长不足 47cm,哭声轻微,四肢肌张力低下,颈肌软弱,皮肤薄而红嫩,水肿发亮,胎毛多,胎脂丰富,皮下脂肪少。头大,头长为身高的 1/3,头发短而软,似绒毛。耳郭软骨发育不全,缺乏软骨,耳舟不清楚。乳晕不清,乳腺结节不能触到。男婴睾丸未降或未全降,女婴大阴唇不能遮盖小阴唇。指甲未到指尖,足底纹少。

(二)生理特点

1.体温

早产儿体温调节功能不完善,棕色脂肪含量少,体表面积相对较大,皮下脂肪少,易散热,同时汗腺发育不成熟和缺乏寒冷抖动反应。因此,早产儿的体温易随环境温度的变化而变化,且常因寒冷导致硬肿症的发生。

2.呼吸系统

早产儿呼吸中枢较足月儿更不成熟,表现为呼吸浅快,不规则或呈周期性,在呼吸过程中,易发生呼吸暂停(呼吸停止超过 15s,或虽不到 15s,但伴有心率＜100 次/min,并出现青紫及肌张力减低)。由于早产儿肺发育不成熟和缺少表面活性物质,容易发生肺透明膜病。因咳嗽反射弱,不易咳出气管、支气管的黏液,易产生肺不张或吸入性肺炎。在宫内有窘迫史的早产儿,更易发生吸入性肺炎。

3.循环系统

早产儿心率快,血压较足月儿低,当发生败血症或心功能不全等情况,易出现血容量不足和低血压。同时,因毛细血管脆弱,缺氧时易导致出血。

4.消化系统

早产儿吸吮力弱,吞咽功能差,贲门括约肌松弛,胃容量小,更易引起溢乳、呛奶而窒息。各种消化酶不足,胆酸分泌较少,对脂肪的消化吸收较差,在缺氧、缺血、喂养不当情况下易发生坏死性小肠结肠炎。由于早产儿的胎粪形成较少和肠蠕动乏力,易出现胎粪延迟排出。因肝脏不成熟,肝葡萄糖醛酸转换酶不足,生理性黄疸持续时间长,易发生高胆红素血症。早产儿肝内糖原储存少,蛋白质合成不足,易发生低血糖和低蛋白血症。同时由于肝功能不完善,肝内维生素 K 依赖凝血因子的合成少,易发生出血症。

5.血液系统

早产儿血小板量较足月儿略低,贫血常见。白细胞计数较低,为$(6\sim8)\times10^9/L$。维生素 K 储存不足,致凝血因子缺乏,易引起出血,特别是肺出血和颅内出血。

6.泌尿系统

早产儿肾脏功能不成熟,易发生水、电解质紊乱。因肾对抗利尿激素(ADH)反应低下,排钠指数高,如不注意补钠,易发生低钠血症。由于血中碳酸氢盐浓度低、肾小管排酸能力有一定限制,所以在用普通牛奶人工喂养时,由于酪蛋白含量较高,可发生晚期代谢性酸中毒。

7.神经系统

神经系统的功能和胎龄有着密切的关系,胎龄越小,功能越差。原始反射难以引出或表现为反射不完善。早产儿尤其极低体重早产儿,由于脑室管膜下存在胚胎生发组织,易发生脑室管膜下出血及脑室周围皮质软化。

8.免疫系统

早产儿皮肤娇嫩,屏障功能弱,体液及细胞免疫功能不完善,各种补体水平较足月儿更低,易发生各种感染。

9.代谢系统

早产儿体内蛋白质储存不足,常有低蛋白血症。由于甲状腺功能不成熟,加上肾脏排磷少,尤其是牛奶喂养的早产儿易发生高磷、低钙血症。早产儿肝糖原储存不足,生后如喂养不及时,易发生低血糖;但静脉补糖过快,又因胰岛 β 细胞不成熟易发生高血糖。

三、诊断

(一)辅助检查

外周血红细胞和血红蛋白下降,血小板偏低,凝血酶原时间及活化部分凝血活酶时间延长、总蛋白、白蛋白均降低,血钾偏高,其他电解质偏低。血氧饱和度偏低,血气分析有时呈低氧血症及代谢性酸中毒,体液免疫及细胞免疫均偏低。

(二)诊断要点

(1)出生时胎龄不详,或虽胎龄不详,但通过胎龄评估法判定胎龄周数在28~37之间的新生儿。

(2)胎龄满28周至未满37周出生的新生儿。

(三)鉴别诊断

慢性消耗性疾病:如肝炎、结核病、肠道寄生虫病、甲状腺功能亢进、恶性肿瘤等均可伴有营养不良,为继发性营养不良,有原发病的表现。

四、治疗

(一)一般治疗

1.保暖

出生后即应给予保暖,产房温度应保持27~28℃,出生后迅速将全身擦干,放在预热棉毯中,尽量不让患儿裸露,在复苏处理后尽快放在预热的暖箱中。每4~6h测量1次体温,维持恒定、适中的温度对早产儿非常重要,根据不同出生体重和日龄,早产儿所处暖箱温度应控制为 32～35℃,保持早产儿的皮肤温度恒定在 36～37℃。暖箱的相对湿度也有要求,一般维持为 60%～80%,且胎龄和出生体重越低,暖箱相对湿度越应适当高一些,对超低出生体重儿,暖箱湿度对维持体液平衡具有重要作用。为保持早产儿体温稳定,各种操作尽量在暖箱中进行,如需暂时离开暖箱亦应注意保暖。对出生体重较大(超过 2000g)的早产儿,也可采用开放式辐射式保暖床并盖以塑料薄膜进行保暖。

2.营养支持

(1)营养需求:早产儿的能量摄入,生后第 1 日约 30kcal/kg,以后增加 10kcal/(kg·d),直至 100～120kcal/(kg·d);脂肪、糖、蛋白质等需要量按比例分配;同时补充维生素、微量元素及矿物质等。

(2)喂养途径和方法:经口喂养是供给营养最好的途径,适用于吸吮、吞咽功能较好的早产儿;胃管喂养适用于吸吮、吞咽功能不协调的早产儿,包括间歇胃管法和持续胃管法,对有严重窒息者,应适当延迟时间,多在生后 24h。除此还有肠道内喂养,如十二指肠喂养,适用于胃潴留较明显、或频繁有胃食管反流的患儿,为防止低血糖和促进胃肠发育,提倡早喂养和微量喂养。

(3)乳类选择。

母乳:是最理想的选择,尤其对早产儿的免疫、营养和生理方面都更为有利。母乳中蛋白质等营养物质含量丰富、脂肪和乳糖量较低,且含有对小肠成熟、促进视网膜和中枢神经系统发育的物质,直接哺乳还可增进母子感情。

母乳添加剂:对于纯母乳喂养的极低和超低出生体重儿,若生长速度缓慢,可应用母乳添加剂,强化母乳,补充不足。国外推荐母乳喂养的早产儿可使用含蛋白质、矿物质和维生素的母乳添加剂以确保满足预期的营养需求。添加时间为当极低出生体重儿耐受 100mL/(kg·d)的母乳喂养之后。

配方奶:对无法母乳喂养者,可选用早产儿配方乳。常用有婴儿配方奶,适用于足月出生的婴儿;早产儿配方奶,适用于出生体重(BW)<2000g 的早产儿;水解蛋白配方奶,适用于对蛋白质过敏或短肠综合征的婴儿;去乳糖配方奶,适用于先天乳糖酶缺乏或继发性乳糖不耐受的婴儿;早产儿出院后配方奶,适用于极低出生体重儿出院后过渡时期。

(4)肠道外营养:对肠道内喂养耐受性较差者,要同时辅以肠道外喂养。脂肪和氨基酸用量,从 1.0g/(kg·d)开始,之后每日增加 1.0g/kg,一般最大剂量为 3.0～3.5g/(kg·d)。对出生体重较小的早产儿,需要较长时间肠道外营养者,可通过外周静脉中心置管(PICC)输注营养液,同时应给予非营养性吸吮,以防胃肠功能萎缩。

3.呼吸管理

(1)吸氧:当早产儿吸入室内空气,经皮血氧饱和度($TcSO_2$)测定数值低于 85%～87%,并伴有呼吸困难时,应给予吸氧。常见有头罩吸氧、鼻导管吸氧和暖箱吸氧三种方式。通常,早产儿吸入的气体要尽可能采用有空气与氧气混合的气源,头罩吸氧时,总流量为 4～6L/min;对日龄较大者,可用鼻导管吸氧,氧流量为 0.5L/min 左右。早产儿吸氧必须监测经皮血氧饱和度,严格控制吸入氧浓度,并及时根据 $TcSO_2$ 或血气结果调整吸入氧浓度,一般将 $TcSO_2$ 维持在

88%～93%即可,不宜高于95%。

(2)持续气道正压呼吸:对有呼吸困难的轻度或早期新生儿呼吸窘迫综合征(NRDS)、湿肺、感染性肺炎及呼吸暂停等患儿,可使用鼻塞持续气道正压呼吸(CPAP),可使肺泡在呼气末仍保持正压,有助于萎陷的肺泡重新张开。CPAP 压力以 4～6cmH$_2$O(1cmH$_2$O = 0.098kPa)为宜,吸入氧浓度根据 TcSO$_2$应尽快调整至40%以下。

(3)机械通气:如用 CPAP 后病情仍继续加重,PaCO$_2$升高在 60～70mmHg(1mmHg = 0.133kPa),PaO$_2$下降至 50mmHg 以下,则应改用机械通气。一般先用常频机械通气,根据病情和血气结果调节呼吸机参数,如常频机械通气效果不理想,可使用高频机械通气。

(二)药物治疗

1.肺表面活性物质的应用

对诊断或疑诊 NRDS 者,可早期给予肺表面活性物质(PS)治疗,即患儿一出现呼吸困难、呻吟,即可给药,用药越早效果越佳,剂量为每次 100～200mg/kg,对重症病例用药剂量可大些,给药次数应根据具体病情需要而定,如用药后疗效不佳,呼吸机参数吸入氧浓度＞0.5 或平均气道压＞0.783kPa(8cmH$_2$O),可考虑重复给药。对轻度和早期 NRDS 者,也可采用 PS+CPAP 方法,即先给 PS,然后拔出气管插管,用鼻塞 CPAP 维持。常用 PS 有两种剂型,干粉剂和混悬剂,均须冷冻保存,干粉剂用前加生理盐水摇匀,混悬剂用前解冻摇匀,可放在暖箱中预热,用前先给患儿清理呼吸道,后经气管插管将 PS 注入肺内。

对胎龄小于 28 周和出生体重小于 1000g 的早产儿,可在出生复苏后经气管插管注入 PS 预防性给药,剂量为每次 100mg/kg,应用 1 次即可。

2.呼吸暂停的防治

(1)氨茶碱:负荷量为 4～6mg/kg,静脉滴注,12h 后给维持量每次 2mg/kg,每日 2～3 次,保持血药浓度在 5～15μg/mL,疗程 5～7d。氨茶碱缺点是半衰期短,需多次给药,且易出现烦躁、心动过速、惊厥、胃肠道出血、喂养不耐受、尿量过多、脱水及高血糖等较多的不良反应。

(2)枸橼酸咖啡因:半衰期较长,不良反应较少,脂溶性高,透过血脑屏障快。负荷量 20mg/kg(相当于咖啡因 10mg/kg),24h 后给维持量每次 5mg/kg,每日 1 次,静脉滴注,使血药浓度维持在 10～20μg/mL。

(3)纳洛酮:主要用于产前 4～6h 用过麻醉剂如哌替啶者,或经氨茶碱治疗后效果不理想者,剂量为每次 0.03～0.1mg/kg,静脉滴注,必要时 4～6h 可重复使用,母亲吸毒者禁用。

3.支气管肺发育不良(BPO)的防治

(1)限制液体量:BPO 的发生与液体量过多、肺水肿有关,应限制液体入量,一般每日控制在 100～120mL/kg。可使用利尿剂,但其易引起电解质紊乱,剂量宜小,可选用氢氯噻嗪和螺内酯口服,或呋塞米,每次 0.5mg/kg,每日 1 次。

(2)糖皮质激素:激素具有抗炎作用,有一定疗效,但不良反应较多,不能常规使用激素进行治疗或预防,对严重病例可适当使用,以气道局部雾化给药为宜,每次 50μg,每日 2 次,疗程约 1 周。

(3)抗感染:此类患儿常并发肺部感染,而感染又可促使 BPO 的发生和发展,故抗感染治疗非常重要,多次进行痰培养,根据药敏结果选用有效抗生素。

（4）营养支持：给予足够的热量，每日 100～120kcal/kg，并应及时补充微量元素和维生素。

4.动脉导管开放（PDA）的治疗

（1）限制液体量：一般控制在每日 80～100mL/kg。

（2）吲哚美辛：日龄 0～7d 者，首次用药剂量为 0.2mg/kg，之后改为每次 0.1mg/kg，再用 2 次，每次用药间隔 12～24h；大于 7d 者，3 次剂量均为 0.2mg/kg。一般静脉滴注，也可口服或栓剂灌肠。日龄小于 7d 者疗效较好，不良反应有肾功能损害、尿量减少、出血倾向、黄疸加重、血钠降低、血钾升高等。

（3）布洛芬：如考虑吲哚美辛不良反应较多，也可使用布洛芬，首次剂量为 10mg/kg，后改为每次 5mg/kg，再用 2 次，每次用药间隔 24h，一般静脉滴注，也可口服。布洛芬对肾脏的副作用较吲哚美辛少。

（4）手术治疗：若药物使用 2 个疗程还不能关闭动脉导管，并严重影响心肺功能时，可考虑手术结扎。

5.感染的防治

根据病原特点和药敏结果选用抗感染药物，对革兰阳性菌（G^+）感染，可选用青霉素或第一代头孢菌素类抗生素；对革兰阴性菌（G）感染，可选用阿莫西林或第三代头孢菌素类抗生素；对产酶细菌感染，可选用加耐酶剂的抗生素或碳青霉烯类抗生素。对严重感染者，还应加强支持疗法，可静脉滴注丙种球蛋白（IVIG）或冰冻血浆，对机械通气合并肺部感染者，还应加强局部治疗和肺部物理治疗。

6.保持血糖稳定

（1）低血糖症治疗：早产儿反复发生低血糖时易导致脑损伤，应积极防治。对可能发生低血糖症者，生后 1h 即应开始喂 5% 葡萄糖水，若耐受生后 2～3h 可开奶。当血糖低于 2.2mmol/L（40mg/dL），不论有无症状，均应静脉滴注 10% 葡萄糖液，剂量为 6～8mg/(kg·min)；如血糖，小于 1.7mmol/L（30mg/dL），可增加滴速至每分钟 8～10mg/kg，使血糖维持在正常范围。对反复发生或顽固性低血糖症，应积极查找病因，进行病因治疗。

（2）高血糖症治疗：出生数日内应监测血糖，根据血糖水平调整葡萄糖输注的量和速度；稀释药物改用 5% 葡萄糖液；如血糖持续超过 15mmol/L（270mg/dL），其他治疗方法未奏效时，可考虑应用胰岛素，开始按每小时 0.1U/kg 静脉持续滴注，之后密切监测血糖，根据血糖结果及时调节剂量。

7.早产儿贫血的防治

（1）减少医源性失血：早产儿需做许多检查，采集血标本，应尽量减少抽血量，并每日记录取血量，积极推广微量血或经皮检查方法。

（2）药物治疗：对慢性贫血者，可使用重组促红细胞生成素（EPO），每次 250U/kg，每周 3 次，皮下注射或静脉滴注，4～6 周为 1 个疗程，但使用仅可减少输血的次数，不能避免输血。在使用的同时，可给予维生素 E10mg/d，分 2 次口服。1 周后再给铁剂，先用元素铁 2mg/(kg·d)，分 2 次口服，之后每周增加 2mg/(kg·d)，至 6mg/(kg·d)。

（3）输血：对急性贫血，如失血量超过血容量的 10% 或出现休克表现者，应及时输血；对慢性贫血，如血红蛋白低于 80～90g/L，并出现以下情况：胎龄<30 周、安静时呼吸增快>50 次/min、心率加快>160 次/min、进食易疲劳、呼吸暂停、每日体重增加<25g、血乳酸>1.8mmol/L 时需输血,一般输浓缩红细胞,输血量每次 10~15mL/kg。

(三)其他治疗

1.消化道问题的处理

(1)胃食管反流的防治:治疗措施主要有变换体位,使头部和上身抬高 30°,右侧卧位;喂奶速度要慢,喂奶后多竖抱一会;也可应用药物,如多潘立酮、小剂量红霉素或西咪替丁等。

(2)坏死性小肠结肠炎(NEC)的防治:主要防治措施有禁食,对有可能发生 NEC 的患儿可先禁食 1~2d,视病情变化,计划下一步治疗;对确诊的患儿,症状轻者禁食 3~5d,重者可达 7~10d,大部分患儿同时应进行胃肠减压。禁食期间的营养和液体主要靠肠外营养液补充,可从外周静脉滴入,待患儿腹胀、呕吐消失、肠鸣音和食欲恢复后,才可开始喂奶,以新鲜母乳为宜,或用早产儿配方奶,从少量每次 3~5mL 试起,逐渐缓慢加量,如胃中有积乳,胃管抽取量大于前 1 次入量的 1/3 时,奶量不宜再增,或降至前 1 次量。加奶后若症状复发,需再次禁食。

(3)防治感染:根据细菌学检查结果选用抗生素,在未报告前可用第三代头孢菌素类抗生素。

(4)改善循环功能:患儿易发生休克,原因多为并发感染,低血容量或多脏器功能衰竭等所致,需扩容,应用多巴胺和多巴酚丁胺等。

(5)外科治疗:肠穿孔和严重肠坏死者,需外科手术治疗,切除坏死和穿孔的肠段,密切观察腹部体征、动态跟踪腹部 X 线片表现,并与小儿外科医师密切联系,严密观察病情发展。

2.保持液体平衡

生后第 1 日液体需要量 50~60mL/kg,以后每日增加 15mL/kg,直至 150mL/(kg · d)。如患儿体重每日减轻超过 2%~5%,或任何时候体重减轻超过 10%~15%,尿量<0.5mL/(kg · d),超过 8h 者,需增加液体量。

3.早产儿黄疸的治疗

(1)早期黄疸的防治:早产儿胆红素代谢能力差,血脑屏障未成熟,人血白蛋白低,且常伴有缺氧、酸中毒、感染等,易使游离胆红素通过血脑屏障,发生胆红素脑病。应根据不同胎龄、出生体重和不同日龄所达到的总胆红素值,决定治疗方法,选择光疗或换血疗法。

(2)早产儿胆汁瘀滞综合征的防治:尽可能早期肠内喂养,减少肠道外营养的剂量和时间,防治感染,口服或静脉使用利胆药物。

4.早产儿视网膜病(ROP)的防治

(1)积极预防:积极治疗早产儿各种并发症,减少对氧的需要,合理用氧,如必须吸氧要严格控制吸入氧浓度和持续时间,监测经皮血氧饱和度不宜超过 95%,避免血氧分压波动过大。

(2)早期诊断:关键在于普遍建立由熟练的眼科医师进行的 ROP 筛查制度。

(3)早期治疗:Ⅰ、Ⅱ期为早期 ROP,以密切观察为主,Ⅲ期是早期治疗的关键,对Ⅲ期阈值病变,可在 72h 内行激光治疗。

5.早产儿脑损伤的防治

(1)颅内出血:预防早产儿颅内出血的主要措施有维持血压稳定和血气正常,保持体温恒定、正常,避免液体输入过多过快、血渗透压过高,减少操作和搬动,保持安静等。为预防可在生后常规静脉滴注 1 次维生素 K_1 1mg。

(2)脑室周围白质软化(PVL):尚无有效的治疗方法,应重视预防,对已发生 PVL 的早产儿,应定期随访头颅超声并进行神经行为测定,强调在新生儿期开始早期干预和康复治疗,尽可能减少后遗症。

6.听力筛查

早产儿易发生多种并发症,如缺氧、黄疸、酸中毒、低碳酸血症、感染等,需机械通气、长时间在 NICU 内监护治疗,这些因素均可促使听力出现障碍,因此,对早产儿应常规在生后 3d、30d 各应用耳声发射进行听力筛查 1 次,如筛查未通过,需做脑干诱发电位检查,以求早发现、早治疗。

7.加强护理

对早产儿需进行特别护理,由专人负责,应特别注意以下情况:

(1)保持环境舒适:灯光应柔和,在保暖箱上盖深颜色的小被单,减少光线刺激,同时要减少噪声。

(2)减少不良刺激:尽量避免不必要的操作,必需的操作尽量集中在一起进行。

(3)消毒隔离:严格消毒各种仪器,各种操作要严格无菌。

(4)仔细观察:每小时记录 1 次病情变化。

(5)严密监护:随时监护 $TcSO_2$、心率、呼吸、血压、血气分析、电解质等。

(6)发育护理措施:对早产儿还要采取一些积极的发育护理措施,促进发育,减少后遗症发生率,如肌肤抚触、被动运动操、视觉听觉刺激等。

第二节　胎儿宫内生长异常

一、大于胎龄儿

(一)概述

大于胎龄儿是指出生体重大于同胎龄正常体重第 90 百分位或在平均体重 2 个标准差以上的新生儿。出生体重大于 4000g 者称巨大儿,发生率平均在 3% 左右。母亲有糖尿病的巨大儿病死率可高达 10% 以上。

(二)病因

1.遗传与营养

父母亲体格较大,母亲摄入营养物质过量。

2.母亲糖尿病

未控制,使胎儿的血糖和胰岛素过高,新生儿体格将更巨大。

3.罕见的原因

Rh 血型不合溶血病、Beckwith 综合征(特征性的巨大体格,脐突出,巨舌和低血糖)、大血管错位等。

(三)诊断

1.病史

由于体格较大,分娩过程中易发生产程延长、骨折、颅内出血、内脏出血、神经损伤等,肩难产发生率增高,肩难产常并发臂丛神经损伤。巨大儿剖宫产率高。

2.查体

(1)糖尿病母亲:新生儿易出现低血糖、肺透明膜病、呼吸窘迫综合征、高胆红素血症的表现。

(2)大血管错位是新生儿期复杂型先天性心脏病中较为常见的类型,患儿体形大,出生时即表现为青紫,吸氧后仍不能改善,出现全身缺氧、酸中毒、心力衰竭。如动脉导管逐渐关闭,青紫加重,病死率很高,如存在室缺或房缺,青紫可轻些。

(3)Rh血型不合溶血病:表现为高胆红素血症、贫血、胎儿水肿、低血糖、肝脾肿大。

(4)Beckwith综合征:患儿体形大,表现为突眼、大舌、脐疝、先天性畸形、低血糖。

3.诊断要点

主要依据体重及胎龄。

(四)治疗

(1)预防难产和窒息:糖尿病母亲分娩时,新生儿科医生应进产房。发生窒息及产伤者应积极抢救。

(2)积极治疗原发病及并发症。

(五)转院要求

系高危新生儿,出生后应转到二级以上医院治疗和观察。

(六)诊疗体会

巨大儿体格大,不一定成熟,需加强护理和观察。

(七)患者教育

孕妇合理营养,加强产前检查,适时终止妊娠。

二、小于胎龄儿

(一)概述

凡出生体重在同胎龄正常体重的平均值2个标准差以下或第10百分位以下的新生儿称为小于胎龄儿(SGA)。可以是早产儿、足月儿或过期产儿。足月的小于胎龄儿称足月小样儿。以下主要介绍足月小样儿。

(二)诊断

1.病史

(1)母孕期有营养不良、多胎妊娠、严重贫血、麻醉剂或毒品成瘾酗酒史以及感染性疾病如巨细胞病毒、风疹病毒或弓形虫感染;妊娠并发症如妊娠高血压综合征、慢性心血管病、肾脏病等致慢性宫内缺氧。

(2)胎儿期先天性畸形、染色体异常等。

(3)胎盘脐带异常如小胎盘、胎盘血管瘤、胎盘早剥、双胎输血等病史。

2.查体

足月的小于胎龄儿精神反应好,常呈饥饿状态。皮肤薄而干燥,胎脂少,皮下脂肪少,明显消瘦。头颅较坚硬,耳壳发育好。乳腺较成熟,足底皮纹多,外阴发育好。因体重低于 2500g,应注意与早产儿区别。除此以外易出现多种并发症。

(1)围生期窒息,胎盘功能不全引起宫内发育迟缓者分娩时易发生窒息。出生时 Apgar 评分低,并有混合性酸中毒。

(2)胎粪吸入综合征在过期产儿中大多数较严重。

(3)低血糖因缺乏足够的糖原储备,小于胎龄儿易发生低血糖。

(4)红细胞增多症慢性宫内缺氧,使红细胞生成素释放增加而引起。可导致多器官受损。出现呼吸窘迫、黄疸、肝大、抽搐等。

3.诊断要点

依据体重及胎龄不难诊断。

(三)治疗

1.保暖

维持体温在 36.5～37℃,必要时入暖箱。

2.喂养

必须早期喂养,防止低血糖。经口喂养不能满足营养需要时,给予静脉营养。一般第 1 周热卡达 60～80kcal/(kg·d),以后逐渐增加到 120～150kcal/(kg·d)。

3.并发症的治疗

窒息者做好复苏准备,出生后进行及时正确的新法复苏。低血糖者静脉输注葡萄糖,调节糖速,控制血糖在 2.2～5.5mmol/L,防止高血糖。红细胞增多症者给予生理盐水或血浆部分换血。钙、锌缺乏者相应补充。有些可以手术治疗的先天性畸形应考虑早期手术治疗。

小于胎龄儿应转院治疗。

第三节　新生儿窒息

一、概述

新生儿窒息是指婴儿出生后无自主呼吸或呼吸抑制而导致低氧血症和混合性酸中毒。新生儿窒息多为胎儿窒息(宫内窘迫)的延续。本病是围生期小儿死亡和导致伤残的重要原因之一。国内发病率为 5%～10%。窒息的本质是缺氧,凡是造成胎儿或新生儿血氧浓度降低的任何因素均可引起窒息。包括孕妇、胎盘、脐带异常、分娩等因素。

二、临床表现

(一)心血管系统

轻症时有传导系统和心肌受损;严重者出现心源性休克和心衰。

(二)呼吸系统

易发生羊水或胎粪吸入综合征,肺出血和持续肺动脉高压,低体重儿常见肺透明膜病、呼吸暂停等。

(三)肾脏损害

较多见,急性肾功能衰竭时有尿少,蛋白尿,尿素氮氨及肌酐增高,肾静脉栓塞时可见肉眼血尿。

(四)中枢神经系统

主要是缺氧缺血性脑病和颅内出血。

(五)胃肠道

有应激性溃疡和坏死性小肠结肠炎等。

(六)代谢方面

常见低血糖,电解质紊乱如低钠血症和低钙血症等。

三、诊断

(一)病史

孕母疾病及异常分娩史,多胎、羊水过多、胎盘、脐带异常,以及胎儿畸形、早产、宫内感染等均可引起。胎儿缺氧(宫内窒息):早期有胎动增加,胎心率≥160 次/min;晚期胎动减少甚至消失,胎心率变慢或不规则,羊水胎粪污染呈黄绿或墨绿色。

(二)查体

通过心率、呼吸、对刺激的反应、肌张力和皮肤颜色等五项进行 Apgar 评分。每项 0~2 分,总共 10 分;评分越高,表示窒息程度越轻。0~3 分为重度窒息;4~7 分为轻度窒息;8~10 分正常。生后 1min 评分可区别窒息度,5min 及 10min 评分有助于判断预后。

(三)辅助检查

(1)对宫内缺氧胎儿,可通过羊膜镜或在胎头露出宫颈时取头皮血,或取脐动脉血进行血气分析,血 pH 值<7.0。出生后动脉血气分析 pH 值降低、氧分压降低、二氧化碳分压增高。可有低血糖、电解质紊乱、尿素氮氨和肌酐升高等生化指标异常。

(2)对出现呼吸困难者摄 X 线胸片,常见两肺纹理增粗紊乱,或见斑片状阴影。头颅 B 超、CT、MRI 检查可发现并发新生儿缺氧缺血性脑病或颅内出血等征象。对心率减慢者查心电图、二维超声心动图、心肌酶谱,可有异常变化。

(四)诊断要点

1.诊断依据

(1)生后 1min 和(或)5minApgar 评分≤7 分。

(2)脐动脉血 pH 值<7.0。

2.分度诊断

(1)轻度窒息:生后 1minApgar 评分 4~7 分。

(2)重度窒息:生后 1minApgar 评分 0~3 分。

(五)鉴别诊断

本病注意与新生儿呼吸窘迫综合征相鉴别。后者早产儿多见,生后不久出现进行性呼吸困难、青紫、呼气性呻吟等为其特点。死亡率高,死亡多发生在生后 48h 内。胸部 X 线检查显示为毛玻璃样改变或支气管充气征伴"白肺"的特异性表现可确诊。

四、治疗

尽快完成对患儿及时有效的复苏抢救,尽可能缩短机体缺氧的时间,监测体温、呼吸、心率、尿量等多项指标,了解各脏器受损程度并及时处理。

(一)一般治疗

加强护理,复苏前后均需注意保暖,防止并发症的发生。轻度窒息患儿复苏后数小时可以试喂糖水,若无呕吐、腹泻时可喂奶。

(二)复苏治疗

遇存在窒息的患儿生后应及时进行复苏,多采用国际公认的 ABCDE 复苏方案。A(airway)吸净黏液,畅通气道;B(breathing)建立呼吸,保证吸氧;C(circulation)维持循环,保证心搏量;D(drugs)药物治疗,纠正酸中毒;E(evaluation)保暖、监护、评价。其中 A 为根本,B 为关键。对呼吸、心率和皮肤颜色进行评估应贯穿于整个复苏过程中,遵循:评估→决策→措施→再评估→再决策→再措施的循环往复原则。

在 ABCDE 复苏原则下,新生儿复苏可分为 4 个步骤:①基本步骤,包括快速评估、初步复苏及评估;②人工呼吸,包括面罩或气管插管正压人工呼吸;③胸外按压;④给予药物或扩容输液。

1.初步复苏

以下操作要求动作迅速,应在生后 15～20s 内完成。

(1)清理呼吸道:在胎儿肩娩出前,助产者用手挤捏新生儿的面、颏部排出(或用吸球吸出)新生儿口咽、鼻中的分泌物。娩出后,用吸球或吸管(8F 或 10F)先口咽、后鼻腔清理分泌物。应限制吸管的深度和吸引时间(<10s),吸引器的负压不超过 100mmHg(13.3kPa)。过度用力吸引可能导致喉痉挛和迷走神经性的心动过缓,并可使自主呼吸出现延迟。

当羊水有胎粪污染时,无论胎粪是稠或稀,胎头一旦娩出,应先吸引口、咽和鼻部,可用大吸引管(12F 或 14F)或吸球吸出胎粪,接着对新生儿有无活力进行评估(有活力是指新生儿有规则呼吸或哭声响亮、肌张力好、心率>100 次/min),如新生儿有活力,初步复苏继续;如无活力,可采用胎粪吸引管进行气管内吸引。

(2)保暖:新生儿出生后立即用温热干毛巾擦干全身的羊水和血迹,减少蒸发散热,预热的保暖衣被包裹其外。有条件者可用远红外辐射保暖装置代替,不得已时也可用白炽灯等临时保暖,但应防止烫伤。因会引发呼吸抑制,也要避免高温。

(3)摆好体位:肩部用布卷垫高 2～3cm,置新生儿头轻度仰伸位(鼻吸气位)。

(4)触觉刺激:完成以上步骤的处理后若婴儿仍无呼吸,可采用手拍打或手指弹患儿足底或摩擦后背 2 次以诱发自主呼吸,如这些努力均无效,表明新生儿处于继发性呼吸暂停,需正压人工呼吸。

2.建立呼吸,维持循环

(1)初步复苏后立即对婴儿进行评估,对出现正常呼吸,心率≥100 次/min,且皮肤颜色逐渐红润或仅有手足青紫者,只需继续观察。

(2)对呼吸暂停或抽泣样呼吸,或心率 60～100 次/min 及给予纯氧后仍存在中枢性青紫者,应立即应用加压吸氧面罩正压给氧,通气频率 40～60 次/min,吸呼比 1:2,第一口呼吸时压力为 2.94～3.92kPa(30～40cmH$_2$O)以保证肺叶的扩张,之后减为 1.96～2.94kPa(20～30cmH$_2$O)。可通过患儿胸廓起伏、呼吸音、心率及肤色来判断面罩加压给氧的效果。如达不到有效通气,需检查面罩和面部之间的密闭性,是否有气道阻塞(可调整头位,清除分泌物,使新生儿的口张开)或气囊是否漏气。面罩型号应正好封住口鼻,但不能盖住眼睛或超过下颌。

大多窒息患儿经此通气后可恢复自主呼吸,心率＞100 次/min,肤色转红,此时可停面罩正压吸氧,改常规吸氧或观察;如心率未到 100 次/min,但有逐渐加快趋势时应继续面罩加压给氧;如心率始终无增快,并除外了药物抑制后,应立即行气管插管加压给氧,使心率迅速上升,若此后心率仍持续＜80 次/min,应同时加做胸外按压。

持续气囊面罩人工呼吸(＞2min),可产生胃充盈,应常规经口插入 8F 胃管,用注射器抽气和在空气中敞开胃管端口来缓解。

(3)对无规律性呼吸或心率＜60 次/min 者,应直接进行气管插管正压通气加胸外按压。

气管内插管适应证:有羊水胎粪黏液吸入,需吸净者;重度窒息需较长时间进行加压给氧人工呼吸者;应用面罩加压给氧人工呼吸无效,胸廓无扩张或仍发绀者;需气管内给药者;拟诊先天性膈疝或超低出生体重儿。

气管插管的方法:左手持喉镜,使用带直镜片(早产儿用 0 号,足月儿用 1 号)的喉镜进行经口气管插管。将喉镜夹在拇指与前 3 个手指间,镜片朝前。小指靠在新生儿颏部提供稳定性。喉镜镜片应沿着舌面右边滑入,将舌头推至口腔左边,推进镜片直至其顶端达会厌软骨谷。暴露声门,采用一抬一压手法,轻轻抬起镜片,上抬时需将整个镜片平行朝镜柄方向移动,使会厌软骨抬起即可暴露声门和声带。如未完全暴露,操作者用自己的小指或由助手的食指向下稍用力压环状软骨使气管下移有助于看到声门。在暴露声门时不可上撬镜片顶端来抬起镜片。插入有金属管芯的气管导管,将管端置于声门与气管隆凸之间,接近气管中点。通常不同型号气管导管插入,2.5mm 直径插管唇端距离(上唇至气管导管管端的距离)为 6cm,3.0mm 插管管唇端距离为 7cm,3.5mm 插管管唇端距离为 8cm,4.0mm 管唇端距离为 9cm。整个操作要求在 20s 内完成并常规作 1 次气管吸引。插入导管时,如声带关闭,可采用 Hem-Lish 手法,助手用右手食、中两指在胸外按压的部位向脊柱方向快速按压 1 次促使呼气产生,声门就会张开。

胎粪吸引管的使用:用胎粪吸引管吸引胎粪时,将胎粪吸引管直接连接气管导管,以清除气管内残留的胎粪。吸引时复苏者用右手食指将气管导管固定在新生儿的上腭,左手食指按压胎粪吸引管的手控口使其产生负压,边退气管导管边吸引,3～5s 将气管导管撤出。必要时可重复插管再吸引。

确定气管插管位置正确的方法:胸廓起伏对称;听诊双侧呼吸音一致,尤其是腋下,且胃部无呼吸音;无胃部扩张;呼气时导管内有雾气;心率、肤色和新生儿反应好转。

心脏胸外按压手法:采用双拇指手掌法或双指法,双拇指或中、食指重叠或并排于患儿胸骨体中下 1/3 交接处,其他手指围绕胸廓托于背后,用拇指以 100～120 次/min 的频率按压胸廓(每按压 3 次,间断正压通气 1 次,即 90 次/min 的按压和 30 次/min 呼吸,达到每分钟约

120 个动作),深度为 1.5cm。

　　3.药物治疗

　　在新生儿复苏时,很少需要用药。新生儿心动过缓通常是因为肺部充盈不充分或严重缺氧,而纠正心动过缓的最重要步骤是充分的正压人工呼吸。在完成气管插管加压给氧,胸外按压等处理 30s 后再次进行评估,对可能还会存在无反应的部分窒息患儿,应及时给予药物治疗。另外,对于临产前有胎心、出生后无心跳者,应在进行气管插管胸外按压的同时就给予药物。

　　(1)1:1000 肾上腺素:对心搏停止或在 30s 的正压人工呼吸和胸外按压后,心率持续<60 次/min 者,应立即应用,剂量为 0.1~0.3mL/kg(0.01~0.03mg/kg),首选气管导管内注入,如效果不好,可改用外周静脉注入,剂量同前,有条件的医院还可经脐静脉导管给药。必要时每3~5min 可重复 1 次,当心率>100 次/min 时停用。药物浓度不宜过高,1:1000 肾上腺素会增加早产儿颅内出血出现的危险。

　　(2)碳酸氢钠:在一般心肺复苏(CPR)的过程中不鼓励使用碳酸氢钠,但在对其他治疗无反应或有严重代谢性酸中毒时可使用。剂量 2mmol/kg,常用 5% 碳酸氢钠溶液(相当于 0.6mmol/mL)3.3mL/kg,用等量 5%~10% 葡萄糖溶液稀释后经脐静脉或外周静脉缓慢注射(>5min)。碳酸氢钠的高渗透性和产生 CO_2 的特性可对心肌和大脑功能造成损害,故应在建立充分人工呼吸和血液灌流后应用,如何再次使用碳酸氢钠治疗持续代谢性酸中毒或高血钾症,应根据动脉血气或血清电解质等结果而定。因该药有腐蚀性不能经气管导管给药。

　　(3)扩容剂:对有低血容量的新生儿、已怀疑失血或有新生儿休克(苍白、低灌注、脉弱)且对其他复苏措施无反应者需考虑扩充血容量。一般可选择等渗晶体溶液,推荐生理盐水。大量失血时,则需要输入与患儿交叉配血阴性的同型血或 O 型血红细胞悬液,首次剂量为 10mL/kg,经外周静脉或脐静脉缓慢推入(>10min)。在进一步的临床评估和反应观察后可重复注入 1 次。给窒息新生儿,尤其是早产儿不恰当的扩容会导致血容量超负荷或发生并发症,如颅内出血等。

　　(4)多巴胺或多巴酚丁胺:经上述复苏处理后,患儿仍呈持续休克状态时,可考虑应用多巴胺,其作用与剂量有相关性,小剂量 1~4μg/(kg·min)可扩张周围小血管,增加肾血流(5~10μg/min)可增加心搏出量;10~20μg/(kg·min)使血管收缩,有升压作用。使用时多从小剂量用起,根据病情变化逐渐增加剂量。多巴酚丁胺是由多巴胺衍生而来的,它主要是增加心肌收缩力,加大心搏出量,但对外周血管的扩张和收缩却无作用,也不增快心率,初采用小剂量 5μg/(kg·min),最大不超过 20μg/(kg·min)。

　　加药剂量(mg)=体重(kg)×6 加入 10% 葡萄糖液 100mL 中静点。

　　给药速度:1mL/(kg·h)=1μg/(kg·min),应用输液泵调节滴速。

　　(5)纳洛酮:纳洛酮为麻醉药拮抗剂。在注射纳洛酮前,必须要建立和维持充分的人工呼吸。需要在正压人工呼吸使心率和肤色恢复正常后,但仍出现严重呼吸抑制,及母亲分娩前 4h 有注射麻醉药物史两个指征同时存在时应用。剂量为 0.1mg/kg,经静脉、气管导管或肌肉、皮下给药,可重复给药。由于麻醉药药效时间通常比纳洛酮长,常需重复注射,以防呼吸暂停复发。

母亲为疑似吸毒或持续使用美沙酮镇静剂的新生儿不可用纳洛酮,否则会导致新生儿严重惊厥。

(6)脐静脉插管:脐静脉是静脉注射的最佳途径,用于注射肾上腺素或纳洛酮以及扩容剂和碳酸氢钠。可插入 3.5F 或 5F 的不透射线的脐静脉导管,导管尖端应仅达皮下进入静脉,轻轻抽吸就有回血流出。插入过深,则高渗透性和影响血管的药物可能直接损伤肝脏。务必避免将空气推入脐静脉。

(三)复苏后治疗

窒息缺氧可能会给患儿带来不可逆的神经系统损害,为减少并发症的出现,复苏后的监护仍至关重要,应加强对患儿体温、呼吸、面色、心音、末梢循环、哭声、眼神、意识状态、吸吮力、肌张力、神经反射、颅内压以及大小便等多项指标的监测。

(1)注意保暖,使患儿处于 36.5C 左右的中性温度,减少氧耗。

(2)遇患儿自主呼吸稳定,肤色持续红润半小时后可试停氧气。

(3)若患儿反复出现呼吸暂停,可用氨茶碱静点,首次负荷量 4～6mg/kg,静脉滴注,12h后给维持量 2mg/kg,每 8～12h 给药 1 次。

(4)凡曾气管插管疑有感染可能者,或窒息患儿呼吸已近乎正常但 2～3d 后病情恶化,又再次出现呼吸困难考虑可能为继发肺炎前兆时,都应选用有效的抗生素治疗。

(5)颅内压高、脑水肿明显者,可给予 20%甘露醇 0.25～0.5g/kg 静点,每 6～8h1 次,之后逐渐减量。必要时也可应用地塞米松,每次 0.5～1mg 静脉推注,病情好转后及时停药。

(6)重度窒息患儿,适当推迟开奶时间,以防呕吐物误吸再次导致窒息;如无呕吐时,可抬高上半身,以利于胸廓的扩张,减少心脏负担;胃潴留严重,胃管喂养不能耐受者,可改为静脉补液 50～60mL/(kg·d),肾功能受损时适量减少液体入量。

(7)保持电解质和酸碱平衡,常规补充维生素 K,排尿正常者第 2 日可加 Na^+ 2～3mmol/(kg·d),3d 后根据血钾测定结果,补 K^+ 1～2mmol/(kg·d),注意预防低血糖、低血钙及坏死性小肠结肠炎的发生。

第四节　新生儿缺氧缺血性脑病

一、概述

新生儿缺氧缺血性脑病(HIE)是指由各种围生期窒息引起的部分或完全缺氧、脑血流减少或暂停而导致胎儿和新生儿脑的缺氧缺血性损害而表现为中枢神经系统异常的一种疾病。早产儿发生率明显高于足月儿,但由于足月儿在活产新生儿中占绝大多数,所以仍以足月儿多见,是导致小儿神经系统后遗症的常见病之一。

二、临床表现

(一)一般表现

(1)宫内窘迫史或出生后窒息史。

(2)出生后 24h 内出现神经系统症状。

(二)分度

生后 12h 内出现以下异常神经系统症状,并根据临床表现,将本病分为轻、中、重三度。

1.轻度

兴奋,拥抱反射稍活跃。

2.中度

嗜睡、迟钝,肌张力减低,拥抱、吸吮反射减弱,常伴惊厥,可有轻度中枢性呼吸衰竭,瞳孔缩小,前囟紧张或稍膨隆。

3.重度

昏迷,松软,拥抱反射、吸吮反射消失,惊厥常见或持续性,常有中枢性呼吸衰竭,瞳孔不对称扩大,对光反应消失,前囟膨隆、紧张。

4.意识障碍

过度兴奋,如肢体颤抖、睁眼时间长、凝视、惊厥等,或嗜睡、昏睡甚至昏迷。

三、诊断

(一)辅助检查

1.血清酶学检查

(1)血清磷酸肌酸激酶(CPK):可作为早期诊断,估计病情(分度),判断预后较特异的指标。

(2)血清乳酸脱氢酶(LDH),天门冬氨酸转氨酶(AST,即谷草转氨酶 GOT):3d 后活性明显增高,则示预后不良,但不能作为诊断 HIE 和分类的依据。

2.B 超

可见缺氧性病变(如脑水肿,基底神经节和丘脑损伤)及缺血性病变(如脑动脉梗死,脑室周围白质软化)。

3.CT

脑室周围呈弥漫性或不对称性低密度区,与 B 超相比,CT 对近颅骨部位的病变诊断率较高,对脑软化的显示较明显。

(二)诊断要点

(1)有明确的围生期缺氧的病史,如宫内窘迫、新生儿窒息,Apgar 评分 1min≤3 分,5min≤6 分;严重者 Apgar 评分≤3 分并持续 5min 以上。

(2)出生时脐动脉血 pH 值<7.0。

(3)生后 72h 内中枢神经系统异常,如意识障碍、肌张力降低、原始反射异常、频繁抽搐、呼吸不规则及瞳孔变化等。严重者出现多脏器功能障碍。

(4)头颅 B 超或 CT 证实缺氧缺血性脑病。

(5)排除其他引起神经系统症状和体征的疾病。

(三)鉴别诊断

1.先天性病毒感染

新生儿巨细胞病毒、弓形虫等感染可出现惊厥、病理性黄疸、肝脾肿大、特异性抗原、抗体等阳性,头颅 CT 及 B 超常显示脑钙化灶或脑水肿。

2.中枢神经系统感染

常有感染病史或感染灶,并有发热、抽搐、全身中毒症状及脑膜刺激征、血 C 反应蛋白升高、脑脊液异常。

3.其他疾病

先天性脑发育异常、低钙血症、产伤、母产前使用麻醉剂、镇静剂等,有相应病史与实验室检查特点。

四、治疗

维持良好通气,稳定内环境,改善脑血流及促进神经细胞代谢,积极对症处理,早期进行干预和康复训练,力争恢复受损神经细胞的功能,减少或减轻后遗症的发生。

(一)一般治疗

加强护理、保暖。根据病情尽早开始喂奶或喂糖水。监测血气、血生化指标,动态观察头颅 B 超等,根据各项指标分析病情,指导治疗,维持生命体征稳定。

(二)药物治疗

1.生后 3d 内的治疗

可归纳为"三维持"和"三对症"治疗。

(1)维持良好的呼吸功能和稳定的内环境:窒息复苏后吸氧,遇呼吸困难、缺氧明显者,适当加大氧浓度和延长吸氧时间,使血氧分压(PaO_2)维持在 $50\sim70mmHg$;重度呼吸性酸中毒者,可行呼吸机辅助呼吸并拍摄胸片了解肺部病变性质;小剂量碳酸氢钠纠正酸中毒,保持正常 pH 值。

(2)维持良好的循环,保持心率和血压在正常范围:当心率<120 次/min,心音低钝,或皮肤苍白、肢端发凉(上肢达肘关节,下肢达膝关节),前臂内侧皮肤毛细血管充盈时间延长>13s 时,应考虑缺氧缺血性心肌损害存在,可给予小至中剂量多巴胺 $2.5\sim5.0\mu g/(kg\cdot min)$ 静点,根据病情还可加用多巴酚丁胺和果糖。

(3)维持血糖的适当水平:为保证神经细胞代谢水平,降低脑损伤程度,HIE 患儿的血糖应控制在正常值的高限 5.0mmol/L,可通过调整葡萄糖输入调节血糖,速度以 $6\sim8mg/(kg\cdot min)$ 为宜。若患儿一般症状尚可,无明显颅压增高、呕吐、腹胀和频繁惊厥等表现,应尽早经口或鼻饲糖水或奶,以防白天血糖过高,夜间血糖过低。

(4)限制液量和降低颅内压:生后 3d 内,新生儿脑水肿较明显,静脉输液量应限制在 $60\sim80mL/(kg\cdot d)$,速度控制在 $3mL/(kg\cdot h)$ 左右,并保证所有液体在 24h 内匀速滴入;颅压增高多于生后 4h 出现,在 24h 左右表现最明显,若患儿生后第 1 日即表现前囟张力增加,可应用小剂量 20% 甘露醇 $0.25\sim0.5g/kg$,每 $4\sim6h$ 可重复给药 1 次,必要时还可加用呋塞米 $0.5\sim1mg/kg$ 静脉注射力争使颅压在 $2\sim3d$ 内明显降低。甘露醇应在症状改善后逐渐延长用药间隔时间,逐渐停药。对有肾功能损害者,甘露醇应慎用。对颅压增高同时合并 $PaCO_2$ 增高> 9.33kPa 者,可应用机械通气减轻脑水肿。

(5)控制惊厥:HIE 惊厥常在 12h 内发生,止痉药首选苯巴比妥钠,负荷量为 $15\sim20mg/kg$ 缓慢静推或肌内注射,12h 后改为 $5mg/(kg\cdot d)$ 维持量,分 2 次应用。若惊厥未能控制,也可在首次给药间隔 15～20min 后追加用药，每次 5mg/kg，直至最大负荷量达 30mg/kg；反复出现惊厥时可加用短效镇静剂，如水合氯醛 10～15mg/kg（即 10％水合氯醛 0.1～0.15mL/kg）灌肠；必要时也可缓慢静推地西泮，每次 0.1～0.3mg/kg。对呈现兴奋、易激惹的重度窒息患儿，也可早期即应用苯巴比妥钠，每次 10～20mg/kg。

（6）消除脑干征：重度 HIE 患儿可出现深度昏迷，呼吸节律不齐或呼吸暂停等呼吸中枢受抑制表现；皮肤苍白、肢端发凉、心音低钝，皮肤毛细血管充盈时间延长；瞳孔缩小或扩大，对光反射消失；眼球固定或有震颤；或频繁发作惊厥且用药物难以控制等症状，此时可考虑应用纳洛酮，剂量为 0.05～0.10mg/kg 静脉注射，随后改为 0.03～0.05mg/(kg·h)静点，持续 4～6h，连用 2～3d 或直至症状明显好转。

（7）其他：生后 24h 后即可开始应用促进神经细胞代谢的药物；合并颅内出血者，可静脉注射或肌内注射维生素 K_1 5mg/d，连用 2～3d；为有效清除氧自由基，可静点维生素 C 0.5g/d 或口服维生素 E 10～50mg/d。

2.生后 4～10d 的治疗

（1）促进神经细胞代谢的药物：生后 24h 即可开始应用胞磷胆碱 100～125mg/d，或丽珠赛乐（国产脑活素）2～5mL/d，加入 50mL 液体内静点，10～14d 为一疗程，上述两药可任选一种或合用。

（2）复方丹参注射液：复方丹参注射液每日 6～10mL，分 2 次静点，能有效调节微循环，改善脑缺血区血液的供应，生后 24h 即可开始应用，连用 10～14d 为一疗程。

（3）判定治疗效果。①经以上治疗后，中度和部分重度患儿大多从第 4～5 病情即开始出现好转，表现惊厥停止、颅压增高消失、肌张力逐渐恢复、会哭和吮乳，至第 7 日，最多至第 9 日病情会明显好转，此类患儿继续治疗至 10～14d 便可出院，通常不会产生神经系统后遗症。②部分重度 HIE 患儿，经治疗 10d 左右后病情可仍无明显好转，意识淡漠或消失，肌张力低下，原始反射引不出，或仍有惊厥和颅压增高，提示预后不良，此时需要延长治疗时间和进行强化治疗，同时应注意供给足够的奶量和热量，以防低血糖。

3.出生 10d 后的治疗

主要是针对重度 HIE 患儿并经上述治疗效果不满意者，需继续治疗以防止或减轻神经系统后遗症。

（1）促进神经细胞代谢药物强化治疗：丽珠赛乐、复方丹参注射液，可反复应用 2～3 个疗程，以强化治疗效果。有条件者还可加用脑细胞生长肽（bFGF）治疗。

（2）新生儿期的干预。

视觉刺激法：逗引患儿让其看人脸，或将色彩鲜艳的气球挂在患儿床头，反复引起其注意。

听觉刺激法：每日播放音调悠扬而低沉的优美乐曲，每次 15min，每日 3 次，乐曲不宜频繁更换。

触觉刺激法：在音乐背景下柔和地抚摩和按摩患儿，被动屈曲其肢体，以及不断变换体位等。

前庭刺激法：拥抱患儿时给予适当的摇晃和震荡。

（3）动态监测：注意感官、智力和运动功能等方面的动态监测，遇有异常者，应尽早地在专业医师指导下进行康复训练。

(三)其他治疗

目前,谷氨酸受体拮抗剂、NO合成抑制剂、钙通道阻滞剂、氧自由基清除剂、神经节苷脂、亚低温、大剂量苯巴比妥等新疗法尚在研究中,且多仅用于动物实验。亚低温疗法(降低脑温或体温2~4℃)逐渐受到关注,现已进入临床研究阶段。

第五节　新生儿颅内出血

一、概述

颅内出血是新生儿期常见的严重脑损伤,其发生与围生期缺氧及产伤有密切关系。死亡率高,存活者常留有神经系统后遗症。早产儿和低体重儿尤为多见,主要表现中枢神经系统的兴奋或抑制,重者可在新生儿期死亡,是新生儿早期死亡的重要原因之一。

由缺氧所致者,多见于早产儿和低体重儿,出血多发生在脑室周围。由产伤所致者,多见于足月儿及异常分娩的新生儿,最常见的产伤多由于分娩过程中胎头受挤压、牵拉,过度变形或变形过快而引起颅内血管破裂。

二、临床表现

与出血的部位及出血量的多少有关。多数在出生后或1~2d内出现症状,也可在新生儿晚期出现症状。其一般的表现为精神差或不安,易吐乳,前囟稍隆起,面肌有时有小抽动。病情较重者,可有躁动,频繁尖叫,前囟凸起且紧张,时有全身性抽动,呼吸不规则,面色发绀,沉迷入睡,不会吮奶。严重者反复频发惊厥或呈昏迷状态,肌张力低下,对刺激无反应,生理反射消失,呼吸表浅、不规则及呼吸暂停、呼吸衰竭。

三、诊断

(一)辅助检查

1.出血量

多时可出现血色素、红细胞、血细胞比容降低等贫血表现,出血、凝血时间延长。

2.腰椎穿刺

做脑脊液检查对诊断蛛网膜下隙出血、脑室出血及排除颅内感染有临床意义。由于临床上病情较重,新生儿不易耐受此检查,且放出脑脊液后颅内压降低有加重出血的可能,故应慎重。

3.硬膜下穿刺

疑有硬膜下出血者,可经前囟侧角穿刺,若出血多时可抽出血性液体。

4.颅脑超声、CT及磁共振检查

可提示出血部位、程度及范围,可作为确诊依据,有助于及时治疗和判断预后。根据颅脑超声或CT检查可将脑室周围－脑室内出血分为4级:Ⅰ级为脑室管膜下出血;Ⅱ级为脑室内出血,无脑室扩张;Ⅲ级为脑室内出血伴脑室扩张;Ⅳ级为脑室内出血伴脑实质出血。头颅

CT、MRI 还可发现硬脑膜下出血、脑室周围—脑室内出血、蛛网膜下隙出血、脑实质出血等颅内出血的病理类型。

(二)诊断要点

(1)有异常分娩史、窒息复苏史、早产、低出生体重史。

(2)临床上有神经系统兴奋与抑制的症状和体征。

(3)影像学检查如头颅 B 超、CT、MRI 证实有颅内出血。

(三)鉴别诊断

1.化脓性脑膜炎

除了有惊厥等神经系统症状外,感染引起的中毒症状较明显。并常有原发感染灶,脑脊液检查有助于诊断。

2.新生儿 HIE

有宫内缺氧和产时窒息史,常有神经系统症状和体征。但头颅 B 超和 CT 示低密度影病灶有助于诊断 HIE。

四、治疗

采取综合措施,脱水降颅压、控制惊厥,止血,对症处理,恢复脑功能,尽可能预防和减少后遗症。

(一)一般治疗

保持安静,加强护理,注意保暖,避免搬动,抬高患儿头肩部(15°～30°)。保持呼吸道通畅,缺氧时及时给氧。一般情况好转后再开始喂奶,停乳期间,保证热量及液量供给并控制液量在 60～80mL/(kg·d),有呕吐者酌情加量,并补给一些含钠液,保持血压稳定。重症患儿开奶应延迟至生后 24～48h。

(二)药物治疗

1.止血

维生素 K_1 5mg/d,静脉注射或肌内注射,连用 3～5d;酚磺乙胺 125mg/kg 静点,分几次,或巴曲酶 0.2～0.5kU 肌内注射或静点,24h 后可重复用药 1 次。维生素 C、卡洛磺钠也可应用,有条件者可输鲜血或血浆 10mL/kg。

2.控制惊厥

减少外界干扰,惊厥者给予镇静止痉药,如苯巴比妥钠,负荷量 15～20mg/kg 静脉滴注或肌内注射,如未控制可间隔 5～10min 后再追加 5mg/kg(最大负荷量为 30mg/kg),12h 后给维持量 5mg/(kg·d),分 2 次静脉注射或肌内注射,连用 3～5d。或应用地西泮 0.1～0.3mg/kg,缓慢静推。

3.降低颅内压

颅内压增高者,可给予呋塞米 1mg/kg,静脉注射,间隔 6～8h 后可重复给药 1 次。严重时可加用地塞米松 0.5mg/(kg·次),12h1 次,连用 3d;白蛋白 0.5g/(kg·次)静脉点滴,每日 1～2 次,做三联治疗。脑水肿严重,经以上治疗效果不佳时,可慎用甘露醇 0.25～0.5g/kg,20min 内静脉滴入,每 6～8h1 次。

4.营养脑细胞,恢复脑功能

胞磷胆碱 125mg/d,静脉滴注,连用 10～15d;或脑活素 2～5mL/次,静脉滴注,连用 10d;也可用 1,6-二磷酸果糖 250mg/(kg·d),连用 5～7d。

(三)其他治疗

1.硬膜下穿刺

颅压高的硬膜下血肿患儿可行硬膜下穿刺,每次放液量＜15mL,每日 1 次,可降低颅内压,去除积血,防止日后粘连。若硬膜下血肿治疗 10～14d 仍不见好转,应考虑手术治疗。

2.腰椎穿刺

脑室周围—脑室内出血者发生进行性出血后脑室扩张且病程 4 周时,可通过反复腰穿放出脑脊液,缩小脑室,防止脑积水的出现。同时可以应用减少脑脊液生成的药物,如碳酸酐酶抑制剂乙酰唑胺 15mg/(kg·d)或呋塞米 1～2mg/(kg·d)。

梗阻性脑积水经药物治疗无效时,可考虑作脑室腹腔分流术。

(1)腰穿操作方法:患儿侧卧位,颈部和髋部轻度屈曲,首选腰椎 4～5 间隙进针。当穿刺针进入蛛网膜下隙后,颈髋部应放松,保持舒适伸展姿态,使脑脊液自然流出,术毕去枕平卧 6h。

(2)腰穿注意事项:①腰穿开始时间,取决于脑室进行性扩张的程度,扩张较速者宜早行腰穿,可为减少脑室扩张的机会赢得时间。据报道最早腰穿日龄为生后 6d,一般在生后 2 周左右。②腰穿间隔时间,治疗初期应每日进行腰穿,直至脑室不再进行性扩张或缩小,再延长间隔直至停止。若腰穿间隔太长,则无治疗意义。③每次腰穿放液量,在脑室扩张的情况下,即使压力不高,每次放液量应在 8～10mL,最多可达 14mL。切忌连续腰穿治疗(每次放液量＜5mL 不能起到治疗作用)。④腰穿疗程,一般在 1 个月内,最长为 2 个月。若过早结束,常因脑脊液循环通路的阻塞还未解决,或侧支循环尚未形成,脑室常可重复扩张,因此,应由 B 超证实脑室形态确无动态变化时方能停止腰穿。此外,连续腰穿治疗宜由有经验的新生儿医师施行,以避免腰穿损伤而影响规范疗程。腰穿时应严格遵守操作规程,应在常规消毒铺巾下进行,防止感染。

3.手术治疗

对硬膜下穿刺放液 10d 后出血量无明显减少者可采用硬膜下隙开放引流或分流术。对腰穿放液后脑室仍有扩大者(每周头围增长＞2cm)可采用侧脑室引流术。

第六节 新生儿胎粪吸入综合征

一、概述

新生儿胎粪吸入指胎儿宫内缺氧时将胎粪排入羊水,又将有胎粪污染的羊水吸入呼吸道,造成气道梗阻、呼吸困难等一系列症状,是足月儿及过期产儿发生呼吸衰竭的常见原因。

二、临床表现

(1)患儿多有宫内及产后窒息史,如母患妊娠高血压综合征、胎盘早期剥离、临产前大量使用麻醉剂、镇静剂等,即凡能造成胎儿与母体间气体交换障碍的原因均可造成 MAS 出现。

(2)婴儿娩出后在口、鼻咽部甚至是在气管中可吸出胎粪颗粒,皮肤、指(趾)甲及脐带的残端呈黄绿色,有被胎粪污染的迹象。

(3)Apgar 评分常<6 分,生后不久即出现明显呼吸困难、青紫、呻吟、呼吸急促(>60 次/min),肺部可闻干湿性啰音。有肺气肿时,胸廓隆起,呼吸音减低。并发气胸及纵隔气肿时,患儿可突然出现呼吸困难和青紫加重,患侧呼吸音消失。重症胎粪吸入综合征亦可合并肺动脉高压,表现严重发绀,死亡率较高。

三、诊断

(一)辅助检查

1.实验室检查

血气分析 pH 值降低、PaO_2 降低、$PaCO_2$ 增高。若颞动脉或右桡动脉血 PaO_2 高于股动脉血 PaO_2 1.9kPa(15mmHg)以上,表明动脉导管处有右至左分流。

检查血常规、血糖、血钙、血生化,观察有无白细胞升高、低血糖、低血钙等,同时可进行气管内吸出物、血细菌培养等。

2.胸部 X 线检查

MAS 患儿气管内有胎粪者,其中 50% 的胸部 X 线片有异常,气管内无胎粪者,仅 20% 胸片异常。胸 X 线表现两肺 X 线透亮度增强伴有阶段性肺不张,或并发气胸、纵隔气肿者病情严重,预后差;而肺内仅有弥漫性浸润影但无肺不张者为吸入稀薄胎粪,很少需要呼吸机治疗。

3.彩色多普勒超声检查

彩色多普勒超声检查可确定新生儿持续肺动脉高压(PpH 值 N)的存在。

(二)诊断要点

(1)多为足月儿和过期产儿,常有宫内窘迫史或出生时窒息史,Apgar 评分常<6 分。气管内有胎粪吸出。

(2)羊水被胎粪污染,轻者呈现黄色或绿色,重者呈深绿色或墨绿色。

(3)新生儿娩出后脐带、皮肤、指(趾)甲和口腔被胎粪污染,呈黄色。

(4)出生不久即可出现呼吸困难、青紫、呻吟,并发肺气肿者胸廓隆起呈桶状,呼吸音减低或有啰音。

(5)血气分析示 pH 值下降,PaO_2 降低,$PaCO_2$ 增高。

(三)鉴别诊断

1.新生儿湿肺

无羊水污染史及吸入史。症状轻,胸部 X 线片显示肺泡、叶间或胸腔积液。

2.感染性肺炎

可有体温波动,气道分泌物培养阳性,胸部 X 线呈小灶性或斑片状阴影。

3.新生儿呼吸窘迫综合征

以早产儿多见,无明显的羊水或胎粪污染史及吸入史。胸部 X 线呈肺野透亮度减低,且无肺气肿表现。

四、治疗

尽量清理、吸净呼吸道内吸入的胎粪颗粒,保持气道通畅,改善肺功能,维持重要脏器的功能,防治感染,预防和减少并发症。

(一)一般治疗

1.注意保暖

保持中性环境温度,减少氧耗。

2.供给营养

重症不能经口喂养者,可鼻饲或静脉滴注营养液、血浆、10%葡萄糖液等。

3.适当控制液量

控制液体入量在 $60\sim80mL/(kg\cdot d)$,以免加重心、脑、肺的负担。

4.镇静

烦躁不安者用镇静剂,如苯巴比妥钠 $5\sim10mg/$次,肌内注射。

5.维持酸碱和电解质的平衡

在保持气道通畅和提供足量氧气的前提下,遇酸中毒,时可给予适量的碳酸氢钠。轻度酸中毒可通过改善循环得以纠正。

6.维持有效的周围循环

出现低体温、皮肤苍白和血压下降等休克表现时,及时应用生理盐水、5%白蛋白、血浆甚至全血进行扩容治疗,可同时静脉点滴多巴胺和(或)多巴酚丁胺。

(二)药物治疗

1.继发肺感染的治疗

MAS患儿后期常并发肺部的继发感染,应选用广谱抗生素,必要时可做气管内吸引物和血的细菌培养+药敏试验,根据结果选取有效的抗生素。

2.PpH值N的治疗

重症患儿由于严重缺氧和混合性酸中毒,常会出现肺动脉持续高压,可采用血管舒张药物,碱化血液等方法治疗。

(1)硫酸镁治疗:硫酸镁能拮抗钙离子进入平滑肌,影响前列腺素的代谢,抑制儿茶酚胺的释放,降低平滑肌对血管的收缩。剂量:负荷量为 $200mg/kg$,20min 内静脉滴入,后改维持量 $20\sim150mg/(kg\cdot h)$,持续静脉滴注,有效血镁浓度为 $3.5\sim5.5mmol/L$,可连用 $1\sim3d$,但需监测血钙和血压。

(2)纠正酸中毒及碱化血液:通过高通气、改善外周血液循环及使用碳酸氢钠等方法,使血pH值增高达 $7.40\sim7.55$,可促进肺血管扩张,降低肺动脉压力,减少右向左的分流。

(3)一氧化氮吸入治疗:在常规治疗的基础上,为改善氧合可给予患儿吸入 NO,剂量开始为 20×10^6(20ppm)浓度,在 4h 后可降为 $(5\sim6)\times10^6$ 维持;对早产儿吸入 NO 的浓度可设为 5×10^6 或更低 $(1\sim2)\times10^6$,一般持续 24h,也可用数日或更长时间。应用时注意持续监测吸入 NO 和 NO_2 的浓度,血高铁血红蛋白浓度不应超过 7%。早产儿还要注意观察有无出血倾向。

（4）血管扩张剂。①依前列醇（PGI2）：开始剂量为 $0.02\mu g/(kg \cdot min)$，在 $4\sim12h$ 内逐渐增加到 $0.06\mu g/(kg \cdot min)$，并维持静点，连用 $3\sim4d$。②前列腺素 E：常用维持量为 $0.01\sim0.04\mu g/(kg \cdot min)$。③妥拉苏林（a 受体阻滞剂）：首剂 $1\sim2mg/kg$，10min 内静推，之后以 $1\sim2mg/(kg \cdot h)$ 维持静点。为使药物能尽量入肺，避免降低体循环压力，应选用头皮静脉点滴，同时注意血压变化，必要时加用多巴胺或多巴酚丁胺，$5\sim10\mu g/(kg \cdot min)$ 维持静点。血容量不足时慎用，因有胃肠道出血等危险，现已少用。

3.肺表面活性物质（PS）的应用

此法治疗 MAS 的临床确切疗效尚有待证实。但已有报道指出，MAS 时 PS 的合成受肺内胎粪的抑制，故治疗时可给予 PS，时间最好在生后 6h 内。经气道内注入 PS，每次 $150mg/kg$，每 6h1 次，连用 $3\sim4$ 次。大量胎粪吸入者也可用生理盐水稀释的 PS 液（浓度：5mg 的液体/mL）15mL/kg 灌洗气道。

（三）其他治疗

1.清理呼吸道，吸出胎粪

吸出胎粪的最佳时机是胎头刚娩出，新生儿尚未出现第 1 次呼吸时。胎头娩出后即开始吸引，首先是口、鼻咽部，而后是气管。对病情较重，出生时存在窒息的 MAS 患儿最好通过气管内插管进行吸引，且反复多次进行，尽可能将气管内的胎粪吸净。在气道处理前不做正压呼吸。如胎粪黏稠可用生理盐水冲洗后再行负压吸引。此方法可有效预防后期肺动脉高压的出现。

2.氧疗和辅助呼吸

清理气道后立即给予氧疗，病情轻者可采用鼻导管、面罩或头罩吸氧等方式，使 PaO_2 维持在 $8\sim10.7kPa$（$60\sim80mmHg$）。重症患儿当出现血气分析 pH 值<7.2，PaO_2<6.6kPa（50mmHg），$PaCO_2$>9.93kPa（70mmHg）时需用辅助呼吸，但送气压力和呼气末压力不宜过高，以免引起肺气漏，具体呼吸机各参数可根据病情相应设定。如以肺不张为主要表现时，可适当调高吸气峰压、延长吸气时间；对肺气肿者，吸气峰压宜稍低，使用可维持正常血气的最小峰压即可，并适当延长呼气时间。

3.气胸的治疗

若患儿在原有呼吸困难的基础上突然出现病情恶化时，应重复 X 线胸片检查，若并发气胸或纵隔积气时，轻者可等待其自然吸收，严重者影响呼吸时，应立即穿刺抽气或行胸腔闭式引流排出气体。

第七节　新生儿呼吸窘迫综合征

一、概述

新生儿呼吸窘迫综合征（NRDS）又名肺透明膜病（HMD），主要见于早产儿，由于缺乏肺泡表面活性物质而表现为进行性呼吸困难。其病理特征为肺泡至终末支气管管壁上附有嗜伊红透明膜和肺不张。

二、临床表现

出生时多无症状，一般多在 6h 内出现症状。发病后常表现为烦躁不安，呼吸增快、浅表，呼气时发出呻吟，吸气时出现"三凹"，呼吸困难与青紫呈进行性加剧。严重者呼吸不规则、缓慢且有暂停。患儿面色青灰或灰白，胸廓开始时较隆起，以后因肺不张而渐下陷，两肺呼吸音大多减低，深吸气时于肺底部可听到少许细湿音。因心肌缺氧可出现心功能不全及周围循环不良的表现，体温常不升，四肢肌张力低下。随着透明膜形成的增多，病情愈加严重，除呼吸衰竭外，可发生昏迷。患儿多在 3d 内死亡。能存活 3d 以上者，当新生儿自身能产生一定量肺泡表面活性物质，随着肺成熟度增加，多有恢复的可能。少数轻型病例，起病可迟至 24～48h，呼吸困难及青紫较轻，可无呻吟，一般 3～4d 后逐渐好转。

三、诊断

(一)辅助检查

1.胃液泡沫稳定试验

胃液 1mL 加 95％乙醇 1L，振荡 15s，静置 15min 后沿管壁有一圈泡沫为阳性，可排除 HMD。

2.卵磷脂/鞘磷脂(L/S)比值

分娩前羊水或婴儿气管分泌物卵磷脂/鞘磷脂(L/S)比值＜2∶1，磷脂酰甘油阴性或饱和磷脂棕榈卵磷脂＜5mg/L，表示肺未成熟。

3.血气分析

pH 值下降，$PaCO_2$ 升高，PaO_2 下降，BE 负值增加。

4.X 线检查

按病情程度可将胸片改变分为 4 级：Ⅰ级，两肺野普遍透亮度减低，见均匀散在的细小颗粒和网状阴影；Ⅱ级，除Ⅰ级变化加重外，可见支气管充气征，延伸至肺野中外带；Ⅲ级，肺野透亮度更加减低，心缘、膈缘模糊；Ⅳ级，整个肺野呈白肺，支气管充气征更加明显。

5.彩色多普勒超声检查

确诊 PpH 值 N 和动脉导管开放。

(二)诊断要点

(1)好发于早产儿或剖宫产儿、窒息新生儿及糖尿病母亲生的新生儿。

(2)出生时正常，生后 2～6h 出现进行性呼吸困难、呼吸＞60 次/min，呼气性呻吟、鼻翼扇动、三凹征、发绀，吸氧常不能缓解。

(3)胸部 X 线显示两肺透亮度普遍下降，呈毛玻璃样改变，伴有支气管充气征。

(4)血气分析 PaO_2 下降，$PaCO_2$ 升高。泡沫试验阴性。羊水或气道吸取物卵磷脂/鞘磷脂＜2∶1。羊水磷脂酰甘油检查＜3％。

(5)排除引起新生儿呼吸困难的其他原因或疾病。

(三)鉴别诊断

典型的临床表现和 X 线胸片不难确诊，应与以下疾病鉴别。

1.湿肺

亦称新生儿暂时性呼吸增快(TTN)。多见于足月儿,为自限性疾病。系肺淋巴和(或)静脉吸收肺液功能暂时低下,使其积留于淋巴管、静脉、间质、叶间胸膜和肺泡等处,影响气体交换。生后数小时内出现呼吸增快(>60 次/min),但吃奶佳、哭声响亮及反应好,重者也可有发绀和呻吟等。听诊呼吸音减低,可有湿啰音。X线胸片显示肺气肿、肺门纹理增粗和斑点状云雾影,常见毛发线(叶间积液)。对症治疗即可。一般 $2\sim3d$ 症状缓解消失。

2.B族链球菌肺炎

是由B族链球菌败血症所致的宫内感染性肺炎,临床及X线胸片表现与本病难以区别。鉴别点为:母亲妊娠晚期有感染、胎膜早破或羊水有臭味史;母血或宫颈拭子培养有B族链球菌生长;机械通气时所需参数较低;病程与RDS不同。

3.膈疝

表现为阵发性呼吸急促及发绀。腹部凹陷,患侧胸部呼吸音减弱甚至消失,可闻及肠鸣音;X线胸片可见患侧胸部有充气的肠曲或胃泡影及肺不张,纵隔向对侧移位。

四、治疗

采取综合措施,维持肺通换气功能,直接给予肺表面活性物质和(或)机械通气治疗,或通过对症处理等待机体自身合成肺表面活性物质,防治并发症。

(一)一般治疗

注意保暖,做好口腔护理及清除咽部黏液,保持呼吸道通畅。加强体温、呼吸、心率、血压和血气分析等的监测。保证足够营养和液体的摄入,第1日葡萄糖液体量控制在 $60\sim80\text{mL}/(\text{kg}\cdot\text{d})$,以后可逐渐增至 $120\sim150\text{mL}/(\text{kg}\cdot\text{d})$,需注意电解质的补充。病情好转后改为经口喂养,热能不足时辅以部分静脉营养。

(二)药物治疗

1.纠正酸中毒

酸中毒时可给予适量的碳酸氢钠,具体剂量公式:50%碳酸氢钠(mL 数)$=|-BE|\times$体重$\times0.5$,先给 1/2 量,稀释为 1.40% 后静脉滴注,之后根据血气结果具体调整用量。

2.维持血压和各脏器的灌注

多巴胺 $5\sim10\mu\text{g}/(\text{kg}\cdot\text{min})$ 维持静点;为减轻心脏负荷,扩张肺血管,可用酚妥拉明,每次 $0.25\sim0.5\text{mg/kg}$,每 $4\sim6\text{h}$ 静点 1 次。

3.关闭动脉导管

恢复期如患儿突然出现青紫、呼吸困难、胸骨旁 $2\sim3$ 肋间闻及收缩期或连续性杂音,应考虑合并动脉导管未闭。此时应严格限制液体入量,并给予利尿剂,如呋塞米;如动脉导管仍不关闭者,可静脉注射抑制前列腺素E合成的药物吲哚美辛(消炎痛),首剂 0.2mg/kg,第 2、3 剂每次 0.1mg/kg,每 12h 用药 1 次,共 3 次。吲哚美辛可致暂时性肾功能不全,一过性少尿,少数患儿可出现胃肠道出血,应予注意。用药无效时可考虑手术结扎。

4.肺表面活性物质(PS)替代疗法

PS替代疗法是治疗和预防NRDS的新方法,随着卫生状况改善和人民经济水平的提高,其应用越来越普及,有些医院已常规应用PS预防和治疗新生儿NRDS。

(1)肺表面活性物质的种类:目前的制剂有 3 种。①天然表面活性物质:从人羊水或动物肺(牛肺或猪肺)中提取的 PS。②人工合成制剂:人工合成的二棕榈卵磷脂酰胆碱(DDPC)和磷脂酰甘油(PG)按一定比例配方合成,疗效不太理想。③混合制剂:人工合成制剂中加入少量天然制剂,可提高疗效。三种制剂中以天然 PS 效果最好,但价格较昂贵,半衰期短(8～12h),有时需应用 2～3 次。

(2)使用方法:NRDS 一经确诊,PS 应尽早使用(生后 24h 内),愈早使用效果愈好。用替代疗法时,PS 需从气管插管中注入,首次剂量 100～200mg/kg,因制剂不同,用药剂量不同,具体见药物说明书。为了使药液在各肺叶均匀分布,需边改变体位(分别为仰卧位、左侧卧位、右侧卧位、再仰卧位)边注入,每个体位注入 1/4 药量,之后还需应用复苏囊再加压通气 1～2min,以便药物尽可能地进入肺深部。PS 起效快,大多患儿用药 1～2h 后呼吸窘迫症状明显减轻,血气分析改善。给药次数应根据具体病情需要而定。

5.抗生素的应用

因 NRDS 多与 B 族溶血性链球菌感染性肺炎相像,不易鉴别,遇有症状患儿多主张给予青霉素 20 万～30 万单位/kg,分 3～4 次静脉滴注或肌内注射。另外,行气管插管机械辅助呼吸的患儿,易继发感染,可选用三代头孢如头孢他啶、头孢噻肟钠等予以预防。

(三)其他治疗

改善机体缺氧状态,使 PaO_2 维持在 50～70mmHg,以防高浓度氧对早产儿视网膜发育造成影响。

1.吸氧

根据具体缺氧和发绀的程度可选用鼻导管吸氧、面罩或头罩吸氧等方式及吸氧持续时间的长短。

2.鼻塞持续气道正压呼吸(CPAP)

对于吸入 60％浓度氧后,PaO_2 仍低于 50mmHg,自主呼吸尚好的患儿可采用 CPAP。调节压力至 5～10cmH_2O,压力过高会影响 CO_2 排出,导致肺泡破裂,心搏出量降低。治疗原理:CPAP 能在整个呼吸周期提供一定水平的正压,使肺功能残气量增加,防止肺泡萎陷形成不张。

3.机械通气

如吸氧浓度已达 80％,或应用 CPAP 后而 PaO_2 仍＜50mmHg 或 $PaCO_2$＞60mmHg,或频发呼吸暂停者,需行气管插管应用呼吸机辅助呼吸。多采用间歇正压通气(IPPV)加呼气末正压呼吸(PEEP),吸气峰压不超过 2.9kPa(30cmH_2O),呼吸频率 30～40 次/min,呼吸比(I/E)＝1∶(1～2),PEEP 压力 4～6cmH_2O,吸氧浓度开始时高,以后渐减至 40％。对严重患儿常规机械通气无效时,可改用高频通气或体外膜肺。

第八节 新生儿黄疸

一、概述

新生儿黄疸是胆红素(大部分为未结合胆红素)在新生儿体内积聚而引起。有生理性和病理性之分,严重黄疸可引起胆红素脑病,使中枢神经系统受损而致残甚至致死。

新生儿胆红素生成较多、运转胆红素的能力不足、肝功能发育未完善、肠肝循环的特性使新生儿易出现黄疸,尤其当新生儿处于饥饿、缺氧、胎粪排出延迟、脱水、酸中毒、头颅血肿或颅内出血等状态时黄疸加重。

病理性黄疸分感染性和非感染性。前者可见于新生儿肝炎、新生儿败血症、新生儿感染性肺炎、TORCH 感染等;后者可见于新生儿溶血病、先天性胆道闭锁、红细胞 6-磷酸葡萄糖脱氢酶缺陷、红细胞丙酮酸激酶缺陷病、球形红细胞增多症、半乳糖血症、α_1-抗胰蛋白酶缺乏症、囊性纤维病等遗传性疾病、药物性黄疸、母乳性黄疸等疾病。

二、临床表现

足月儿生理性黄疸多于生后 2~3d 出现,黄疸程度较轻,先见于面颈部,偶有重者,可涉及躯干、四肢和巩膜。有时呕吐的胃内容物和脑脊液亦呈黄色。粪便多呈黄色。一般无任何症状,如血清胆红素超过 136.8μmol/L(8mg/d),也可有轻度嗜睡或食欲缺乏。黄疸在生后 4~5d 为高峰,7~10d 消退。早产儿生理性黄疸较足月儿多见,于生后 3~5d 出现,黄疸程度较重,消退也较慢,可延长到 2~4 周。胎龄小的早产儿有时血胆红素虽只有 170~205.2μmol/L(10~12mg/dL),但也有并发核黄疸的危险,应予以注意。

三、诊断

(一)病史

(1)宫内及产时感染史。

(2)家族遗传代谢病史。

(3)母既往流产、死胎、分娩黄疸儿史;父母血型尤其母 O 型,Rh(−)。

(4)产伤、窒息缺氧、出血史。

(5)维生素 K_3、维生素 K_4、新霉素等药物应用史。

(6)黄疸出现早(生后 24h 内出现);持续时间长(足月儿>2 周,早产儿>4 周)。

(7)退而复现。

(二)查体

注意皮肤及巩膜黄染程度与范围,肝脾大小、质地,有无贫血、出血、畸形,反射异常等神经系统异常体征。

(三)辅助检查

1.血常规

新生儿溶血病时,血红细胞、血红蛋白可以降低,网织红细胞和有核红细胞可增高。有感染时,血白细胞及中性粒细胞常增高,C反应蛋白(CRP)明显增高,血培养可阳性;高未结合胆红;素血症者血清胆红素足月儿≥222μmol/L(13mg/dL),早产儿≥257μmol/L,并以未结合胆红素增高为主;新生儿肝炎时血清转氨酶升高,血清胆红素增加,结合胆红素和未结合胆红素均增高,甲胎蛋白持续升高;宫内感染时HBsAg及TORCH感染的特异性IgM抗体可阳性;先天性胆管闭锁者血清胆红素增加,结合胆红素升高,尿胆红素阳性。

2.血型鉴定

若母为Rh阴性,子为Rh阳性,要考虑Rh血型不合;若母子均为Rh阳性,还应进一步排出E、C等母子血型不合;若母为O型,子为A或B型,应考虑ABO血型不合;若子为O型,可排除ABO溶血病。

3.血型特异性免疫抗体检查

为确诊本病的依据。可取患儿红细胞做直接抗人体免疫球蛋白试验(阳性时,说明红细胞已被致敏)、红细胞抗体释放试验及血清中游离抗体测定试验。前两项试验阳性即可确诊,后一项试验阳性,表明小儿体内有免疫性抗体存在,但并不一定说明红细胞被致敏,故不能仅据此而确诊。

4.其他

可做肝胆B超、CT和核同位素扫描,以发现有无胆管阻塞。

(四)诊断要点

1.生理性黄疸诊断依据

(1)新生儿一般情况良好。

(2)足月儿在出生2～3d出现黄疸,4～5d达高峰,在2周内消退;早产儿多在生后3～5d出现黄疸,5～7d达高峰,在4周内消退。

(3)血清胆红素浓度在足月儿<222μmol/L;早产儿<257μmol/L。

(4)血清结合胆红素<25μmol/L。

(5)血清胆红素浓度每日上升<85mol/L(5mg/dL)。

2.病理性黄疸诊断依据

(1)生后24h内出现黄疸。

(2)血清胆红素浓度在足月儿≥222μmol/L;早产儿≥257μmolL,每日升高>85μmol/L。

(3)血清结合胆红素>25μmol/L(2mg/dL)。

(4)黄疸持续时间较长,足月儿>2周,早产儿>4周。

(5)黄疸退而复现。

3.胆红素脑病诊断依据

(1)有高未结合胆红素血症,足月儿血清胆红素常>342.0μmol/L,常在生后2～5d出现;早产儿血清胆红素常>257μmol/L,常在生后7d出现。

(2)早期症状较轻,有厌食、睡眠差、呼吸暂停、低热、萎靡及拥抱反射消失等。继续发展后可有高声尖叫、呼吸困难、心动过缓、惊厥或角弓反张等。重症者常可死亡。存活者后期常出现持久性锥体外系神经异常,如眼球运动障碍、听觉障碍、手足徐动及智力落后等。

4.胆红素脑病分期诊断

(1)警告期:嗜睡,反应低下,吸吮无力,拥抱反射减弱,肌张力减退,偶有脑性尖叫、呕吐。持续 12~24h。

(2)痉挛期:轻者仅有目光凝视,重者抽搐,肌张力增高,角弓反张,抽搐时可伴发热。持续 12~48h。

(3)恢复期:吸吮力和对外界反应逐渐恢复,肌张力恢复,痉挛减少或消失。持续 2 周。

(4)后遗症期:即核黄疸四联征,表现为手足徐动、眼球运动障碍、听觉障碍、牙釉质发育不良。此外,有脑性瘫痪、智能低下、癫痫、流涎等。

(五)鉴别诊断

1.新生儿溶血病

黄疸常发生于生后 24h 内,且进展快,并伴有贫血、肝脾肿大,重者可伴有水肿和心力衰竭。国内以 ABO 溶血病多见,母血型为 O 型,父与子女血型常为 B 或 A 型。Rh 溶血病发生率虽少,但病情严重,多见于第二胎,测定血清特异性抗体,即可确诊。

2.葡萄糖-6-磷酸脱氢酶(G-6-PD)缺乏症

常有窒息、缺氧、感染或服药史等诱因,直接测定红细胞 G-6-PD 活性可确诊。

3.感染性疾病

如败血症、肺炎等,根据相应的病史、临床表现与实验室资料进行鉴别。

4.药物性黄疸

某些药物如维生素 K_3、磺胺药等具有强氧化作用,可诱发新生儿溶血。孕妇分娩前静脉滴注大剂量缩宫素或未加电解质的葡萄糖液,使胎儿处于低渗状态,易导致其红细胞通透性及脆性增加致溶血。有相应的用药史可资鉴别。

5.母乳性黄疸

足月儿多见。黄疸在生后 2~14d 内发生,但不随生理性黄疸的消退而消退,黄疸程度以轻度至中度为主,血胆红素浓度大多在 205~342μmol/L,以未结合胆红素升高为主。患儿一般情况良好,不伴肝脾肿大,无贫血,肝功能正常。该病诊断尚缺乏特异性实验室检测手段,需将其他能引起新生儿黄疸的疾病逐一排除后,试停母乳 3d,黄疸能迅速减轻、胆红素降低原水平的 50% 以上,可临床诊断本病。

6.先天性甲状腺功能减低症

常表现黄疸程度重,消退延迟,同时可伴腹胀、便秘、反应低下、声音嘶哑、舌大、脐疝等症状。血甲状腺素(T_3、T_4)降低,促甲状腺素(TSH)增高。

7.新生儿肝炎

最为常见。多由病毒引起宫内感染所致,如乙肝病毒、巨细胞病毒、EB 病毒、单纯疱疹病毒、风疹病毒、肠道病毒等,肝功能检查转氨酶升高,检测特异性抗原、抗体可确诊。

8.胆管阻塞

见于先天性胆管闭锁、先天性胆总管囊肿、胆汁黏稠综合征及肝胆肿瘤等,均可导致肝内和肝外胆管阻塞,结合胆红素排泄障碍。临床表现为黄疸进行性加重,尿色黄,大便呈白陶土色,肝脾进行性增大,最后形成肝硬化伴腹腔积液。腹部 B 超、CT 或核同位素扫描等可明确诊断。

9.先天性遗传代谢性疾病

如半乳糖血症、糖原累积症、α_1-抗胰蛋白酶缺乏症、酪氨酸血症、脂质累积病、先天性非溶血性黄疸等。检测特异性酶或肝组织检查或确诊。

四、治疗

一般生理性黄疸无须治疗。病理性黄疸须积极去除病因,维持内环境的稳定,采用综合措施,降低血清中胆红素的水平,防止胆红素脑病的发生。

(一)一般治疗

保暖,早开奶,适当补充维生素;纠正缺氧、酸中毒,维持内环境稳定;避免应用可与胆红素竞争葡萄糖醛酸转换酶或白蛋白结合位点的药物,如磺胺类、水杨酸盐、维生素 K_3 和维生素 K_4、吲哚美辛等。

(二)药物治疗

1.肝酶诱导剂

可诱导肝细胞微粒体使葡萄糖醛酸转移酶的合成增多,增加未结合胆红素与葡萄糖醛酸结合的能力,增加肝细胞 Y 蛋白的含量,加速胆红素代谢。常用苯巴比妥钠,首次负荷量为 $10\sim15mg/kg$ 肌内注射,$8\sim12h$ 后改用维持量 $5mg/(kg \cdot d)$,分 $2\sim3$ 次口服,连用 $3\sim5d$;也可加用尼可刹米 $100mg/(kg \cdot d)$,分 $2\sim3$ 次口服,连用 $3\sim5d$。

2.白蛋白

黄疸严重时,可给予白蛋白,每次 $1g/kg$ 加葡萄糖 $10\sim20mL$ 中静脉滴注,从而可减少游离的未结合胆红素,防止其透过血脑屏障对脑细胞的损害,预防核黄疸的发生。也可静脉滴注血浆 $10mL/kg$。

3.纠正代谢性酸中毒

给予 5% 碳酸氢钠 $2\sim3mL/kg$ 稀释后静脉滴注,可提高血 pH 值,利于未结合胆红素与蛋白质的结合。

4.金属卟啉

锡原卟啉、锌原卟啉、锡中卟啉、锌中卟啉等可抑制胆红素的产生,无毒性。

5.大剂量丙种球蛋白

可抑制吞噬细胞对致敏红细胞的破坏,多用于重症新生儿溶血病早期,用法为 $1g/kg$,$4\sim6h$ 内静脉滴注,一般应用 1 次即可。

6.抗生素

遇黄疸由感染引起者,如新生儿败血症、化脓性脑膜炎等,可根据临床经验或细菌培养结果应用敏感的抗生素,但磺胺类、新霉素、氯霉素等可加重黄疸的药物不宜应用。

7.保肝药

黄疸由新生儿肝炎引发时,可加用保肝药,如葡醛内酯(葡醛内酯),用法 $25\sim50mg$ 口服,每日 2 次,或联苯双酯每次 $0.5mg/kg$ 口服,每日 $2\sim3$ 次口服。也可静点用药,如甘利欣 $1.5mL/(kg \cdot d)$,或甘草酸(强力宁)$1\sim1.5mL/(kg \cdot d)$,疗程均为 $10\sim14d$。

（三）其他治疗

1.光疗

(1)工作原理:光疗是一种可降低血清未结合胆红素简单易行的方法。未结合胆红素可在光的作用下被转化为水溶性异构体,经胆汁或尿液排出,从而降低血清胆红素浓度。光疗主要作用于皮肤浅层组织,因此皮肤黄疸消退并不表明血清未结合胆红素正常。

(2)光疗方法:光源以蓝光最好(主峰波长 425～475nm),也可用白光(波长 550～600nm)或绿光(波长 510～530nm)。主要设备有光疗箱、光疗灯和光疗毯等。照射时以双面光疗为宜;上、下灯管距床面距离分别为 40cm 和 20cm。

(3)光疗指征:适用任何原因引发的新生儿高未结合胆红素血症患儿。一般患儿血清总胆红素＞205μmol/L(12mg/dL),极低出生体重儿＞103μmol/L(6mg/dL),超低出生体重儿＞85μmol/L(5mg/dL)考虑光疗;在患儿存在如低体温、低血糖、低蛋白血症、新生儿溶血病、窒息、缺氧、酸中毒及败血症等高危因素时,应适当放宽光疗指征,甚至有学者认为对超低出生体重儿生后即应给予预防性光疗。

(4)光疗时间:分连续照射和间歇照射,前者为连续照射 24h,后者为照射 10～12h 后,间歇 12～14h 再照。临床具体如何应用,视病情而定。

(5)光疗注意事项:①蓝光灯管随使用时间延长,其功效逐渐降低,连续使用 2000～2500h 后需更换新灯管;遇治疗 Rh 溶血病等重度黄疸患儿时,应使用新灯管;②光疗箱要预热,温度达 30℃ 左右时再放入患儿;③光照时,婴儿双眼要用不透光的纸片或布遮盖,以免视网膜损伤;会阴、肛门等外生殖器亦应遮盖保护;④光疗时不显性失水会增加,液体入量应增加 15～20mL/(kg·d);⑤光疗期间应密切监测血清胆红素浓度,可每 12～24h 测定 1 次,遇溶血病及血清胆红素水平已接近换血指征时,可每 4～6h 测定 1 次。光疗结束后还应再继续监测 2d,必要时再次光疗。

(6)光疗不良反应:可出现发热、腹泻和皮疹等,大多不严重,可继续光疗;因蓝光分解,光疗超过 24h 后可出现体内核黄素缺乏,应进行短期补充,剂量为光疗时维生素 B_2,每次 5mg,每日 3 次口服;光疗后改为口服维生素 B_2 每次 5mg,每日 1 次,连用 3d;当有肝功障碍的患儿血清结合胆红素＞68μmol/L(4mg/dL)时,光疗可使皮肤呈现青铜色即出现青铜症,此时应停止光疗,停照后症状多可自行消退。此外,光疗时还应注意水分和钙剂的补充,出现抽搐、呼吸暂停等严重低钙表现时,应暂停光疗,积极纠正。

2.换血疗法

换血是治疗新生儿高胆红素血症最迅速的方法。对重症高未结合胆红素血症患儿,尤其是对重症母婴血型不合溶血病的患儿均有快速而有效的治疗效果。

(1)换血指征:换血疗法虽很有效,但其也存在一些不良反应,应用时要掌握一定指征:①产前已明确诊断为新生儿溶血病,出生时脐血胆红素＞68μmoL(4mg/dL),血红蛋白＜120g/L,伴有水肿、肝脾肿大和心力衰竭者;②血清胆红素已达 340～427μmoL(20～25mg/dL),或胆红素每小时上升＞8.6μmol/L(0.5mg/dL);③不论胆红素水平高低,已有胆红素脑病的早期表现者,如萎靡、吸吮无力、反射减弱等;④早产儿、低出生体重儿并发缺氧、酸中毒、感染等情况时,换血指征宜适当放宽。

（2）换血方法：①血源：母 O 型、子 A 型或 B 型的 ABO 溶血病时，最好选用 AB 型血浆和 O 型红细胞的混合血液；Rh 溶血病时，应选用 Rh 血型系统与母亲同型、ABO 系统与患儿同型的血液。②换血途径：选用脐静脉和其他大静脉进行换血。③换血量：一般为患儿血量的 2 倍，150～180mL/kg。

第九节　新生儿溶血病

一、概述

新生儿溶血病（HDN）系指母婴血型不合所引起的同族免疫反应性溶血病，包括 ABO 溶血病、Rh 溶血病和 MN 溶血病。

二、临床表现

胎儿水肿、黄疸，生后 24h 出现，进行性加重，3～4d 达高峰，血清胆红素＞340μmoL/L。贫血、出血倾向、肝脾肿大、胆红素脑病（核黄疸）。

三、诊断

(一)辅助检查

1.孕妇血型检查

检测孕妇血型特性，了解夫妻血型匹配状况；胎儿或新生儿溶血病以 ABO 血型不合最多见，其次为 Rh 溶血病。

（1）ABO 血型鉴定：90％以上发生 ABO 血型 HDN 的患儿母亲为 O 型，父亲为 A 或 B 型或 AB 型，胎儿为 A 型或 B 型。由于 O 型血的母亲体内已含有 IgG 型抗 A 抗体或抗 B 抗体，该抗体可以经胎盘侵入胎儿循环，包被并破坏胎儿红细胞发生 HDN，所以 ABO 型 HDN 约有 50％发生在第一胎。又因为胎儿红细胞上的 A 位点（抗原决定簇）较 B 位点多，故患 ABO 型 HDN 的 A 型婴儿比 B 型多。

（2）Rh 血型鉴定：孕妇血型 Rh（－）、丈夫为 Rh（＋）引起的 HDN 后果严重，虽然我国汉族人中 Rh（－）个体所占比例很少（约 0.3％），但 Rh 血型检查仍是必做的。

2.溶血检查

（1）血常规：红细胞总数及血红蛋白含量降低，部分患儿有核红细胞增多。网织红细胞增高（可达 0.10～0.60）。ABO 血型不合者可见到球形红细胞。白细胞计数一般正常，中性粒细胞增多，部分患儿可有核左移。血小板常正常。重症患儿可降低，因而导致出血时间延长，血块收缩不良等。

（2）血清胆红素定量：本病患儿血清胆红素增高，尤以间接胆红素增高明显。一般于出生后 24h 内即可出现黄疸，随病情进展，血清胆红素迅速升高。出生 2～3d 后可达 342μmol/L 以上。当血清胆红素浓度超过 342μmol/L，或每日胆红素浓度增高超过 85μmol/L 时，有引起胆红素脑病的可能。

(二)致敏红细胞和血型抗体测定

1.改良直接抗人球蛋白试验

即改良 Coombs 试验,测定患儿红细胞上结合的血型抗体。用"最适稀释度"的抗人球蛋白血清与充分洗涤后的受检红细胞盐水悬液混合,如有红细胞凝聚为阳性,表明红细胞已致敏。该项为确诊试验。既往常用的 Coombs 试验已淘汰。

2.抗体释放试验

测定患儿红细胞上结合的血型抗体。通过加热使患儿致敏红细胞结合的来自母体的血型抗体释放于释放液中,将该释放液与同型成人红细胞混合产生凝结,也为确诊实验。

3.游离抗体试验

测定患儿血清中来自母体的血型抗体。患儿血清中加入与其相同血型的成人红细胞,再加入抗人球蛋白血清,如有红细胞凝聚为阳性。表明血清中存在游离 AB 或 Rh 血型抗体,可能与红细胞结合引起溶血。用于估计是否继续溶血和换血效果,但不是确诊试验。

(三)诊断要点

1.ABO 溶血病诊断依据

(1)出生后 2~3d 出现黄疸,血清胆红素以未结合胆红素为主。可有肝脾肿大或有胆红素脑病。

(2)血红蛋白<145g/L,网织红细胞>6%,有核红细胞>10/100 个白细胞。

(3)母多为 O 型血,婴儿多为 B 或 A 型血。产前母亲血抗 A 或 B 抗体≥1:64。

(4)改良直接 Coombs 试验阳性和抗体释放试验阳性可确诊。游离抗体试验阳性可评估溶血。

2.Rh 溶血病诊断依据

(1)胎儿水肿,全身水肿、苍白、皮肤瘀斑、胸腔积液、腹腔积液、肝脾肿大、心力衰竭、胎盘水肿。

(2)出生后 24h 内出现黄疸,迅速加重,血清胆红素以未结合胆红素为主,符合病理性黄疸。可有肝脾肿大或有胆红素脑病。

(3)血红蛋白<145g/L,或脐血血红蛋白<130g/L,或出生后 2~6 周血红蛋白<80g/L。网织红细胞>6%,100 个白细胞中有核红细胞>10 个。

(4)母 Rh 血型阴性,婴儿 Rh 血型阳性。产前母亲血抗 Rh 抗体≥1:32 或呈动态上升。

(5)直接 Coombs 试验阳性和抗体释放试验阳性可确诊。间接法 Coombs 试验阳性有参考价值。游离抗体试验阳性可评估溶血。

3.分型诊断

(1)轻型:多为 ABO 溶血病,血清胆红素在生理性黄疸范围,无明显贫血。

(2)中型:常在生后 24h 内出现黄疸,血清胆红素在病理性黄疸范围,上升快。有中至重度贫血,或出生后 2~6 周的晚期贫血。可有肝脾肿大、胆红素脑病。

(3)重型:又称胎儿水肿型,多为 Rh 溶血病。全身水肿、苍白、皮肤瘀斑、胸腔积液、腹腔积液、肝脾肿大、心力衰竭、呼吸窘迫。常于生后不久死亡。

（四）鉴别诊断

1.先天性肾病

有全身水肿和低蛋白血症,无严重黄疸和肝脾肿大,临床表现及实验室检查可确诊。

2.葡萄糖-6-磷酸脱氢酶(G-6-PD)缺乏症

此病在我国南方地区高发,可在新生儿生后 2 周内发病,男性多见。以贫血、黄疸为主要表现,Coombs 试验阴性。确诊依赖于 G-6-PD 的活性测定。

3.新生儿贫血

双胎的胎－胎输血、胎－母间输血可引起新生儿贫血,但无黄疸加重,无溶血实验室依据。

4.生理性黄疸

必须注意生理性黄疸与病理性黄疸的鉴别。一般认为,临床出现下列情况时应考虑为病理性黄疸:①黄疸出现过早,于出生后 24h 内出现;②黄疸进展快,血清胆红素浓度每日上升超过 $85\mu mol/L$;③黄疸程度重,足月儿血清总胆红素浓度超过 $222\mu mol/L$,早产儿超过 $257\mu mol/L$;直接胆红素浓度超过 $26\sim34\mu mol/L$;④黄疸持续时间长,足月儿在第 2 周或早产儿在第 $3\sim4$ 周末仍有黄疸或黄疸退而复现者。血型不合及溶血三项试验可资区别。

四、治疗

采取综合措施,对高度怀疑可能发生溶血病的母亲应进行产前随访和干预,出生后积极退黄,阻断溶血的继续发生,防治并发症,防止胆红素脑病发生。

（一）一般治疗

防止低血糖、低体温;保持呼吸道通畅,纠正缺氧;维护心功能,防止心力衰竭;降低血清胆红素,防止胆红素脑病的发生;及时纠正贫血,必要时输血。

（二）药物治疗

1.白蛋白

静脉滴注白蛋白,每次 $0.5\sim1g/kg$,连用 3d,可减少游离的未结合胆红素,以免游离未结合胆红素对脑细胞的损害,可预防核黄疸的发生。

2.抑制溶血

缓慢静脉滴注丙种球蛋白 $0.5\sim1g/kg$(不少于 $4\sim6h$)。因 IgG 可阻断 H 受体,抑制溶血过程,从而使胆红素产生减少。

3.纠正贫血及控制心力衰竭

对于生后及 12h 内有水肿、腹腔积液、严重贫血者,应立即给予有效通气、供氧、利尿、洋地黄制剂等措施防治心力衰竭,用浓缩红细胞作交换输血。

（三）其他治疗

1.光疗

及早应用光疗促进胆红素通过胆汁及尿液排出。

2.换血

去除抗体和致敏红细胞,减少溶血,可置换出大量胆红素,预防核黄疸,并可纠正贫血。

第十节　新生儿感染性疾病

一、新生儿败血症

(一)概述

新生儿败血症是指各种致病菌侵入新生儿血液循环并在血液中生长繁殖,产生大量毒素使患儿出现严重感染中毒症状的全身感染性疾病。引起新生儿败血症的病原菌种类很多,但致病力强弱不同,最重要的病原菌是大肠杆菌及金黄色葡萄球菌。宫内或分娩时感染的病原菌以革兰阴性杆菌居多,生后感染病原菌则以革兰阳性球菌占优势。感染途径包括宫内感染、产时和产后感染。本病是新生儿常见的危急重症,亦是新生儿死亡的主要原因之一。

(二)临床表现

常为非特异性症状,早期精神食欲欠佳、哭声弱、体温不稳定;病情发展快且重,短期内即可出现不吃、不哭、不动、面色差、精神萎靡、嗜睡。体壮儿常发热,体弱儿、早产儿常体温不升。有如下特殊表现时提示败血症:①黄疸迅速加重或退而复现,可为败血症的唯一表现;②呼吸窘迫;③出血倾向及贫血迅速加重;④休克、低血压;⑤较晚出现的肝脾肿大;⑥其他:呕吐、中毒性肠麻痹、硬肿、惊厥。

(三)诊断

1.病史

大多无特异性症状。产前、产时感染一般发生在出生后 3d 内,产后感染发生在出生后 3d以后。早期表现为精神食欲不佳、哭声弱、体温异常等,转而发展为少吃(或吸吮无力)、少哭(或哭声低微)、少动(或全身虚弱)、反应低下(或精神萎靡)、体温不升(或随外界温度波动)、体重不增或黄疸迅速加重等。

2.查体

(1)皮肤黄染:可为败血症的唯一表现。

(2)肝脾肿大:尤其是无法解释的肝大。

(3)出血倾向:可有瘀点、瘀斑、甚至 DIC。

(4)休克:表现为面色苍白、皮肤出现大理石样花纹、脉细而速、肌张力低下、尿少尿闭等。

(5)并发症:最易并发化脓性脑膜炎,要提高警惕,及早做脑脊液检查;其次易发生的并发症是肺炎或肺脓肿;其他如蜂窝织炎、骨髓炎和肾盂肾炎较少见。

3.辅助检查

(1)外周血象:患儿白细胞总数增高,也可正常,严重者可明显降低。一般认为,白细胞总数 $<5\times10^9/L$,或出生 3d 后白细胞总数 $\geqslant20\times10^9/L$,杆状核白细胞(I)和中性粒细胞(T)的比值 $I/T\geqslant0.2$ 时,对败血症的诊断意义较大。如白细胞内有中毒颗粒则更有助于诊断。重症患儿因细菌毒素破坏红细胞。出现红细胞数及血红蛋白值降低,并可有血小板减少。

(2)病原学检查可作为诊断依据,并指导治疗。

细菌培养:①血培养检查阳性,尤其是双份血培养或连续 2 次血培养均得同一细菌或 1 次血培养阳性,但从尿液、脑脊液、浆膜腔液或非暴露病灶处分离出或涂片找到同一细菌可作为确诊的依据。②疑有尿路感染时,在耻骨联合上穿刺抽取尿液检菌及进行培养。如非穿刺尿液白细胞<$0.2×10^9$/L,细菌数>$1.0×10^9$/L可诊断为尿路感染。③对于疑有宫内细菌感染的新生儿,可在出生后2h内做鼻、咽、耳窝分泌物及胃液培养。胃液涂片有细菌或白细胞超过4个Hp为阳性,但若在出生12h后才做胃液培养,如阳性则多属于污染菌。④可做皮肤、脐部感染病灶。眼或外耳道分泌物培养及涂片检查病原菌,对诊断有一定参考价值。如得到与已知培养相同的细菌,则可能为引起败血症的原发病灶。但需注意其检测结果也有可能与血培养不一致。⑤脑脊液培养。必须注意如果患儿曾用过抗生素治疗,其脑脊液培养可能为阴性,但脑脊液涂片检查细菌时有可能找到细菌,所以在做培养的同时,必须做涂片找细菌。对于疑有合并化脓性脑膜炎的患儿,应进行腰穿检查,脑脊液呈化脓性表现,细菌培养可呈阳性。此项检查不仅有助于确定败血症的病原,增加检查阳性率,也可以反映病情的严重程度。

病原菌抗原检测:①采用对流免疫电泳(CIE)、酶联免疫吸附试验(ELISA)、乳胶颗粒凝集(LA)等方法用于血、脑脊液和尿中致病菌抗原检测;②基因诊断方法,应用质粒分析、限制性内切酶分析(REA)、核酸杂交、聚合酶链式反应(PCR)等方法用于鉴别病原菌的生物型和血清型,有利于寻找感染源。

(3)红细胞沉降率及C反应蛋白测定:血沉及C反应蛋白检查有助于诊断,亦可用于观察疗效及判断预后。新生儿采用微量血沉检查,一般认为血沉≥15mm/h常提示有严重感染。如果患儿有诱发败血症的病因,并有其临床表现,而无肺炎等其他感染性疾患,血清C反应蛋白阳性或≥$15μg$/mL,可临床诊断为败血症。在治疗过程中复查C反应蛋白,如较前迅速降低,则提示治疗有效。如降低不明显甚至继续增高,表示疗效差,预后不佳。因此,动态观察C反应蛋白的变化并结合临床综合分析,不仅有助于新生儿败血症的早期快速诊断,而且对于疗效观察和预后判断有指导价值。

(4)血清胆红素检查:可作为败血症诊断的辅助指标。由于细菌毒素对红细胞膜的直接作用和对肝脏以及胆红素代谢的影响,大多数患儿血清总胆红素升高,以直接胆红素升高为主,或虽以间接胆红素升高明显,但直接胆红素>$25.65μmol$/L。如感染控制后,红细胞不再过多破坏,肝细胞肿胀消退,血清胆红素应逐渐下降。

(5)鲎试验:用于检测血和体液中细菌内毒素,阳性提示有革兰阴性细菌感染。

4.诊断要点

(1)母亲多有胎膜早破、产程延长、产前或产时感染发热等病史。或患儿常有脐部感染或其他皮肤黏膜破损等感染灶。

(2)临床症状无特异性,患儿可有不吃、不哭、不动、发热或体温不升、面色苍白、反应低下、体重不增等。可伴黄疸、肝脾肿大、皮肤黏膜瘀点、瘀斑、呼吸急促或暂停、心律失常等。

(3)晚期可并发化脓性脑膜炎、肺炎、坏死性小肠结肠炎、呼吸窘迫、肺出血、休克、DIC等。

(4)血白细胞明显升高或降低,VT≥0.16,C反应蛋白升高。病灶渗出物、脑脊液、尿等培养阳性或检出细菌抗原。

(5)血培养阳性。

具备上述第1~4项可临床诊断本病,同时具备第5项可确诊。

5.鉴别诊断

（1）颅内出血：出现神经系统症状或合并有脑膜炎时，应与颅内出血象鉴别。颅内出血有产伤或窒息史，大多发病早，生后1～2d起病，脑脊液可为均匀血性或有皱缩红细胞而无炎性变化。

（2）呼吸道疾病：表现呼吸急促、青紫等呼吸系统症状时，应与肺炎、肺不张、肺透明膜病等呼吸系统疾病相鉴别。可根据肺部体征及X线胸片结果进行鉴别。

（3）消化道疾病：有呕吐、腹胀时应与新生儿腹泻鉴别。单纯腹泻一般状态好，无发热及中毒表现。

（四）治疗

认真清除局部感染灶，积极选用有效的抗生素抗感染治疗，加强护理和对症处理，维持重要脏器功能，防治并发症。

1.一般治疗

注意保暖或降温、维持体温的恒定，加强口腔、脐部等皮肤黏膜的护理、消毒，清除局部病灶，供应足量的液体和营养物质，纠正酸中毒及缺氧，维持水和电解质平衡。

2.药物治疗

主要指抗生素治疗。早诊断、早用药；选用杀菌能力强、并易透过血脑屏障的抗生素，病原菌未明确前根据临床经验和治疗后的效果选用1～2种抗生素，明确病原菌后根据药敏试验选择1种药物；疗程应足，一般需7～14d，有并发症出现时疗程可适当延长至3周以上；原则上应静脉用药；遇患儿为生后不久的新生儿、早产儿或为肝肾功能不成熟的患儿，用药次数和剂量要适当减少。

（1）病原菌未明确前用药：可选用氨苄西林，剂量为100mg/(kg·d)，分2次静脉滴注，疑似为脑膜炎者剂量可加倍。

（2）病原菌明确后用药。

针对革兰阳性菌的抗生素。①青霉素类抗生素：适用于链球菌属（包括B族溶血性链球菌、肺炎链球菌、D族溶血性链球菌如粪链球菌等）败血症，可应用青霉素5万～15万单位/(kg·d)，分2～3次静脉滴注；若耐药可换用青霉素，剂量改为10万～20万单位/(kg·d)，分2～4次静脉滴注；对于葡萄球菌属（包括金黄色葡萄球菌和凝固酶阴性的葡萄球菌）败血症，因青霉素普遍耐药，常选用耐酶的青霉素，如苯唑西林或氯唑西林，具体应用为体重＜1200g和1200～2000g（日龄在7d内）的新生儿，剂量为50mg/(kg·d)，分2次静脉滴注；对体重1200～2000g（日龄大于7d）和≥2000g（日龄在7d内）的患儿，剂量为50～100mg/(kg·d)，分3次给药；对＞2000g（日龄大于7d）的患儿，剂量50～100mg/(kg·d)，分4次同前给药。②第一、二代头孢菌素类抗生素：适用于部分革兰阳性菌，如葡萄球菌败血症，常用药物有头孢唑啉（头孢菌素Ⅴ号），剂量为20～25mg/(kg·次)，每日2次，较大儿可为每日3次，静脉滴注，但该药不易透过血脑屏障；或用头孢呋辛（西力欣、新福欣），剂量为25～50mg/(kg·次)，每日2～3次。③万古霉素（稳可信）：主要适用于耐甲氧西林金黄色葡萄球菌败血症，为二线用药，剂量为10～15mg/(kg·次)，每日2～3次静脉滴注。④替考拉宁：同样适用于耐甲氧西林金黄色葡萄球菌败血症，剂量为10mg/(kg·d)，1次静脉滴注。

针对革兰阴性菌的抗生素。①第三、四代头孢菌素类抗生素:适用于大肠杆菌、沙门杆菌败血症及院内感染败血症,常用药物有头孢噻肟(凯福隆),剂量为 50mg/(kg·次),每日 2～3 次静脉滴注。因该类药易透过血脑屏障,对绿脓杆菌败血症并发化脓性脑膜炎者,可选用头孢曲松(头孢三嗪),剂量为 50～75mg/(kg·次),每日 1 次静脉滴注,或头孢他啶(复达欣)50mg/(kg·次),每日 2～3 次静脉滴注。对多重耐药菌,如阴沟肠杆菌等所致的严重败血症,还可选用第四代头孢菌素类抗生素,如头孢吡肟,头孢匹罗,头孢唑兰等。②氧哌嗪青霉素(哌拉西林):常用于大肠杆菌败血症,易透过血脑屏障,且对革兰阳性菌也有一定的杀菌效果,剂量为 50～100mg/(kg·次),每日 2～3 次静脉滴注。

针对厌氧菌的抗生素:对厌氧菌败血症常选用甲硝唑,剂量为 7.5～15mg/(kg·次),每日 2 次,较小儿每 2d1 次,静脉滴注。

针对其他病原菌的抗生素:导致新生儿败血症的病原菌还有衣原体、支原体、立克次体和螺旋体等,可选用大环内酯类抗生素,如红霉素 10～15mg/(kg·d),分 2～3 次静脉滴注;也可应用阿奇霉素等。

3.其他治疗

(1)对症治疗。①清除感染灶:应用 3％过氧化氢、2％碘酊及 75％乙醇消毒脐部,每日 2～3 次;皮肤感染灶经以上消毒后可再涂抹抗生素软膏;口腔黏膜消毒可应用 3％过氧化氢清洗,每日 2 次。②扩容:对休克者,可应用含钠溶液或右旋糖酐补充血容量,并及时加用多巴胺等血管活性药物。③降颅压、止痉:有脑水肿者,可选用利尿剂,或甘露醇;有抽搐者,可应用地西泮、苯巴比妥钠等镇静剂。④退黄:及时进行光疗。⑤补充血小板:血小板明显减低,有出血危险时,可输注血小板 1～2U/5kg。

(2)支持治疗。①增强免疫功能:对早产儿及严重感染者,可静脉滴注免疫球蛋白 200～500mg/(kg·d),连用 3～5d。②输血:小量多次输入全血或血浆,每次 10mL/kg,可增强机体的抵抗能力。

(3)换血治疗:对药物治疗无效的败血症患儿可考虑换血治疗,应用新鲜全血,换血量为 120～160mL/kg。换血后可出现电解质紊乱、感染、移植性抗宿主反应等并发症,故应用时需慎重。

二、新生儿破伤风

(一)概述

新生儿破伤风系由于破伤风杆菌侵入脐部,并产生痉挛毒素而引起以牙关紧闭和全身肌肉强直性痉挛为有特征性的急性感染性疾病。破伤风杆菌为革兰阳性厌氧菌,用污染有破伤风杆菌的剪刀、线绳、纱布断脐、结扎脐带或包扎脐残端时破伤风杆菌可进入脐部,包扎造成的缺氧环境又有利于破伤风杆菌的繁殖。

(二)临床表现

(1)潜伏期 3～14d,多为 4～6d 发病。潜伏期愈短,病情愈重,死亡率愈高。

(2)患儿首先出现的症状是吮乳困难,牙关紧闭。当出现抽搐即为痉挛期,面肌痉挛使睑裂变窄,口角外牵,呈苦笑面容。

(3)全身肌肉痉挛严重者,可呈角弓反张。喉肌、呼吸肌痉挛,可致呼吸困难、发绀、窒息,甚至死亡。各种轻微刺激均可诱发肌肉痉挛。度过痉挛期,到恢复期。

(三)诊断

1.病史和查体

破伤风整个过程分潜伏期、痉挛前期、痉挛期和恢复期。潜伏期大多为4～8d(3～21d),发病越早,发作期越短,病死率越高。从症状出现到首次抽搐为痉挛前期。起病时,咀嚼肌受累;患儿意识清楚,哭吵不安,张口困难,吸吮困难,用压舌板轻压舌根立即引起牙关紧闭,有助诊断。痉挛期牙关紧闭、面肌抽搐,出现苦笑面容;双拳紧握、上肢过度屈曲、下肢伸直,呈角弓反张,可阵发强直性痉挛;间歇期肌强直继续存在,轻微刺激可引起痉挛发作;呼吸肌、喉肌痉挛引起呼吸困难、发绀、窒息;膀胱、直肠括约肌痉挛导致尿潴留和便秘;肺炎是本期最多见的并发症。发病后2～4周进入恢复期,表现为痉挛逐渐减轻且发作间隔时间延长,恢复吞咽和吃奶。

2.辅助检查

(1)细菌培养:取脐部分泌物做厌氧菌培养可培养出破伤风杆菌,由于培养阳性率不高,故诊断本病应以病史及临床表现为依据。

(2)血液检查:白细胞总数和中性粒细胞稍增高。血丙氨酸氨基转移酶(ALT)、天冬氨酸氨基转移酶(AST)、肌酸激酶(CK)可升高。

(3)脑脊液检查:脑脊液外观清,细胞数正常,有轻度蛋白增高。

3.诊断要点

(1)有消毒不严接生或旧法接生史,脐部有感染表现。

(2)生后4～8d发病,早期为哭闹、张口呼吸、吃奶困难,随后表现牙关紧闭,"苦笑"面容,四肢及躯干呈角弓反张状。若有刺激患儿即可引起痉挛发作的表现,可确诊。

(3)如早期尚无典型表现,用压舌板检查患儿咽部,若越用力下压。压舌板反被咬得越紧,也可帮助确诊。

4.鉴别诊断

(1)新生儿缺氧缺血性脑病:患儿常有围生期严重窒息史,多在生后12h左右发生惊厥,开始为微小抽搐,以后可出现强直性或痉挛性惊厥,发作时无牙关紧闭。

(2)新生儿颅内出血:惊厥出现较早,一般在生后2～3d出现,缺氧或难产的足月儿多见,常可致蛛网膜下隙出血或硬脑膜下腔出血;早产儿缺氧后可表现为脑室周围-脑室内出血,通常在生后12～24h即出现神经系统症状,无牙关紧闭。头颅CT可确诊。

(3)新生儿化脓性脑膜炎:可有发热、全身性痉挛和抽搐,但常有皮肤、黏膜破损感染史或败血症史,很少出现牙关紧闭,血白细胞计数明显增高,脑脊液检查呈化脓性改变有助于诊断。

(4)新生儿低钙血症:可表现为惊跳、震颤、惊厥。抽搐发作时常伴呼吸改变、心率增快和发绀,但无牙关紧闭。血钙<1.8mmol/L或游离钙<0.9mmol/L可确诊。早期低血钙多在生后2d内出现,见于低体重儿,窒息、糖尿病母亲的新生儿。晚期低血钙为生后3d～3周发生的低血钙,多为足月儿,母亲妊娠期可有小腿腓肠肌痉挛史。

(5)胆红素脑病:惊厥、角弓反张发生在严重黄疸的同时,检查血总胆红素≥342μmol/L(20mg/dL),早产儿在伴有高危因素时,血总胆红素>171μmol/L(10mg/dL)也可发生胆红素脑病。

(四)治疗

避光和保持环境的安静,减少刺激,消除一切可能诱发痉挛发作的因素,控制痉挛,积极应用破伤风抗毒素和给予抗感染治疗,保证足量营养供应,维持水电解质平衡,防治并发症。

1.一般治疗

细致的护理和足量的营养供给是治疗本病的重要措施。保持室内安静、避光,禁止一切不必要的刺激。各种必需的操作如测体温、换尿布、翻身等尽量集中同一时间进行,操作要轻快。及时清除口腔分泌物,保持呼吸道通畅及口腔、皮肤清洁。痉挛期应暂禁食,以免误吸,可通过静脉供给营养,痉挛减轻后改用胃管喂养。药物尽量采用静脉给予。

2.药物治疗

(1)控制痉挛:是治疗本病的关键,多种药物可供选择。

地西泮:因其松弛肌肉及抗惊厥作用强而迅速,故作为首选。首次 0.1~0.3mg/kg,缓慢静推,5min 即可达到有效浓度,但其半衰期短,约为 30min,故不宜做维持治疗。痉挛好转后可鼻饲给药,每次 0.5~1mg/kg,必要时可加大剂量,使患儿处于深睡状态。大剂量维持 4~7d 后逐渐减量,直至张口吃奶,痉挛解除方可停药。肌内注射途径不宜应用,因其溶剂易扩散,地西泮沉淀于肌内注射部位不易吸收。

苯巴比妥钠:该药因其止痉效果好,维持时间长,副作用小,是治疗新生儿其他惊厥的首选药。负荷量 15~20mg/kg,静脉注射;之后改维持量 5mg/(kg•d),分 2 次静点。

水合氯醛:止痉作用快,较安全,不易引起蓄积中毒。常用 10%溶液 0.1~0.15mL/kg 灌肠或由胃管注入。

副醛:止痉作用快,安全。多为临时用药,每次 0.1~0.2mL/kg(稀释成 5%溶液)静脉注射或 0.2~0.3mL/kg 肌内注射或灌肠。因其主要由肺排出刺激呼吸道黏膜,故有呼吸道感染时不宜使用。

硫喷妥钠:用以上药物处理后仍抽搐不止时,可采用硫喷妥钠,每次 10~20mg/kg(配制成 2.5%溶液)缓慢静推或肌内注射,边推注边观察,止痉后立即停止用药。

临床上常用地西泮与苯巴比妥钠、或地西泮与氯丙嗪、氯丙嗪与苯巴比妥钠交替使用。用药间隔为 6h,重症患儿应用间隔时间可缩短。早期以静脉用药为主,并应根据疗效反应,随时调整用药剂量及间隔时间,避免蓄积中毒。

(2)抗毒素治疗:破伤风抗毒素(TAT)只能中和未与神经组织结合的游离毒素,应尽早使用。TAT1 万~2 万单位肌内注射或静脉滴注,3000U 脐周局部封闭注射。但由于 TAT 为马血清制品,部分患儿可产生血清样变态反应,应用前需做皮肤过敏试验;也可用人体破伤风免疫球蛋白(TIC)新生儿肌内注射 500U 即可,其血浓度较高,半衰期长达 30d,一般无血清病等变态反应,但价格昂贵。

(3)控制感染。①青霉素:能杀灭破伤风杆菌,剂量 10 万~20 万单位/(kg•d),分 2 次,连用 7~10d。②甲硝唑:是抗厌氧菌的首选药,剂量为每日 15~30mg/(kg•d),分 2~3 次静脉滴入,疗程 7d。有报道其疗效略优于青霉素。如有合并感染,加用其他抗生素。

(4)脐部处理:用氧化消毒剂,如 3%过氧化氢或 1:4000 高锰酸钾溶液清洗脐部,后涂以 1%~2%碘酊以消灭残余破伤风杆菌,再用 75%乙醇脱碘,每日 1 次,直至渗出物完全消失,创面愈合为止。

3.其他治疗

由于喉肌和呼吸肌痉挛引发呼吸困难缺氧时及时吸氧,必要时行气管插管使用呼吸机辅助呼吸。注意水和电解质平衡。有脑水肿时应用呋塞米或甘露醇。出现肌张力低下时立即停用或减少镇静药的用量。

三、新生儿感染性肺炎

(一)概述

感染性肺炎是新生儿常见疾病,也是引起新生儿死亡的重要病因。围生期感染性肺炎死亡率为 5%~20%。

由细菌、病毒或原虫引起,可发生在宫内、分娩过程中或出生后。宫内或分娩时感染的病原常见有大肠杆菌等革兰阴性杆菌、B族溶血性链球菌、病毒(巨细胞病毒、风疹、水痘、单纯疱疹、柯萨奇病毒),也可为梅毒螺旋体、弓形体原虫等,生后感染病原常见革兰阳性球菌、大肠杆菌和病毒等。

(二)临床表现

1.宫内感染性肺炎

出生后 3d 内起病,常有窒息史,复苏后出现呼吸增快或不规则,常伴呻吟,有呼吸暂停,面色苍白或发绀,可无咳嗽。重症可出现抽搐、肌张力低下等神经系统症状,肺部可无体征,也可闻及啰音。

2.生后感染性肺炎

多在出生 3d 后发病,常有呼吸道感染接触史,有上感的症状,表现为发热、气促、咳嗽,可见鼻翼扇动、三凹征、点头状呼吸,唇周青紫,肺部可闻及细湿啰音。

(三)诊断

1.病史

孕母妊娠期有感染、胎膜早破、急产等病史,新生儿有窒息、败血症、皮肤感染等病史,以及有进行吸痰、雾化、气管插管等操作消毒不严格史。宫内感染性肺炎多在出生后 1d 内发病。症状常不典型,胎龄愈小症状愈不典型,如拒食、嗜睡或激惹、面色差、体重不增、多无咳嗽,不久渐气促、呻吟等。衣原体感染虽在产前发生,但肺炎的起病缓慢,在出生后 3~12 周。先有鼻塞和咳嗽,呼吸逐渐加快,多无发热,如病变侵犯细支气管则出现喘鸣,全病程可持续数周,出生后感染性肺炎起病较晚,症状比较典型,有鼻塞、咳嗽、气促等呼吸系统症状,足月儿常发热,早产儿可无发热。

2.查体

早产儿易发生呼吸暂停,肺部体征有呼吸音增强或减低,伴干性或湿性啰音,但也可能完全阴性。衣原体感染如病变侵犯细支气管则出现喘鸣。并发脓胸或脓气胸时呼吸音减低,不同病原体引起的肺炎各有一些特点。

3.辅助检查

(1)X 线胸片:显示分散的点状、斑片状或絮状阴影。出生前感染者,可有双侧实变影和支气管充气征;生后感染者常见为弥漫性斑片状阴影,可有胸膜渗出;吸入性病变多见于右肺下野,大量吸入时表现肺膨胀,吸入胎粪者有阶段性肺不张与肺气肿并存。

(2)血常规:外周血白细胞计数升高,中性粒细胞比例升高,沙眼衣原体感染者嗜酸性粒细胞增多,弓形虫、部分巨细胞病毒感染者红细胞与血小板降低。急性时相蛋白如 C 反应蛋白 (CRP)升高。严重病例血气分析血 pH 值下降、$PaCO_2$ 升高,水和电解质异常。气道吸出物培养阳性,有时血培养阳性。血中可检出病原体特异性 IgM 或抗原。产前感染者脐血 IgM> 200mg/L。

4.诊断要点

(1)临床诊断:①有呼吸道感染接触史。②出现咳嗽、呛奶、气促、发绀、肺部啰音等症状和体征。③X 线胸片显示肺纹理模糊、增多、紊乱或片状影等。④除外先天性疾病、吸入性肺炎和湿肺。

(2)病因诊断:目前多数不能得到确切的病原学诊断,主要依靠临床诊断。①病毒感染的诊断:病毒分离与鉴定是诊断病毒感染的金标准,但不能作为临床常规应用;血清学检测、分子生物学技术检测、免疫标记技术应用也受到一定的限制。②支原体及衣原体感染的诊断:分子生物学技术检测、免疫标记技术、血清学检测已逐步在临床应用。③细菌感染的诊断:细菌培养对诊断有肯定价值。外周血及急相蛋白检测均有一定的临床意义。

5.鉴别诊断

(1)新生儿呼吸窘迫综合征:B 组溶血性链球菌感染的肺炎临床过程和 X 线胸片难以与 NRDS 鉴别。NRDS 以早产儿多见,生后 2～6h 中进行性呼吸困难,无明显的羊水或胎粪污染史及吸入史。胸部 X 线呈肺野透亮度减低,且无斑片状阴影表现。

(2)新生儿湿肺:无羊水污染史及吸入史。症状轻,胸部 X 线片显示肺泡、叶间或胸腔积液。

(3)胎粪吸入综合征:有宫内窘迫、羊水污染史。生后即呼吸困难。胸部 X 线片表现肺纹理增粗、斑点状阴影或肺气肿。可与产时感染性肺炎合并存在,两者不易区别。

(四)治疗

采取综合措施,加强护理,保持呼吸道的通畅,改善肺功能,积极有效抗感染,维持重要脏器的功能,维持水电解质平衡,防治并发症。

1.一般治疗

加强护理,保证室内空气新鲜、湿度在 50% 左右,合理喂养,供给足量的液体和热量,必要时可给予氨基酸、脂肪乳等静脉高营养,每日总液量控制在 60～100mL/kg,24h 内匀速滴入。定时拍背、吸痰,保证呼吸道的通畅。

2.药物治疗

(1)纠酸:酸中毒时可根据血气结果给予适量的碳酸氢钠,具体剂量公式:5% 碳酸氢钠毫升数=|−BE|×体重(kg)×0.5,先给 1/2 量,稀释后静脉点滴。

(2)雾化吸入:遇患儿呼吸道分泌物较多、痰液黏稠不易咳出时可应用雾化吸入药物的方法,稀释痰液、缓解支气管痉挛、促进分泌物排出。

(3)镇静:患儿烦躁不安时会增加机体的耗氧量,可给予苯巴比妥等镇静药物。

(4)免疫疗法:重症患儿及极低出生体重儿可辅以免疫疗法。静脉点滴丙种球蛋白,每日

400mg/kg,连用 3～5d,或多次少量输入鲜血或血浆。

(5)抗生素治疗:针对病原选用敏感的抗生素。通常宫内及分娩时的感染以革兰阴性杆菌为主,可选用三代头孢类抗生素、氨苄西林等。生后感染的病原难以确定,可选用广谱抗生素或两种抗生素联合应用。

(6)抗病毒治疗:病毒感染者,可选用利巴韦林(利巴韦林),剂量 10～15mg/(kg·d)静脉滴入,也可口服、滴鼻或经雾化吸入,5～7d 为 1 个疗程;双嘧达莫(潘生丁),剂量 3～5mg/(kg·d),分 2～3 次口服,3d 为 1 个疗程;或应用干扰素滴鼻或雾化吸入。当继发细菌感染时应联合应用抗生素。

3.其他治疗

病情轻者可采用鼻导管、面罩或头罩吸氧等方式,使 PaO_2 维持在 8～10.7kPa(60～80mmHg)之间。重症患儿出现 I 型呼吸衰竭时,应给予 CPAP;当出现 II 型呼吸衰竭时,应给予气管插管呼吸机辅助呼吸。

四、先天性宫内病毒感染

(一)巨细胞病毒感染

1.概述

人类巨细胞病毒(HCMV)是引起先天性感染最常见的病毒。是造成非遗传性耳聋和智力障碍的主要原因。为双链 DNA 病毒,有高度种属特异性,对宿主感染具有终生性。

目前多为亚临床感染或潜伏感染,母亲原发和复发感染都能引起胎儿宫内感染,感染者可通过唾液、尿液、乳汁、血液、精液及宫颈分泌物等排放病毒。由母亲传播给新生儿主要通过胎盘、产道、母乳这三种途径。

2.诊断

(1)病史。

母妊娠早期感染易导致流产、死胎、小头畸形及颅内钙化等;而晚期感染的新生儿多表现为肝炎、肺炎、紫癜及严重血小板减少或无症状。大多数出生时无明显症状。有临床症状和体征的新生儿仅占先天性 CMV 感染者的5%～10%。包括宫内发育延迟、早产、胎龄小、精神萎靡或吸吮无力等。

(2)查体。

可出现黄疸、肝脾大、紫癜、小头畸形;感觉神经性耳聋,视力障碍。中枢神经系统受损包括智力发育落后、脑瘫、癫痫等。

(3)辅助检查。

实验室检查血谷丙转氨酶升高,血小板减少,胆红素升高,溶血素和脑脊液蛋白升高等。病毒学检查 PCR 比组织培养更灵敏,以尿中病毒排出量最大,咽拭子培养也可用于诊断。血清学检查敏感性和特异性都较差,新生儿 CMV-IgC 的检测是母亲抗体经胎盘进入的标志。虽然新生儿 CMV-IgM 阳性提示先天感染,但诊断必须经病毒分离证实,阴性也不能排除先天感染。

(4)诊断要点。

在出生后的 2 周内查得病毒而确诊。

（5）鉴别诊断。

与其他先天性感染如风疹、单纯疱疹、弓形虫病及先天性梅毒等的鉴别，主要依靠实验室检查，而根据临床表现常不易鉴别。

3.治疗

有严重症状者，可考虑用抗病毒药物减少因器官衰竭导致的死亡。现有效药物是更昔洛韦，5～6mg/kg，q12h，诱导 2 周，10mg/kg，1 次/2d，维持 8～12 周，注意血小板轻度减少，粒细胞减少和皮疹等副作用。干扰素、阿昔洛韦等治疗效果不满意。

4.转院要求

有症状者要转院治疗。

5.诊疗体会

要重视规范的抗病毒治疗，注意药物副作用。

6.患者教育

出生时症状性感染病死率较高，无症状的患儿也有少部分出现神经系统发育异常或听力损伤。听力损伤一般都是进展性的。随访应该包括一系列听力测试。推荐每 3 个月进行 1 次测听，到 3 岁前，半年 1 次，如果到学龄期尚无听力损伤，可每年检查 1 次。进行眼底检查，以发现视网膜炎、视力萎缩或其他异常。目前尚无有效的预防母亲 CMV 感染的手段。

（二）乙型肝炎病毒感染

1.概述

乙型肝炎病毒（HBV）属嗜肝 DNA 病毒科，是已知最小的动物 DNA 病毒之一。

HBV 的主要传染源是乙肝患者和 HBV 携带者，在潜伏期和急性期，均有传染性。HBV 可通过胎盘、羊水、乳汁、唾液在产前、产时、产后造成垂直传播。HBV 母婴传播的程度与 HBV 标志物携带状态有关。母血 HBV 标志物多项阳性比单项阳性者母婴传播率要高，尤其 e 抗原阳性者更为显著。

2.诊断

（1）病史和查体：HBV 感染可影响胎母物质交换，引起胎儿窘迫甚至死亡。由于免疫耐受，感染乙肝病毒的新生儿几乎无明显肝病表现。极少数有窒息、早产、黄疸、呕吐、腹胀等，但属非特异性。

胎儿感染 HBV 后是否影响发育，主要与感染孕周的早晚及胎儿感染后 HBV 复制水平的高低关系密切。孕中期以前感染 HBV，和（或）HBV 呈高水平复制，可干扰、阻止胎儿细胞分裂、增殖，影响发育。孕妇分娩时的感染状况不能反映其对胎儿发育的影响。

（2）辅助检查：脐血或外周血检测可作为 HBV 宫内感染的筛查指标。HBsAg 阳性表明已感染 HBV；HBsAg 虽为阴性而其他 HBV 指标即使仅有一项为阳性，仍说明已感染 HBV。血中 HBV-DNA 含量检测可确诊。HBeAg 阳性是 HBV 活动性复制或有强传染性的标志。极少数肝功能异常。

（3）诊断要点：乙肝病毒标志物阳性即可诊断。血中 HBV-DNA 含量检测可确诊。

3.治疗

对于母婴传播的阻断，现在常用药物有乙肝疫苗、高效价乙肝免疫球蛋白、拉夫米定及联合免疫。乙肝疫苗及高效价乙肝免疫球蛋白的用法详见正常新生儿的特点。有肝功能异常者,使用抗病毒及保肝药:包括门冬氨酸钾镁、联苯双脂、肌苷、葡醛内酯及维生素类等。

4.转院要求

乙肝病毒标志物多项阳性、有肝功能异常需治疗者及时转院。

5.诊疗体会

一经发现要及早实行阻断措施,乙肝疫苗、高效价乙肝免疫球蛋白要分部位注射。

6.患者教育

降低孕产妇感染有可能对控制和阻断新生儿感染 HBV 具有重要意义。孕晚期注射乙肝免疫球蛋白、口服拉米夫定可有效降低孕妇 HBV-DNA 含量及新生儿感染率。

第十一节　新生儿寒冷损伤综合征

一、概述

新生儿寒冷损伤综合征,简称新生儿冷伤,亦称新生儿硬肿症。主要是由于寒冷或多种疾病所致,临床表现为低体温和皮肤硬肿,重症可发生多器官功能损害。本病多发生于寒冷地区和寒冬季节,特别易见于早产儿、低体重儿和发生窒息、严重感染等患儿。

二、临床表现

本病多发生在寒冷季节或重症感染时,绝大部分多发生于生后 1 周,早产儿尤为多见。新生儿低体温,肛温<35℃。轻症可无低体温,重症<30℃,可出现四肢或全身冰凉。低体温时常伴有心率减慢。小儿反应低下,反应差或拒乳,哭声低弱或不哭,活动减少,也可出现呼吸暂停。皮肤硬肿的特点是:皮肤紧贴皮下组织,不能移动,按之似橡皮样感,皮肤呈暗红色或青紫色。伴水肿者有指压凹陷。硬肿常呈对称性,其发生的顺序依次为:小腿→股外侧→下肢→臀部→面颊→上肢→全身。硬肿面积可按头颈部 20%、双上肢 18%、前胸及腹部 14%,背及腰骶部 14%,臀区 8%,双下肢 26%计算,致呼吸困难;重症可出现休克、DIC、急性肾功能衰竭和肺出血等多器官衰竭。

三、诊断

(一)病史

多发生在寒冷季节或重症感染时。以出生 3d 内或早产儿多见。

(二)查体

1.低体温

体温常降至 35℃以下,重症<30℃。

2.硬肿

特点为皮肤硬肿,紧贴皮下组织,不能移动,有水肿者压之有轻度凹陷。

硬肿发生顺序是:小腿→股外侧→整个下肢→臀区→面颊→上肢→全身。硬肿范围可按:头颈部 20%;双上肢 18%;前胸及腹部 14%;背及腰骶部 14%;臀区 8%;双下肢 26%计算。

皮肤硬肿范围30%,体温30~35℃为轻度;皮肤硬肿范围＞50%,体温＜30℃为重度。介于两者间为中度。

3.多器官功能损害

早期常有心音低钝、心率缓慢、微循环障碍表现;严重时可呈现休克、DIC、急性肾衰竭和肺出血等多器官功能衰竭表现。

(三)辅助检查

(1)血白细胞计数可升高,严重感染时可降低,血小板计数可降低。中、重度者可有血糖下降,血肌酐、尿素氮增高,血 pH 值和 HCO 降低,PaO_2 下降,$PaCO_2$ 升高。发生 DIC 者凝血酶原时间缩短或延长 3s 以上,活化凝血活酶时间延长,D-二聚体阳性,血浆纤维蛋白原含量＜1.5g/L或呈进行性下降。

(2)胸部 X 片可有肺部炎症、瘀血、肺水肿甚至肺出血表现。心电图主要表现为 PR 间期、QT 间期延长,T 波低平或倒置,ST 段下降。

(四)诊断要点

(1)有早产、缺氧、寒冷、感染、母分娩前应用镇静剂等病史。

(2)患儿不吃、不哭、反应低下、体温不升、重者体温低于 30℃。

(3)皮肤硬肿先发生在下肢臀部及面部,然后波及全身。肤色潮红如熟虾或呈苍灰、发绀。

(4)重症可有心率减慢、心音低钝。常伴多脏器功能损害,如微循环障碍、休克、心功能不全、DIC 和肾功能衰竭等。

(5)实验室检查可见血小板降低,血糖降低,肌酐、尿素氮增高,血气分析呈代谢性酸中毒为主,严重者有 DIC 表现。

(五)鉴别诊断

1.新生儿水肿

凹陷性水肿,软而无硬橡皮样感觉,皮肤颜色不紫。局限性水肿发生于女婴会阴部,数日内消失。早产儿水肿多见于下肢,可自行消退。Rh 溶血病或先天性肾病全身水肿、皮肤苍白,有各自临床特点与实验室检查特征。

2.新生儿皮下坏疽

常由金黄色葡萄球菌感染所致,有难产或产钳助娩史,多见于枕、背、臀、骶等身体受压部位,或产钳、胎吸受损部位,皮肤红硬、边缘不清,中央可有漂浮感,往往伴有发热及全身中毒表现。多发生于寒冷季节,有难产或用产钳分娩史,受挤压部位易发生。

四、治疗

强调早期综合治疗,加强护理,适度复温,合理供给液体及热量,纠正酸中毒,维持水电解质平衡,维持重要脏器功能,防止并发症。

(一)一般治疗

1.复温

是纠正新生儿硬肿症低体温的重要措施。

(1)缓慢复温法:适用于体温＞30℃的轻、中度硬肿症。将患儿置于 24~25℃室温中,同时加用热水袋保暖,待体温逐渐升至 35℃后再放入预热至 26~28℃的暖箱内,以后每小时提高 19℃箱温,直至 30～32℃,使患儿在 12～24h 内恢复正常体温。

(2)快速复温法:适用于体温＜30℃的重度硬肿症,可先将患儿置于 26～28℃室温中,1h 后再放入预热至 27～30℃的暖箱内,或以高于患儿体温 1～2℃的暖箱温度(不得超过 34℃)开始复温,以后每小时提高 19℃箱温,直至体温恢复正常。

复温过程中应注意监测患儿的呼吸、心率、血压、体温及环境温度和液体出入量。

2.热量和液体的供应

患儿在寒冷的环境中糖原的消耗量很大,加之复温过程中组织代谢过程过快,需要更多的葡萄糖,故应额外补充。热量从 210kJ/(kg·d)[50kcal/(kg·d)]开始补充,随着体温的升高热量不断加大至 418kJ/(kg·d)[100～200kcal/(kg·d)],消化系统尚未恢复时可先给予静脉营养,以后逐渐改为经口喂养。液体量按 0.24mL/kJ 计算,并根据心、肾功能以及出入量调整补液量和控制输液速度。

(二)药物治疗

1.抗感染治疗

根据感染的情况,选用敏感抗生素,常用的有氨苄西林、头孢菌素类,慎用对新生儿肾功能有损害的药物。

2.纠正器官功能紊乱

(1)循环障碍:皮肤发花、肢体末梢变凉,有循环障碍时应积极应用血管活性药物进行治疗。常用药物有莨菪碱类药物,如山莨菪碱、东莨菪碱等,用法均为 0.5～1mg/(kg·次)静脉注射;或应用多巴胺和(或)多巴酚丁胺,采用中剂量 5～10μg/(kg·min)可增加心脏收缩力和改善肾血流;也可应用纳洛酮 0.01～0.05mg/kg,每日 2 次,静脉点滴,可有效抗休克及缓解肺水肿。

(2)急性肾功能衰竭:体温长时间持续在较低水平可导致肾功能衰竭,遇患儿出现尿少或无尿时可给予呋塞米,每次 1～2mg/kg,并严格限制液量。无效加用多巴胺或氨茶碱静脉滴注。并发高钾血症时应限制钾的摄入,严重时给予胰岛素滴注(每 2～4g 葡萄糖中加 1U 胰岛素)治疗。

(3)肺出血:并发肺出血时,早期应给予气管插管,进行正压呼吸治疗,待 2～3d 病情好转后逐渐撤机。并给予巴曲酶或凝血酶原及纤维蛋白原,同时积极治疗原发病,如 DIC、肺水肿、急性心肾功能衰竭等。

(4)弥散性血管内凝血(DIC):确定为高凝状态时应立即应用肝素,首次为 1mg/kg,6h 后按 0.5～1mg/kg 给予,病情好转后可延长用药至 8～12h1 次,每次 0.5mg/kg,连用 3～5d,力争将凝血时间控制在 20～30min 之内,第 2 剂肝素后应给予新鲜血或血浆 25mL/次,用以补充凝血因子。

(5)对症治疗:针对酸中毒、循环障碍等给予相应治疗。如可用等张液(2:1 液)15～20mL/kg 快速静脉滴入,而后改为 1/3～1/4 张液输入。血压降低伴心率慢、心音低钝时可应用中、小剂量多巴胺和(或)多巴酚丁胺,也可加用酚妥拉明,每次 0.3～0.5mg/kg,每 4～6h1 次。

3.中药治疗

静脉注射射丹参注射液 0.5～1mL/(kg・d),可活血化瘀,较好的预防肺出血和弥散性血管内凝血等并发症的出现。

(三)其他治疗

甲状腺素能促进蛋白的合成和糖的吸收,提高基础代谢率,剂量为 4～6mg/(kg・d)。维生素 E 口服,每次 5mg,每日 3 次口服,对治疗新生儿硬肿症也有辅助效果。

第十二节　新生儿代谢性疾病

一、新生儿低血糖症

(一)概述

低血糖症指血糖值低于正常同年龄婴儿的最低血糖值,是新生儿期常见病。持续低血糖或反复发作惊厥可引起严重的中枢神经损害,导致智力低下、脑瘫等神经系统后遗症。

(二)临床表现

早期过渡型、继发型、典型或暂时性低血糖症以及严重反复发作型。新生儿低血糖常缺乏症状,且常为非特异性,多出现在生后数小时至 2d,常因伴发其他疾病而被掩盖;若有反应差、阵发性发绀、震颤、眼球不正常转动、惊厥、呼吸暂停、嗜睡、厌食或多汗、苍白及反应低下等现象应考虑此症。

(三)诊断

1.病史

无症状性低血糖者多见,血糖测定可确诊。症状性低血糖者表现不典型,有喂养困难、气急、发绀、嗜睡、抽搐、呼吸暂停等。

2.查体

反应差、面色苍白或发绀、多汗、肌张力减低、神经系统异常体征。罕见疾病 Bech-with 综合征有巨舌、突眼、脐膨出、大内脏等特征,常伴有腭裂,虹膜缺损及尿道下裂等畸形。

3.辅助检查

血糖测定<2.2mmol/L。反复发作或持续性低血糖,应测血胰岛素、T、TSH、生长激素和皮质醇,必要时 B 超、CT 检查。

4.诊断要点

(1)多见于早产儿、低出生体重儿,患儿无缺氧、感染、窒息或寒冷损伤综合原因可以解释的神经系统表现异常,如肌张力低下、惊厥、昏迷等,以上异常经输注葡萄糖后症状可消失。部分患儿可无症状。

(2)监测血糖<2.2mmol/L,孕妇有糖尿病、妊娠高血压综合征等病史。

(3)临床表现为反应差、喂养困难、嗜睡、阵发性青紫、呼吸不规则或呼吸暂停;无任何餐后血糖<2.2mmol/L。

5.鉴别诊断

(1)新生儿低钙血症:低出生体重儿、感染、缺氧时易发生低钙血症,同时可伴低血糖。表现惊跳、惊厥、喉痉挛、阵发性青紫或呼吸暂停、肌张力增强。血清钙<1.8mmol/L,血清游离钙<0.9mmol/L。

(2)新生儿缺氧缺血性脑病:有围生期缺氧缺血史,生后72h内出现意识障碍,原始反射减弱、易激惹、惊厥,重者昏迷。头颅超声波示回声增强,头颅CT有低密度影。

(3)新生儿化脓性脑膜炎:常有胎膜早破、产程延长、吸入综合征或脐炎病史,多为败血症的并发症,表现为惊厥、前囟紧张饱满。脑脊液压力增高,细胞数及蛋白均增高,涂片、培养可呈阳性。

(四)治疗

提高警惕,加强护理,注意对可能发生低血糖的患儿进行血糖动态监测,及早纠正低血糖,防止脑损伤。

1.一般治疗

新生儿低血糖症的预防重于治疗,加强对高危儿血糖的动态监测。注意保暖,减少热量消耗,条件允许时应尽早开奶,生后1~2h即可试喂糖水或母乳,不能进食者应静脉营养,保证足够热量供应。

2.药物治疗

(1)葡萄糖液。

无症状的低血糖症:无论足月儿或低出生体重儿,即使无明显低血糖症状,只要血糖低于2.2mmol/L时即应开始治疗。一般可口服或鼻饲10%葡萄糖液,每次5~10mL/kg,每2h1次,直至血糖稳定于正常水平。窒息无法进食的患儿,应静脉输入10%葡萄糖液6~8mg/(kg·min),4~6h后根据血糖监测结果调节输糖速度,稳定24h后逐渐停用。

有症状的低血糖症:应立即静脉输入葡萄糖液。足月儿和足月小婴儿给予25%葡萄糖液2~4mL/kg(小早产可用10%葡萄糖液2mL/kg)缓慢静推,速度为1mL/min。之后以每小时3~5mL/kg[8~10mg/(kg·min)]的速度静脉滴入10%葡萄糖液,用以维持正常血糖水平。用输液泵控制输液速度,定期监测血糖变化,当血糖维持在2.2mmol/L以上1~2d后,改为5%葡萄糖液静脉滴注,以后逐渐减量停药。同时应尽快给予母乳或牛乳喂养。患儿一般经2~3d后可以治愈,糖尿病母的患儿则需治疗几日或几周。

(2)其他药物。

糖皮质激素:如经上述方法补充葡萄糖液治疗3d后患儿血糖仍较低者,可加用氢化可的松5~8mg/(kg·d),一般连用5~7d,至症状消失、血糖恢复后24~48h停药。

因高血糖素:因高血糖素缺乏导致低血糖者可用高血糖素0.1~0.3mg/kg肌内注射,必要时6h后可重复应用。

3.其他治疗

顽固性反复发作性低血糖患儿,多由先天性代谢异常或内分泌疾病所引起,此时需治疗原发病。如半乳糖血症患儿,应完全停止乳类食用,以不含乳糖的食物代替;亮氨酸过敏的婴儿,应限制蛋白质摄入;糖原累积症患儿,应昼夜喂奶;对胰岛素过多症患儿,可应用肾上腺皮质激素、二氮嗪[5～15mg/(kg·d)]分 3 次口服;垂体和肾上腺皮质功能不全者,可使用促肾上腺皮质激素和生长激素治疗。

二、新生儿高血糖症

(一)概述

新生儿高血糖的定义为:全血血糖＞7.0mmol/L(125mg/dL),或血浆糖＞8.12～8.40mmol/L(145～150mg/dL)。应激是常见原因,新生儿糖尿病罕见。医源性利尿、脱水、休克及颅内出血等可引起脑损害。

高血糖时血浆呈高渗状态,细胞内液外渗,脑血管扩张,血容量增加,脑细胞高渗脱水,严重者可致颅内出血,高血糖症还可发生渗透性利尿,水和电解质大量丢失,引起脱水甚至休克。

(二)临床表现

轻者可无症状,重者表现为烦渴、多尿、脱水、体重下降、眼窝凹陷、眼闭不合,严重者可出现颅内出血伴有惊厥、呼吸暂停等症状。

(三)诊断

1.病史和查体

轻症者可无症状;重者可有脱水表现,为烦渴、多尿、体重下降,抽搐等症状。早产儿高血糖时,因高渗状态可致脑室内出血。

2.辅助检查

(1)检查全血血糖＞7.0mmol/L 或血浆血糖＞8.12mmol/L,尿糖阳性。

(2)严重者头颅 CT 示颅内出血。

3.诊断要点

根据全血血糖＞7.0mmoL/L 或血浆血糖＞8.12mmoL/L,尿糖阳性,可诊断为本病。

4.鉴别诊断

(1)新生儿暂时性糖尿病:又称新生儿假性糖尿病,可能与胰岛素 B 细胞暂时性功能低下有关。多见于小于胎龄儿,约 1/3 患儿有糖尿病家族史,血糖升高明显达 13.3～127.7mmol/L(240～2300mg/dL),可伴酸中毒、酮尿,血胰岛素降低。

(2)真性糖尿病:新生儿罕见,临床与暂时性糖尿病相同,但治疗后亦不会出现完全缓解。

(3)尿糖阳性的疾病:Fanconi 综合征、肾小管疾病、肾性糖尿等,均具备各病的特点,多无高血糖。

(四)治疗

积极治疗原发病,消除一切可能造成高血糖的原因,应用胰岛素降糖,同时纠正和维持水电解质和酸碱平衡。

1.一般治疗

加强护理、保暖,定期监测血糖和尿糖。

2.药物治疗

(1)调整葡萄糖液输注:医源性高血糖者,应根据病情暂停或减少葡萄糖液的输入,每日应控制在 8～12g/kg 之内,尤其是早产儿开始应以 5% 葡萄糖液输入为宜,滴注速度应控制在 4～6mg/(kg·min)。肠道外营养应从葡萄糖的基础量用起,逐渐增加;或可通过适量加大氨基酸和脂肪的用量,以减少葡萄糖用量。

(2)其他:如高血糖由缺氧、寒冷损伤综合征或感染等原因引起时,应积极控制感染,供给氧气、纠正缺氧、恢复体温,并应停用或减少肾上腺皮质激素及氨茶碱的用量。

(3)胰岛素治疗当空腹血糖>14.0mmol/L(250mg/dL),尿糖阳性或经控制葡萄糖液输注速度后血糖仍较高者可试用胰岛素,剂量为每次0.1～0.2U/kg,皮下注射,必要时可间隔6～12/h重复用药。治疗同时应密切检测血糖和尿糖的变化,以防止低血糖的发生。

(4)对症治疗对有明显脱水和酸中毒者应及时补充电解质溶液,以迅速纠正血浆电解质紊乱,并降低血糖浓度。

三、新生儿低钙血症

(一)概述

新生儿低钙血症是指血清总钙低于1.8mmol/L(7.0mg/dL)或游离钙低于0.9mmol/L(3.5mg/dL)即为低钙血症。见于低体重儿、人工喂养儿、颅内出血、窒息、呼吸窘迫综合征、低血糖等症患儿,以及维生素D缺乏或先天性甲状旁腺功能低下等患儿。

(二)诊断

1.病史

孕母患有糖尿病、高血压、低钙血症、维生素D缺乏或甲状旁腺功能亢进等疾病。患儿有人工喂养、早产、低出生体重、低血糖、窒息等病史。症状主要是神经、肌肉的兴奋性增高,呈现惊跳、手足搐搦、震颤、抽搐等。最严重的症状是喉痉挛和呼吸暂停。

2.查体

有震颤、抽搐、呼吸暂停或节律改变、肌张力、腱反射的改变。早产儿一般无抽搐,但肌张力稍高,腱反射增强。

3.辅助检查

血清总钙低于1.8mmol/L(7.0mg/dL)或游离钙低于0.9mmol/L(3.5mg/dL);心电图检查QT间期延长,早产儿>0.2s,足月儿>0.19s提示低钙血症。

4.诊断要点

根据病史、体征结合血钙即可明确诊断。

5.鉴别诊断

应与新生儿颅内疾病、电解质紊乱、低血糖症等引起的抽搐做鉴别。

(四)治疗

(1)钙剂:抽搐或有明显症状时,应静脉补充钙剂,可用10%葡萄糖酸钙每次2mL/kg,以5%葡萄糖液稀释1倍缓慢静脉滴注(1mL/min),必要时可间隔6～8h再给药1次。抽搐停止后改为口服钙维持。

(2)镇静剂:抽搐发作时给予地西泮、苯巴比妥等。

(3)其他:伴有低镁血症者,给予镁盐治疗,可按2～4mL/kg静脉滴注2.5%硫酸镁。甲状旁腺功能不全患儿需长期口服钙剂治疗,同时用维生素D_3 10000～25000U/d;或二氢速变固醇0.05～0.1mg/d。

(五)转院要求

严重低钙血症者应转院治疗。

(六)诊疗体会

酸中毒纠正后要注意低钙血症的发生,出现症状者及时化验血钙。治疗时切忌钙剂渗漏到血管外,造成组织坏死。应选择较粗的血管,避免和其他药物同时输入。尽量避开关节周围的血管,以免渗漏后造成关节功能障碍。

(七)患者教育

母亲孕期应及时补充钙剂,多吃高钙食物。

第十三节　新生儿呼吸暂停

一、概述

新生儿呼吸暂停是指呼吸停止>20s,同时伴有心率减慢(<100 次/min),及(或)发绀、肌张力低下等。1h 内反复发作 2~3 次以上呼吸暂停,称为反复发作呼吸暂停。在早产儿呼吸停顿 10~15s,不伴有心动缓慢的称周期性呼吸,为正常现象。

二、分类

新生儿呼吸暂停分为:原发性和继发性。原发性呼吸暂停是单纯因呼吸中枢发育不全所致,继发性呼吸暂停见于以下几类。

(一)缺氧

窒息、肺炎、肺透明膜病、先天性心脏病和贫血以及颈部前曲过度而致气流阻塞等。

(二)感染

败血症、脑膜炎等。

(三)中枢神经系统疾患

脑室内出血和缺氧缺血性脑病等。

(四)代谢紊乱

低血糖、低钙血症、低钠血症和高氨血症等。

(五)其他

胃、食管反流,坏死性小肠结肠炎,环境温度过高等。

三、诊断

(一)病史

原发性呼吸暂停多发生在胎龄<34 周或出生体重<1800g 的早产儿。一般发生在出生后 2~7d。除早产表现外并无其他疾病征象。继发性呼吸暂停多发生在足月儿。

(二)查体

进行详细全面体格检查,特别注意体温、发绀、心脏、肺部和神经系统的异常表现。

（三）辅助检查

胸腹部 X 线能发现肺部疾病如肺炎、肺透明膜病、坏死性小肠结肠炎等，并对先天性心脏病诊断有一定帮助。头颅 CT 有助于诊断新生儿颅内出血和中枢神经系统疾患。头颅 B 超可发现脑室内出血。心脏彩超有助于先心病诊断。多导睡眠描记能指出呼吸暂停与睡眠时相的关系，有助于对病因的诊断。实验室检查血生化可除外电解质紊乱和代谢紊乱，血细胞比容和血培养可以识别贫血、败血症。

（四）诊断要点

根据定义识别呼吸暂停并不困难，应用监护仪能及时诊断。

（五）鉴别诊断

新生儿呼吸暂停应鉴别原发性和继发性。足月儿发生呼吸暂停均为继发性，应积极查明病因。生后 3d 至 1 周内出现呼吸暂停的早产儿除外继发因素才能诊断原发性呼吸暂停。

四、治疗

（一）药物治疗

1.茶碱或氨茶碱

为最常用的治疗药物。剂量：负荷量 5mg/kg，用适量 10％葡萄糖稀释后 15～20min 内静脉滴注；维持量 2mg/kg，每 8～12h1 次，静脉滴注或口服。副作用有心动过速、低血压、烦躁、抽搐、高血糖和胃肠道出血等，与药物血浓度有一定关系。

2.枸橼酸咖啡因

半衰期长，毒性较低。剂量为：负荷量 20mg/kg（相当于咖啡因基质 10mg），静脉滴注或口服用药，24～48h 后用维持量 5mg/(kg·d)，1 次/d，静脉滴注或口服。维持药物有效血浓度在 8～20mg/L，每 3～4d 测定 1 次。因有增加胆红素脑病的危险而不用于早产儿。

3.多沙普仑

呼吸中枢兴奋药。当茶碱和咖啡因治疗无效时，可试用本药。剂量：1～1.5mg/(kg·h)，持续静脉点滴。当呼吸暂停控制后，减量至 0.5～0.8mg/(kg·h)，最大剂量可至2.5mg/(kg·h)。一般疗程为 5d，必要时可延长疗程。副作用：抖动、抽搐、心率增快、高血糖、腹胀、呕吐、轻度肝功能损害和高血压，停药后可消除。有心血管疾病或抽搐者禁用。

（二）快速处理

发作时给予托背、弹足底等触觉刺激常能缓解呼吸暂停的发作。有条件者可置于振动水床，减少发作。低氧血症者根据病情选用鼻导管、面罩或头罩供氧，给氧期间需监测血氧饱和度，保持 PaO_2 50～80mmHg，脉搏氧饱和度在 90％～95％，以防高氧血症。

一般供氧不能缓解呼吸暂停者可用鼻塞 CPAP。此时常需转院。有低血糖要及时纠正。另外应用上述各种方法治疗后，仍频发呼吸暂停并伴有低氧血症或明显的心动过缓时，可用机械通气。

五、转院要求

一般吸氧或应用氨茶碱不能改善者应转院治疗。

六、诊疗体会

大多经吸氧及氨茶碱使用后可改善；继发性呼吸暂停原因未去除时，有时治疗效果不好；

临床常见混合性呼吸暂停,需综合治疗。

七、患者教育

母婴同室时应注意新生儿体位,2cm 高毛巾卷垫在肩下,防止颈部屈曲。夜间安静时是呼吸暂停多发时段,应注意观察,及时发现、及早处理。频繁呼吸暂停要注意脑损伤,须随访神经系统发育情况。

第五章　呼吸系统疾病

第一节　细菌性肺炎

细菌性肺炎由多种细菌引起,免疫功能正常和免疫功能低下儿童感染的细菌种类不同,前者常见为肺炎链球菌、流行性感冒嗜血杆菌等;后者常见铜绿假单胞菌、肠杆菌属等。

一、临床表现

细菌性肺炎的表现因病原种类、疾病严重性和年龄的不同而异。非特异性的症状包括发热、头痛、烦躁不安等。婴儿有时胃肠道症状突出,如呕吐、腹痛、腹胀。下呼吸道感染症状包括鼻翼扇动、呼吸过快、呼吸困难、呻吟和肋间肌及腹肌内陷。咳嗽、咳痰和胸痛在较大儿童更常见,婴儿肺炎症状可隐匿。较大儿童听诊可闻及呼吸音减低或湿性啰音。但在婴儿,可无湿性啰音。细菌性肺炎可合并胸膜炎症状。一些患儿可伴有肺外表现,如 A 组肺炎链球菌肺炎和金黄色葡萄球菌肺炎可发生皮肤或软组织脓肿;肺炎链球菌、流行性感冒嗜血杆菌肺炎可合并中耳炎、鼻窦炎和脑膜炎等。

二、诊断

(一)实验室检查

白细胞总数通常升高,超过 $1.5 \times 10^9 / L$,中性粒细胞百分数升高。白细胞总数小于 $0.5 \times 10^9 / L$ 提示病情严重。

(二)影像学检查

胸部 X 线检查是诊断儿童肺炎的主要手段,X 线表现可能与临床症状不一致,它可在临床症状缺乏时,发现肺炎的存在。可见斑片状或大片状浸润、肺不张、胸腔积液。婴幼儿不常出现整个肺叶实变。

(三)诊断要点

根据起病、症状、体征、实验室检查和影像学检查,可初步诊断,确诊有赖于病原学检查。

三、治疗

近年来有关军团菌肺炎的报道日渐增多,越来越引起人们的关注。未经治疗的军团菌肺炎的病死率约为 27%,免疫抑制患儿的病死率可达 80%。故早期诊断、早期治疗,将提高军团菌肺炎的治愈率。与其他肺部感染类似,须采用综合治疗措施。

(一)抗生素治疗

在取得培养标本后,应立即给予抗生素治疗。军团菌可侵入巨噬细胞内,又能产生 β-内酰胺酶,因此对青霉素、头孢类抗生素不敏感。治疗军团菌肺炎的抗生素有红霉素、多西环素、利福平、复方磺胺甲基异噁唑(SMZco)等。

（二）其他治疗

除了抗生素的正确选用之外，应给予积极的对症治疗及支持疗法。加强护理，避免交叉感染，供给足够营养；退热、祛痰；勤雾化，勤吸痰是保持呼吸道通畅的主要措施，对于缺氧病例给予氧疗。对大量胸腔积液者，可做开放引流。对呼吸衰竭，心力衰竭、休克及 DIC 者，应积极抢救。一般不使用肾上腺皮质激素，有研究提示用激素者死亡率增高。

第二节　病毒性肺炎

病毒性肺炎是由病毒引起肺间质炎症性改变为主的呼吸道感染性疾病。高峰发病年龄是 2～3 岁，以后逐渐下降。多发生于冬、春季节。疾病的类型和严重性受年龄、性别、发病季节等的影响。

一、病因与病理

最常见病原体包括呼吸道合胞病毒、副流行性感冒病毒、流行性感冒病毒、腺病毒和巨细胞病毒等。病原体主要通过飞沫传播，当呼吸道遭受感染后，病毒可沿上呼吸道向下蔓延，累及肺部引起炎症。各种病毒引起肺炎的基本病理改变大致相同，主要表现为呼吸道黏膜的广泛损害，包括上皮细胞变性、坏死、脱落形成溃疡，细支气管周围、肺泡和肺间质均有炎症性细胞浸润，部分肺泡腔充满脱落的上皮细胞和炎症性细胞。

二、临床表现

病毒性肺炎常有流行病史，多数患儿起病缓慢，但也有起病急骤者。发病之前常先有上呼吸道症状，多伴有喘息，但咳嗽、呼吸困难和体征与细菌性肺炎相似。

三、诊断

（一）实验室检查

病毒性肺炎的白细胞总数通常正常或轻度升高，但一般不超过 $20 \times 10^9/L$，淋巴细胞占优势。C 反应蛋白（CRP）或红细胞沉降率（ESR）通常正常或轻度升高。咽拭子病毒分离和鉴定、血清学诊断和特异性快速诊断有助于做出病原体诊断。

（二）影像学检查

胸部 X 线检查通常表现为肺门周围条状影，间质纹理增多，支气管周围浸润或斑片状支气管肺炎患儿，也可能出现肺段或一叶浸润，常见过度通气。

（三）诊断要点

根据患儿的年龄、发病季节、流行病史及临床表现，结合实验室检查和 X 线所见，可考虑诊断，确诊依赖于病原体的诊断。疾病严重性、发热程度、X 线表现、咳嗽特征和肺部听诊不是与细菌性肺炎鉴别的可靠因素，但是病毒性肺炎通常不引起大量胸腔积液、肺大疱、肺脓肿以及伴体积增大的肺实变和"圆形"肺炎。

四、治疗

病毒性肺炎的治疗原则包括一般对症治疗和支持疗法，应用抗病毒药物，防治继发细菌感染和并发症。

（一）一般治疗

加强对患儿的护理,保证热量的供给和液体的补充,注意空气的温度和湿度。

（二）对症治疗

如降温、镇静,保持呼吸道通畅(祛痰、平喘、吸氧)。

（三）抗病毒药物

利巴韦林有较为广谱的抗病毒作用,试管内已证实其可抑制 DNA 病毒和 RNA 病毒,对引起病毒性肺炎的常见病毒如呼吸道合胞病毒、副流行性感冒病毒、流行性感冒病毒和腺病毒有效。可静脉滴注,用量 $10\sim15\mathrm{mg/(kg \cdot d)}$,注意此药对消化道和造血系统的抑制作用。也可吸入给药,吸入不良反应少,可采用 0.1%溶液雾化。

阿昔洛韦(无环鸟苷)或更昔洛韦(丙氟鸟苷)具有抗疱疹病毒作用,对巨细胞病毒(CMV)引起的肺炎有较好的疗效,每次 5mg/kg,每日 2～3 次,静脉滴注 10～14d。双黄连(金银花、黄芩、连翘制剂)对多种病毒和细菌均有效。用量 $60\mathrm{mg/(kg \cdot d)}$,每日 1 次,可口服或静脉给药。

金刚烷胺,是窄谱的抗病毒药物,仅对流行性感冒病毒 A 型有效,对其他病毒无效。用量:1～10 岁 $4\sim8\mathrm{mg/(kg \cdot d)}$,12 岁以上每日 200mg,分 2～3 次口服。

第三节　衣原体肺炎

衣原体肺炎是由衣原体引起的肺部炎症。近年来,随着对其认识的加深,衣原体肺炎在儿科的重要性越来越受到重视。

一、病因与病理

衣原体属分 3 个种,即沙眼衣原体、鹦鹉热衣原体和肺炎衣原体。三者均可引起肺炎。衣原体是介于病毒和细菌之间的微生物,寄生于细胞内,不能自身繁殖,核酸兼有 DNA 和 RNA。衣原体感染可散发,也可流行。

衣原体肺炎主要病理改变为间质性肺炎和急性毛细支气管炎。

二、临床表现

1.沙眼衣原体肺炎

多由受感染的母亲传染或眼部感染经鼻泪管传入呼吸道。多见于 1～4 个月的婴儿,常在诊断时已患病数周,症状多在出生后 2～12 周出现。起病缓慢,可先有上呼吸道感染表现,多不发热或偶有低热,故又称无热肺炎。患儿精神尚可,逐渐发生呼吸增快,咳嗽比较明显。咳嗽为阵发性、痉挛性,类似百日咳。部分患儿伴有结膜炎,结膜炎可为单侧,有脓性分泌物。查体可闻及细湿啰音或捻发音,可伴有呼气性喘鸣。

2.肺炎衣原体肺炎

目前已知人是肺炎衣原体的唯一宿主,感染方式可能是人与人之间的传播。多见于 5 岁以上儿童,临床表现无特异性,起病缓,潜伏期为 3 周左右。早期常有发热、咽痛、声音嘶哑等流行性感冒样症状。病程长,咳嗽可持续 3 周以上,一般症状轻。肺部体检可闻及干湿啰音。常伴有淋巴结肿大,少数合并中耳炎、鼻窦炎,也可并发肺炎链球菌肺炎。还可伴有肺外并发症,如关节炎、脑炎、心肌炎等。

3.鹦鹉热衣原体肺炎

鹦鹉热衣原体多寄生于鹦鹉、鸽子、鸡、鸭等多种禽类体内,人通过接触受感染的鸟类或吸入受其分泌物及粪便污染的尘埃而发生感染。多见于年长儿和成人,起病较急,常有寒战、头痛、肌痛、发热,咳嗽明显,偶有血痰。可伴有食欲不振、呕吐、畏光、肝脾大,偶发肺栓塞、贫血、弥散性血管内凝血(DIC)、结节性红斑、心内膜炎。双肺可闻及啰音。

三、诊断

(一)实验室检查

外周血白细胞一般正常,部分患儿有嗜酸性粒细胞增多。

1.衣原体的分离

一般取气管或鼻咽分泌物作为标本,及时接种,目前衣原体鉴定多采用 Hela 细胞或Hep-2 细胞培养后,通过特异性单克隆荧光抗体法,该技术敏感性高,特异性强,如能早期采集标本,可在 48h 内获得阳性结果。

2.快速抗原检测

多采用单克隆抗体免疫荧光法检测标本的衣原体,还可用 ELISA 法检测。这两种方法简便敏感,结果易于观察,但敏感性不高。

3.直接涂片镜检

取鼻咽分泌物、痰、呼吸道黏膜或其他部位标本做涂片,进行吉姆萨(Giemsa)染色,原体染成红色,始体染成深蓝色,沙眼衣原体包涵体因含有糖原,用 Lugol 染色成褐色。

(二)影像学检查

1.沙眼衣原体肺炎

胸部 X 线检查显示双侧广泛间质和(或)肺泡浸润,常见过度充气,或斑片状实变。

2.鹦鹉热衣原体肺炎和肺炎衣原体肺炎

胸部 X 线检查显示双侧广泛间质浸润,偶见实变影,可合并胸腔积液。

(三)诊断要点

根据发病年龄、典型的临床特征、X 线检查弥漫性肺部浸润等可考虑诊断,沙眼衣原体肺炎与 CMV 所致的婴儿肺炎不易区分,但沙眼衣原体肺炎病情较轻,有气促但呼吸困难与发绀不明显,患儿大多有结膜炎;CMV 所致的婴儿肺炎可伴有肝脾大等。沙眼衣原体肺炎咳嗽类似百日咳,但主要应从病原检查方面鉴别。临床诊断鹦鹉热衣原体肺炎和肺炎衣原体肺炎时应注意与病毒性肺炎、细菌性肺炎、支原体肺炎、军团菌肺炎等鉴别。确诊依赖于病原学的检查。

四、治疗

衣原体对大环内酯类抗生素敏感,包括红霉素、罗红霉素以及阿奇霉素,阿奇霉素能迅速分布于各组织和器官,对衣原体作用强,不良反应少,对红霉素耐药株也有效,近年来应用较多,剂量 10mg/(kg·d),静脉滴注或口服,疗程 2～3 周。

第四节　支原体肺炎

支原体肺炎是支原体引起的肺部感染。多见于学龄儿童,近年来发病年龄有提前趋势,5 岁以下小儿支原体肺炎发病率显著增加。可散发或流行。

一、病因与病理

目前肯定对人致病的支原体有 3 种,它们是肺炎支原体、人型支原体和解脲支原体。支原体是介于病毒和细菌之间的微生物,能独立生存。支原体通过 P1 蛋白等特殊的结构,黏附于人体气道上皮细胞膜的受体上,可逃避黏膜纤毛的清除作用及吞噬细胞的吞噬,吸取自身需要的营养,同时释放毒性代谢产物,造成上皮细胞损伤。支原体与宿主细胞膜有相似的抗原成分,能逃避宿主的免疫监视,形成长时间寄居。另外,支原体可引起宿主细胞膜抗原结构改变,产生自身抗体,导致病理免疫反应。

支原体肺炎主要病理改变为间质性肺炎和急性毛细支气管炎。

二、临床表现

起病可急可缓,主要表现为高热、咳嗽,发热时间可达 1～2 周。咳嗽初为干咳,后转为顽固性剧烈咳嗽,有时表现为百日咳样咳嗽,伴有全身不适、头痛或胸痛,一般全身症状比胸部体征明显。可有咽炎伴出血性疱疹或鼓膜炎。肺部体征少,大部分仅呼吸音粗或减低,少数可闻及湿性啰音。部分患儿合并胸膜炎,但引起大量胸腔积液者少见,可有胸膜肥厚。近年来有支原体引起重症肺炎的报道,可伴有缺氧和呼吸困难。部分患儿合并肺外并发症,几乎涉及各系统,常见皮疹、关节炎、关节痛、肝损害、心肌炎、肾损害、神经系统损害等。

三、诊断

(一)实验室检查

白细胞计数正常或轻度升高,但超过 $1.8 \times 10^9/L$ 者不多见。红细胞沉降率(EAR)或 C 反应蛋白(CRP)多升高。部分患儿嗜酸性粒细胞增多。

支原体的特异性检查如下。

1.支原体分离

从临床标本培养支原体,需要 2～3 周才能得出结果,且阳性率低,不适于临床诊断。

2.支原体抗体测定

可采用 ELISA 法测定支原体抗体 IgM,一般发病 1 周末滴度开始增高,3～4 周达高峰,2～3 个月滴度下降,持续数月到 1 年。近来支原体抗体滴度上升时间延长,可能与目前对支原体肺炎有广泛认识,早期即用大环内酯类药物治疗,影响免疫反应有关。

3.基因探针技术和聚合酶链反应(PCR)

也开始用于检测支原体。但目前由于试剂及程序未标准化,仅应用于研究。该方法具有灵敏度高、特异性强的优点,将来可能成为诊断的手段。

(二)影像学检查

支原体肺炎 X 线表现如下。

1.间质炎症

表现为支气管、血管周围间质炎症的纹理粗厚、增多,轨道征和袖口征,毛糙的条状影由肺门向外伸展。终末细支气管以下肺间质炎症导致细网状阴影。病变呈局限性或弥漫性分布,以中内带为重。

2.肺泡实变

依肺泡受累的范围而异,可自斑片、节段至大叶性实变,肺内病灶多数局限于 1～2 个肺野,单侧较双侧多见,右侧为左侧的 2 倍,中下肺野多见。少数可见肺不张、肺脓肿。

3.肺门、胸膜改变

表现为单侧或双侧肺门阴影增重、致密、增宽、结构不清、边缘模糊;周围浸润或淋巴结肿大,以单侧多见。可有胸膜反应,使胸膜或叶间胸膜轻度增厚,可出现少至中等量胸腔积液。以上表现常常混合出现。

四、治疗

小儿支原体肺炎的治疗与一般肺炎的治疗原则基本相同,采取综合治疗措施。包括一般治疗、对症治疗、抗生素的应用、肾上腺皮质激素的应用,以及肺外并发症的治疗等。

(一)一般治疗

1.呼吸道隔离

由于支原体感染可造成小流行,且患儿病后排支原体的时间较长,可达 1～2 个月。婴儿时期仅表现为上呼吸道感染症状,在重复感染后才发生肺炎。同时在感染支原体期间容易再感染其他病毒,导致病情加重迁延不愈。因此,对患儿或有密切接触史的小儿,应尽可能做到呼吸道隔离,以防止再感染和交叉感染。

2.护理

保持室内空气新鲜,供给易消化、营养丰富的食物及足够的液体。保持口腔卫生及呼吸道通畅,经常给患儿翻身、拍背、变换体位,促进分泌物排出,必要时可适当吸痰,清除黏稠分泌物。

3.氧疗

对病情严重有缺氧表现者或气道梗阻现象严重者,应及时给氧。其目的在于提高动脉血氧分压,改善因低氧血症造成的组织缺氧。给氧方法与一般肺炎相同。

(二)对症处理

1.祛痰

目的在于使痰液变稀薄,易于排出,否则易增加细菌感染机会。但有效的祛痰剂甚少,除加强翻身、拍背、雾化、吸痰外,可选用溴己新、乙酰半胱氨酸等祛痰剂。由于咳嗽是支原体肺炎最突出的临床表现,频繁而剧烈的咳嗽将影响患儿的睡眠和休息,可适当给予镇静剂如水合氯醛或苯巴比妥,酌情给予小剂量可卡因镇咳,但次数不宜过多。

2.平喘

对喘憋严重者,可选用支气管扩张剂,如氨茶碱口服,每次 4~6mg/kg,每 6h1 次;也可吸入沙丁胺醇等。

(三)抗生素的应用

根据支原体的微生物学特征,凡能阻碍微生物细胞壁合成的抗生素如青霉素等,对支原体无效。因此,治疗支原体感染,应选用能抑制蛋白质合成的抗生素,包括大环内酯类、四环素类、氯霉素类等。此外,尚有林可霉素、克林霉素、万古霉素及磺胺类如复方磺胺甲基异唑等可供选用。

(四)肾上腺糖皮质激素的应用

因为目前认为支原体肺炎是人体免疫系统对支原体做出的免疫反应,所以对急性期病情发展迅速严重的支原体肺炎或肺部病变迁延而出现肺不张、肺间质纤维化、支气管扩张或有肺外并发症者,可应用肾上腺皮质激素。例如,氢化可的松或琥珀酸氢化可的松,每次 5~10mg/kg,静脉滴注;或地塞米松每次 0.1~0.25mg/kg,静脉滴注;或泼尼松 1~2mg/(kg·d),分次口服,一般疗程 3~5d。应用激素时注意排除结核等感染性疾病。

(五)肺外并发症的治疗

目前认为并发症的发生与免疫机制有关。因此,除积极治疗肺炎、控制支原体感染外,可根据病情使用激素,针对不同的并发症采用不同的对症处方办法。

第五节　急性呼吸窘迫综合征

急性呼吸窘迫综合征(ARDS)是以进行性呼吸困难和顽固性低氧血症为特征的急性呼吸衰竭,是小儿较常见的危重症。儿科 ICU 内 2.5%~3.0% 的患儿被诊断为 ARDS,其病死率高达 45%~60%。

一、病因

(一)直接肺损伤

广泛的肺部感染、肺挫伤,胃内容物或有害气体的吸入,溺水等。

(二)间接肺损伤

败血症、严重的外伤、烧伤、严重胰腺炎、多次输血、体外循环机的应用和多脏器功能不全综合征(MODS)等。

以上因素可多个同时存在,尤其以败血症、严重胰腺炎、多次输血、胃内容物误吸、胸腹部外伤和多发性骨折为高危因素。儿科最常见的因素是婴幼儿肺炎、败血症、心肺复苏后、感染性休克、误吸和溺水。

二、发病机制

ARDS 时肺部的基本病理改变是肺血管内皮和肺上皮急性弥漫性损伤。近年来认为,全身性炎症反应综合征(SIRS)对其发病起关键作用。如远距离的组织外伤或感染(可以是局部或全身感染)发生炎症反应,随即有多种炎症介质经自分泌或旁分泌释放入血液循环中,启动 SIRS 过程,使肺血管通透性增加,肺微循环障碍,引起间质肺水肿;继之肺表面活性物质继发性缺乏、功能残气量下降、弥漫性肺不张,进一步使肺血管阻力增加,通气血流比例失调,肺部气体交换异常,引起严重低氧血症,形成恶性循环,最终导致肺和其他多器官功能损伤,发生多器官功能不全综合征(MODS),故 ARDS 可视为 MODS 的一部分。

三、病理生理

(一)肺部病理生理改变

间质性肺水肿、弥漫性肺不张和肺微循环障碍。功能残气量减少,肺顺应性下降,气道阻力增加,通气血流比例失调和肺内分流导致严重低氧血症,气道梗阻及肺纤维化最终导致通气功能障碍。

(二)血流动力学变化

缺氧性肺动脉高压,心功能衰竭。缺氧使肺血管收缩和阻力增加,毛细血管中微血栓形成,血管内静水压增加,加重了肺水肿,右心室负荷增加;右心室舒张末期容量和压力增加,使室间隔左移,心包腔压力上升,进而影响左心室充盈和舒张,心排血量下降。这种现象称为心室相互依赖性。

四、临床表现

典型的临床经过可分为四期。

(一)急性损伤期

ARDS 如系创伤诱发、急性损伤期的时间较为明确,如是氧中毒引起则难以确定损伤的时间,此期并无肺或 ARDS 特征性体征,虽然某些患儿有通气过度、低碳酸血症和呼吸性碱中毒,但 PaO_2 正常,胸部听诊及 X 线检查正常,原发性损伤在肺部者例外。

(二)潜伏期

又称表面稳定期,继上期之后持续 6~48h,此期患儿心、肺功能稳定,但通气过度持续存在,胸部 X 线检查可见细小网状浸润和肺间质性积液。通过连续观察,发现最终发展为 ARDS 的患儿在此期的红细胞容积、PaO_2、肺血管阻力和 pH 值与不发生 ARDS 者有明显区别,因此,在此期患儿虽然表面稳定,但有可能发展成为 ARDS,须提高警惕。

(三)急性呼吸衰竭期

突然气促、呼吸困难、刺激性咳嗽、咳出白色泡沫或红色泡沫痰或血痰、心率增快、恐惧感伴有发绀、鼻翼扇动、三凹征,肺部有时可闻及哮鸣音,吸氧及增加通气量后,缺氧状态不见好转。

(四)严重生理障碍期

从急性呼吸衰竭期过渡至本期的界线不明显,如患儿出现 ARDS 不常见的高碳酸血症,表明病情转重,但并非不可逆。严重 ARDS 的慢性肺部病变需要数月的呼吸支持才能消失,但有一些低氧血症及高碳酸血症的患儿对通气治疗毫无反应,最终死于难治性呼吸衰竭合并代谢紊乱。因此,此期又称终末期。

五、诊断

(一)血气分析

早期为明显低氧血症、低碳酸血症、呼吸性碱中毒。晚期二氧化碳潴留,呈呼吸性和代谢性混合酸中毒。根据动脉和混合静脉血气值、FiO_2和平均气道压可计算肺泡动脉氧压差(A—aDO_2)、氧合指数(OI,OI$=PaO_2/FiO_2$)和肺内分流(Os/Ot)。

(二)胸部 X 线检查

早期仅有肺纹理增粗及少许片影、继之出现大片间质与实质浸润,肺不张,晚期可大片融合或白肺样改变。不同原发病的胸部 X 线检查表现可有不同。新生儿、婴儿应考虑拍片条件、呼吸气相不同和呼吸机条件的影响。

(三)ARDS 与 MODS

近年来,ARDS 和 MODS 的关系引起人们的关注,有的学者认为两者实为同一综合征,而肺则是最易、最早衰竭的器官。也有学者认为,ARDS 既可单独存在,也可为 MODS 的表现之一,两者互相关联。

六、治疗

治疗 ARDS 最有效的措施莫过于预防,及时发现和正确治疗休克患儿,扩容时注意胶体和晶体液合理配伍,积极控制全身感染,加强呼吸管理,拍背吸痰、勤换体位,避免输入陈旧血液,大量输血时采用微孔过滤器(直径 40pm 左右)。对高危或可疑治疗。据报道,心肺大手术后患儿早期应用持续呼吸道正压通气或吸气末正压通气,可降低 ARDS 发病率。ARDS 的治疗原则是呼吸支持疗法,以缓解呼吸衰竭;积极治疗原发病。二者兼顾,不可偏废。

第六节　急性上呼吸道感染

急性上呼吸道感染是由病毒或细菌感染引起的鼻、鼻咽、咽部和喉部黏膜及黏膜下充血、水肿等病理改变,临床上以发热、咳嗽或流涕为表现的上呼吸道感染性疾病,是急性鼻咽炎、急性咽炎、急性扁桃体炎或咽结合膜热等疾病的统称。

引起急性上呼吸道感染的病原微生物种类繁多,早期 90% 以上是由病毒感染引起的。常见的病毒有鼻病毒(包括 100 余种不同血清型)、柯萨基病毒、埃可病毒、流行性感冒病毒(分甲、乙、丙三种血清型)、副流行性感冒病毒(分 1、2、3、4 四种血清型)、呼吸道合胞病毒以及腺病毒(有 30 余种血清型)。小部分由细菌感染引起,常见的细菌有 β 溶血性链球菌 A 组、肺炎球菌、流行性感冒杆菌及葡萄球菌。此外,肺炎支原体和肺炎衣原体也可引起上呼吸道感染。

上呼吸道感染一年四季均可发病,以冬、春季多见。目前空调的广泛使用,夏季病例明显增多。好发年龄多为幼儿时期。一般通过飞沫传播或直接接触传染,偶可通过肠道。可造成流行或散发。

病变部位早期表现为毛细血管和淋巴管扩张,黏膜充血水肿、腺体及杯状细胞分泌增加、单核细胞和吞噬细胞浸润、以后转为中性粒细胞浸润,上皮细胞和纤毛上细胞坏死脱落。恢复期上皮细胞新生、黏膜修复、恢复正常。

一、临床表现

本病多为散发,偶见流行。婴幼儿患病症状较重,年长儿较轻。婴幼儿患病时可有或无流涕、鼻塞、打喷嚏等呼吸道症状,常突发高热、呕吐、腹泻,甚至因高热而引起惊厥。年长患儿常有流涕、鼻塞、打喷嚏、咽部不适、发热等症状,可伴有轻度咳嗽与声嘶。部分患儿发病早期可出现脐周阵痛、咽炎、咽痛等症状,咽黏膜充血,若咽侧索也受累,则在咽两外侧壁上各见一纵行条索状肿块突出。疱疹性咽峡炎、在咽弓、软腭、悬雍垂黏膜上可见数个或数十个灰白色疱疹,直径 1~3mm,周围有红晕,1~2d 破溃成溃疡。咽结合膜热患儿临床特点为发热 39℃左右,咽炎及结膜炎同时存在。这有别于其他类型的上呼吸道感染。急性扁桃体炎除了发热、咽痛外,扁桃体可见明显红肿,表面有黄白色脓点,可融合成假膜状。

二、诊断

病毒感染时,一般白细胞偏低或在正常范围,但在早期白细胞总数和中性粒细胞百分数可较高。细菌感染则白细胞总数大多增高,但严重病例也可减低。

三、治疗

上呼吸道感染的治疗原则是充分休息、加强护理、对症处理和支持疗法、预防并发症等综合治疗。

(一)一般护理

患儿年龄越小,越需要休息和护理。空气要新鲜。室温宜恒定,避免太高或太低。相对湿度维持在 50%~60%,对并有喉炎的患儿有利。保证充足的热量摄入,在发热期宜给予易消化而营养丰富的流食或软食,并供给足够的液体。

(二)对症处理

1.降温

对发热的病例,最好能进行温水浴,以增快血液循环。也可用生姜、红糖、葱白煎汤热服治疗,具有镇痛解热的作用,还可缩短病程。体温超过 38.6℃ 时,可给予退热剂如复方阿司匹林,每次 10mg/kg 口服;或对乙酰氨基酚,每次 10~15mg/kg 口服;或阿司匹林赖氨酸 10~25mg/(kg·d)肌内注射或静脉注射。根据病情可 4~6h 重复 1 次。对婴儿,尤其是新生儿,更要慎用或忌用大剂量退热剂,避免体温骤降,大量出汗,诱发虚脱。使用退热剂后,注意给患儿多饮温开水。这既可促进排泄,又可补充因大量出汗丢失的水分。

2.祛痰

对轻咳者,尤其是婴儿,不宜给止咳剂。对干咳严重者,因其影响患儿的休息和睡眠,甚至影响循环功能,可适当应用镇静剂或镇咳剂如可卡因糖浆每次 0.3~0.5mg/kg。

3.镇静

对烦躁不安者,可适当应用镇静剂,如苯巴比妥每次 2~3mg/kg,或 10% 水合氯醛每次 0.5mL/kg 口服。

4.止痛

对咽痛和颈淋巴结疼痛者,可用冷敷或热敷以减轻其疼痛。

5.鼻塞

对鼻塞明显者,可采取局部热湿敷或热蒸气吸入。若仍不能缓解,可给予 0.25%～0.5% 麻黄碱滴鼻,每日 4～6 次,每次每侧鼻孔 1～2 滴,在进食或睡眠前应用。注意麻黄碱对心脏的兴奋作用,应避免长期应用,因鼻黏膜血管持续收缩,可导致鼻黏膜萎缩。

(三)抗病毒治疗

病毒感染初期可选用以下药物。

1.利巴韦林

利巴韦林是一种较强的单磷酸肌苷脱氢酶抑制剂,能抑制磷酸次嘌呤核苷脱氢酶,使鸟嘌呤核苷酸不能合成,阻止病毒核酸的合成。对流行性感冒病毒还能特异地抑制病毒蛋白的合成。所以利巴韦林是一种对多种病毒有抑制作用的广谱抗病毒药物。在组织培养上能抑制 13 种 RNA 病毒和 7 种 DNA 病毒的复制,但对病毒无直接杀灭作用。治疗方法尚不统一,有学者采用 1% 利巴韦林溶液滴鼻治疗,病初每 15min 滴 1 次,共 4 次,以后 1～2h1 次,夜间停用,热退后改为 4h1 次,3～4d 为 1 疗程。也有学者在滴鼻基础上加用利巴韦林含服,每次 2mg,每 2h1 次,每日 6 次,夜间停用,热退后改为每日 4 次,3～5d 为 1 疗程。口服、静脉给药,剂量为 10～15mg/(kg·d),分 2～3 次给予。口服易吸收,血浆半衰期为 72h。

2.金刚烷胺

金刚烷胺是人工合成的抗病毒药,1964 年报道其抗病毒作用,临床应用较久。能抑制病毒核酸脱壳,还能阻止病毒穿入细胞。组织培养和动物实验证明,金刚烷胺能预防亚洲甲型流行性感冒病毒的感染,在流行期间,用药后的保护率可达 50%～79%。早期发现患儿、及时进行治疗可加快临床症状的消失、缩短病程、减少并发症。口服吸收完全,1～4h 达血药浓度高峰。易透过生物膜,在脑脊液、唾液中能达到一定浓度。体内不被代谢,服药后 4d 内约 86% 以原形药物自尿排出。半衰期约 20h。口服剂量为 3mg/(kg·d),分 2 次服用,最大用量不超过 150mg/d,最长服用 10d。

3.锌片含服

锌除了是机体内很多酶的构成成分,对核酸代谢、细胞合成和修复等起着重要的生理作用外,还有抑制病毒的作用。当锌与病毒蛋白衣壳结合时,装配病毒所需的蛋白酶失去活性,抑制病毒 DNA 的合成,从而抑制病毒的复制。用法:首次给予葡萄糖酸锌 1～2 片(每片含锌 23mg),口中含服,以后每 2h 含药 1 片,1 日总量不超过 8 片,至症状消失后 6h 停药。

第七节　急性支气管炎

急性支气管炎是由病毒或细菌感染、理化刺激或过敏等因素引起的支气管黏膜广泛急性炎症性改变的,临床听诊以不固定干湿啰音为特征的急性支气管炎症性疾病。

一、病因与病理

急性支气管炎在婴幼儿时期发病较多、较重,可因受凉、气候骤变而发病。常继发于上呼吸道感染,由炎症向下蔓延引起喉、气管炎、支气管炎。凡可引起上呼吸道感染的病毒都可成为支气管炎的病原微生物。细菌感染常在病毒感染基础上发生。较常见的细菌是肺炎球菌、P-溶血性链球菌、葡萄球菌及流行性感冒杆菌等。营养不良、佝偻病、变态反应以及慢性鼻炎、鼻窦炎或咽炎皆可为本病诱因。过冷空气、二氧化硫、氯气等理化因素的刺激易引起发病。其病理主要表现为支气管黏膜充血、水肿,偶有纤毛上皮细胞损伤脱落,黏液腺肥大,分泌物增加,黏膜下水肿,伴有淋巴细胞和中性粒细胞浸润。

二、临床表现

发病可急可缓,大多数先有上呼吸道感染的症状,逐渐出现明显的咳嗽。也可忽然出现较多较深的咳嗽,咳嗽一般持续 7～10d。一般症状或轻或重,轻者无明显病容,重者可有发热、头痛、乏力等,甚至可伴随腹痛、呕吐、腹泻等消化道症状。如不及时治疗可引起肺炎。体检胸部可闻及或多或少不固定的干性啰音及大、中水泡音,咳嗽后或体位变化后啰音可减少或消失。

三、诊断

胸部 X 线检查多为阴性或双肺纹理增粗、紊乱。

急性支气管炎根据起病初期有上呼吸道感染的病史以及以咳嗽为主要临床表现和肺部听诊可闻及不固定的干湿啰音为特征,结合 X 线检查无异常或仅有肺纹理增粗,一般不难诊断。

四、治疗

急性支气管炎的治疗原则是加强护理,对症处理,继发细菌感染时选用有效抗生素,积极预防感冒,避免有害理化因素的刺激。

(一)一般治疗

注意保暖、休息,加强营养,调节室温和湿度。婴幼儿经常更换体位或抱起拍背,使痰液易于排出。蒸气吸入或 0.9%氯化钠注射液超声雾化吸入以湿润气道,对减轻刺激性咳嗽和稀释痰液有帮助。咳嗽过频,妨碍休息和睡眠时,可适当选用镇咳剂。有支气管痉挛时,可应用氨茶碱等药物平喘。

(二)抗生素的应用

1.青霉素 G

当急性支气管炎继发细菌感染时,可选用抗生素治疗。据报道,支气管感染多由链球菌引起,故可选用青霉素 G。青霉素 G 抗菌作用强、疗效高、毒性低、应用广泛。该药竞争性抑制细菌的黏肽水解酶,干扰细胞壁的形成,使细胞壁缺损的细菌,因大量水分内渗,菌体膨胀、破裂而死亡。青霉素 G 对已合成的细胞壁无影响,故对繁殖期细菌作用强,对静止期细菌作用弱。青霉素 G 肌内注射吸收迅速、脂溶性低、很快经肾排泄。

2.氨苄西林

对 A 组链球菌、B 组链球菌、肺炎链球菌和青霉素敏感的金黄色葡萄球菌有较强活性,但略逊于青霉素。对草绿色链球菌也有良好作用,对肠球菌属和李斯德菌属的作用优于青霉素,对 β-内酰胺酶不稳定,口服吸收尚好,食物可延迟和减低血药峰浓度。

3.阿莫西林

抗菌作用基本与氨苄西林相同,对多种细菌的杀菌作用较氨苄西林迅速而强,可能与穿透细菌壁的能力强、能抑制细胞壁的合成、能使细菌迅速成为球形体而破裂溶解以及作用于中隔细胞壁使细菌形成丝状体有关。口服同剂量氨苄西林的 2.5 倍。食物对吸收影响不大。快速静脉推注 0.5g 后,1min 的血药浓度为 83～112mg/L。痰中药物浓度为血药浓度的 1/2～1/16。口服每日 40～80mg/kg,分 4 次给药。

第六章　循环系统疾病

第一节　病毒性心肌炎

病毒性心肌炎是病毒侵犯心脏所致的、以心肌炎症性病变为主要表现的疾病,有的可伴有心包或心内膜炎症改变。本病临床表现轻重不一,预后大多良好,但少数可发生心力衰竭、心源性休克,甚至猝死。

一、病因与发病机制

近年来经动物实验及临床观察证明,可引起心肌炎的病毒有柯萨奇病毒(乙组和甲组)、埃可病毒、脊髓灰质炎病毒、腺病毒、传染性肝炎病毒、流行性感冒和副流行性感冒病毒、麻疹病毒、单纯疱疹病毒以及流行性腮腺炎病毒等,其中以柯萨奇病毒乙组(1～6型)最常见。

本病的发病机制尚不完全清楚。一般认为在疾病早期,病毒及其毒素可经由血液循环直接侵犯心肌细胞产生病理变化。临床上可从心肌炎患儿的鼻咽冲洗物或粪便中分离出病毒,并在恢复期血清中检测到相应病毒的中和抗体有4倍以上的升高,更重要的是从心肌炎死亡病例的心肌组织中直接分离出病毒,并可应用荧光抗体染色技术在心肌组织上找到特异性病毒抗原。这些均有力地支持病毒直接侵犯心脏的学说。另外,临床上在病毒感染后,往往经过一段潜伏期才出现心脏受累的征象,符合变态反应性疾患的规律;患儿血中可测到抗心肌抗体的增加。部分患儿表现为慢性心肌炎,符合自身免疫反应;这类病例的尸解中常可在心肌发现免疫球蛋白(IgG)及补体的沉淀等,以上现象说明本病的发病机制有变态反应或自身免疫反应参与。

二、病理

病变分布可为局灶性、散在或弥漫性,性质多以心肌间质组织和附近血管周围单核细胞、淋巴细胞及中性粒细胞浸润为主,少数为心肌变性,包括肿胀、断裂、溶解及坏死等变化。慢性病例多有心脏扩大、心肌间质炎症浸润及心肌纤维化形成的瘢痕组织,心包可有浆液渗出,个别发生粘连。病变可波及传导系统,甚至导致终生心律失常。

三、临床表现

患儿多有轻重不等的前驱症状,主要为发热、全身不适、咽痛、肌痛、腹泻及皮疹等,某些病毒感染疾患,如麻疹、流行性腮腺炎等,则可有其特异性征象。

轻型患儿一般无明显症状,心电图可见期前收缩或T波降低等改变。心肌受累明显时,患儿常诉心前区不适、胸闷、心悸、头晕及乏力等,心脏有轻度扩大,伴心动过速、心音低钝及奔马律等。心电图多表现为频发、阵发性心动过速或二度以上房室传导阻滞,可导致心力衰竭及晕厥等。重症患儿可突然发生心源性休克,表现为烦躁不安、面色苍白、四肢湿冷及末梢发绀等,可在数小时或数日内死亡。如反复发作心力衰竭,则心脏明显扩大,可并发严重心律失常或栓塞等,预后很差。

体征主要为心尖区第一音低钝,部分有奔马律,一般无明显器质性杂音,伴心包炎者可听到心包摩擦音,心界明显扩大。危重病例可能脉搏微弱及血压下降,两肺出现啰音及肝脾大提示循环衰竭。

四、辅助检查

(一)心电图检查

多数表现为 ST 段偏移和 T 波低平、双向或倒置,可有 QRS 波群低电压。QT 间期延长多发生在重症病例。窦房、房室或室内传导阻滞颇为常见,其中以一度房室传导阻滞最多见。各种期前收缩中以室性期前收缩最常见,部分呈多源性;可有阵发性心动过速、心房扑动或颤动,甚至心室颤动。

以上改变虽非特异性,但极为常见,因而成为临床诊断的重要依据。

(二)X 线检查

一般轻型病例心影属正常范围,伴心力衰竭或反复迁延不愈者心脏均有较明显的扩大,合并大量心包积液时则心影显著增大。心脏搏动大多减弱,可伴有肺瘀血或肺水肿,有时可见少量胸腔积液。

(三)实验室检查

1.一般化验

急性期白细胞总数多增高,以中性粒细胞为主,部分病例红细胞沉降率(ESR)轻度增快。

2.血清酶的测定

血清谷草转氨酶(GOT)和血清门冬氨酸氨基转移酶(AST)在急性期大多增高,但恢复较快。血清肌酸激酶(CK)在早期多有增高,其中以来自心肌的同工酶(CK－MB)为主,且较敏感。血清乳酸脱氢酶(LDH)特异性较差,但其同工酶在心肌炎早期也多增高。

3.病毒学诊断

疾病早期可从咽拭子、咽冲洗液、粪便、血液、心包液中分离出病毒,但需结合血清抗体测定才更有意义。一般采用病毒中和试验、补体结合试验及血凝抑制试验,如恢复期血清抗体滴度比急性期增高 4 倍以上,则有助于病原诊断。此外,可应用免疫荧光技术及免疫电子显微镜检查等方法证实心肌标本中确有某一型病毒存在。

五、诊断与鉴别诊断

病毒性心肌炎的主要临床诊断依据有下列几项:①急、慢性心功能不全或心脑综合征。②有奔马律或心包摩擦音。③心电图是心律失常或明显 ST-T 改变。④心脏扩大。⑤发病同时或 1~3 周前有上呼吸道感染、腹泻等病毒感染史。⑥有明显乏力、苍白、多汗、心悸、气短、胸闷、头晕、心前区痛、手足凉、肌痛等症状中的至少两种,婴儿可有拒食、发绀、四肢凉、双眼凝视等,新生儿可结合母亲流行病学史做出诊断。⑦心尖区第一心音明显低钝或安静时心动过速。⑧病程早期血清肌酸磷酸激酶、谷草转氨酶或乳酸脱氢酶增高。

以上各项中尤以前四项诊断意义较大。至于病原体诊断,由于标本取材不易,操作较复杂且需时较长,故多数不能及时做出结论。

临床上需与风湿性心肌炎、先天性心脏病及心内膜弹力纤维增生症等疾病相鉴别。

六、治疗

本病目前尚无特效治疗,可结合具体情况适当选择下列治疗措施。

(一)休息

在急性期至少应休息到热退后 3 周。有心功能不全及心脏扩大者应强调绝对卧床休息,以减轻心脏负担。一般总的休息时间不少于 3 个月,随后根据具体情况逐渐增加活动量。

(二)激素

激素可提高心肌糖原含量,促进心肌中酶的活力,改善心肌功能,同时可减轻心肌的炎症性反应,并有抗休克作用。一般用于较重的急性病例,病程早期及轻症病例多不主张应用。常用泼尼松剂量为每日 1~1.5mg/kg,用 3~4 周,症状缓解后逐渐减量停药,对急症抢救病例可应用地塞米松每日 0.2~0.4mg/kg 或氢化可的松每日 15~20mg/kg 静脉滴注。

(三)控制心力衰竭

常用地高辛或毛花苷 C(西地兰)等。由于心肌炎患儿对洋地黄制剂较敏感,容易中毒,故剂量应偏小,一般用有效剂量的 1/2~2/3 即可。重症加用利尿剂,但需警惕电解质紊乱而引起心律失常。烦躁不安者可给予苯巴比妥、地西泮(安定)等镇静剂。

第二节　感染性心内膜炎

一、病因与发病机制

(一)病因

1.心脏的原发病变

绝大多数感染性心内膜炎患儿有原发性心脏病,其中以先天性心脏病最为多见。室间隔缺损最易罹患心内膜炎,其他依次为法洛四联症、主动脉瓣狭窄、主动脉瓣二叶畸形、动脉导管未闭、肺动脉瓣狭窄等。后天性心脏病中,风湿性瓣膜病占 14%,通常为主动脉瓣及二尖瓣关闭不全。二尖瓣脱垂综合征也可并发感染性心内膜炎。发生心内膜炎的心脏病变常因心室或血管内有较大的压力阶差,产生高速的血液激流,而经常冲击心膜面使之遭受损伤所致。心内膜下胶原组织暴露,血小板及纤维蛋白在此凝聚、沉积,形成无菌性赘生物。当菌血症时,细菌在上述部位黏附、定居并繁殖,形成有菌赘物,受累部位多在压力低的一侧,如室间隔缺损感染性赘生物在缺损的右缘,三尖瓣的隔叶与肺动脉瓣、动脉导管未闭在肺动脉侧,主动脉关闭不全在左室等。约 8% 患儿无原发性心脏病变,通常由于毒力较强的细菌或真菌感染引起,如金黄色葡萄球菌、念珠菌等,见于 2 岁以下婴幼儿及长期应用免疫抑制剂者。

2.病原体

过去以草绿色(即溶血性)链球菌最多见,占半数以上。近年来,葡萄球菌有增多趋势;其次为肠球菌、肺炎双球菌、β 溶血性链球菌,还有大肠杆菌、铜绿假单胞菌及嗜血杆菌。真菌性心内膜炎的病原体以念珠菌属、曲霉菌属及组织胞浆菌属较多见。人工瓣膜及静脉注射麻醉剂的药瘾者,以金黄色葡萄球菌、铜绿假单胞菌及念珠菌属感染多见。

3.致病因素

在约 1/3 患儿的病史中可追查到致病因素,主要为纠治牙病及扁桃体摘除术。口腔及上呼吸道手术后发生的心内膜炎多为草绿色链球菌感染;脓皮病、导管检查及心脏手术之后的心内膜炎,常为金黄色葡萄球菌或白色葡萄球菌感染;而肠道手术后的心内膜炎,则多为肠球菌或大肠杆菌感染。

(二)发病机制

1.喷射和文丘里效应

机械和流体力学原理在发病机制中似乎很重要。实验证明,将细菌气溶胶通过文丘里管喷至气流中,可见高压源将感染性液体推向低压槽中,形成具有特征性的菌落分布。在喷出高压源小孔后的低压槽中总是出现最大的沉淀环。这一模型有助于解释发生在不同心瓣膜和室间隔病损分布,也可解释二尖瓣关闭不全发生感染性心内膜炎时瓣膜心房面邻近部位的特征性改变。当血流从左心室通过关闭不全的二尖瓣膜时,可发生文丘里效应,即血流通过狭窄的瓣膜孔后,压强降低,射流两侧产生涡流,悬浮物沉积两侧,使心房壁受到损害。主动脉瓣关闭不全时赘生物易发生在主动脉小叶心室面或腱索处。小型室内隔缺损,损害常发生右室面缺损处周围或与缺损相对的心室壁,后者为高速血流喷射冲击引起的损伤。其他如三尖瓣关闭不全、动静脉瘘、动脉导管未闭也可根据文丘里效应预测其心内膜受损的部位。心脏先天性缺损血液分流量小或充血性心力衰竭时,因缺损两侧压力阶差不大,故不易发生心内膜炎,这可能是单纯性房间隔缺损罕见心内膜炎,而小型室间隔缺损较易发生的原因。

2.血小板-纤维素栓

喷射文丘里效应损伤心脏心内膜面。在此基础上发生血小板-纤维素栓,而形成无菌性赘生物。

3.菌血症和凝集抗体

正常人可发生过性菌血症,多无临床意义。但当侵入细菌的侵袭力强,如有循环抗体凝集素可有大量细菌黏附于已有的血小板-纤维素血栓上定居、繁殖,即可发病。

4.免疫学因素

感染性心内膜炎的发病与免疫学因素有关。许多感染性心内膜患儿血液中 IgG、IgM、巨球蛋白、冷球蛋白升高,类风湿因子阳性。肾损害、动脉内膜炎均支持免疫发病机制。有学者对该症的瘀血、条纹状出血、皮下小结做镜检,发现血管周围有细胞浸润及其他血管炎的表现。认为可能为过敏性血管炎。

二、临床表现与辅助检查

(一)临床表现

1.病史

大多数患儿有器质性心脏病,部分患儿发病前有龋齿、扁桃体炎、静脉插管或心内手术史。

2.临床症状

可归纳为 3 个方面:①全身感染症状。②心脏症状。③栓塞及血管症状。

(1)一般起病缓慢,开始时仅有不规则发热,患儿逐渐感觉疲乏、食欲减退、体重减轻、关节痛及肤色苍白。病情进展较慢,数日或数周后出现栓塞征象,瘀点见于皮肤与黏膜,指甲下偶尔见线状出血,或偶尔在指、趾的腹面皮下组织发生小动脉血栓,可摸到隆起的紫红色小结节,略有触痛,称欧氏小结。病程较长者则见杵状指、趾,故非发绀型先天性心脏病患儿出现杵状指、趾时,应考虑本病。

(2)心脏方面若原有杂音的,其性质可因心瓣膜的赘生物而有所改变,变为较响较粗;原无杂音者此时可出现杂音,杂音特征为乐音性且易多变。约一半患儿由于心瓣膜病变、中毒性心肌炎、心肌脓肿等导致充血性心力衰竭。

(二)辅助检查

1.一般血液检查

常见的血常规检查表现为进行性贫血与白细胞增多,中性粒细胞增多。红细胞沉降率(ESR)增快,C反应蛋白阳性。血清球蛋白常增多,甚至清蛋白、球蛋白比例倒置,免疫球蛋白升高,循环免疫复合物及类风湿因子阳性。

2.血培养

血培养是确诊的关键,对疑诊者不应急于用药,宜于早期重复地做血培养,并保留标本至2周之久,从而提高培养的阳性率,并做药敏试验。有研究者认为,在体温上升前 $1\sim2h$,$10\sim15min$ 采血1次,连续6次,$1\sim2d$ 内多次血培养的阳性率较分散于数日做血培养为高。血培养阳性率可达90%,如已用抗生素治疗,宜停用抗生素3d后采取血标本做培养。

三、治疗

(一)抗生素

应争取及早应用大剂量抗生素治疗,不可因等待血培养结果而延期治疗,但在治疗前必先做几次血培养,因培养出的病原菌及其药物敏感试验的结果,对选用抗生素及剂量有指导意义;选用杀菌力强的抗生素,应两种抗生素联合使用,一般疗程为 $4\sim6$ 周。对不同的病原菌感染应选用不同的抗生素。

(二)其他治疗

其他治疗包括休息、营养丰富的饮食、铁剂等,必要时可输血。并发心力衰竭时,应用洋地黄、利尿剂等。并发于动脉导管未闭的感染性动脉内膜炎病例,经抗生素治疗仍难以控制者,手术矫正畸形后,继续抗生素治疗常可迅速控制并发动脉内膜炎。

在治疗过程中,发热先退,自觉症状好转,瘀斑消退,尿中红细胞消失较慢,约需1个月或更久;白细胞恢复也较慢,红细胞沉降率恢复需1.5个月左右,终止治疗的依据为:体温、脉搏正常,自觉情况良好,体重增加,栓塞现象消失,血常规检查及红细胞沉降率恢复正常等,如血培养多次为阴性,则更可靠。停止治疗后,应随访2年,以便对复发者及时治疗。

第三节 原发性心肌病

原发性心肌病分为扩张(充血)型心肌病、肥厚型心肌病和限制型心肌病。扩张型以心肌细胞肥大、纤维化为主,心脏和心腔扩大,心肌收缩无力。肥厚型以心肌肥厚为主,心室腔变小,舒张期容量减少。若以心室壁肥厚为主,为非梗阻性肥厚型心肌病;以室间隔肥厚为主,左室流出道梗阻,为梗阻性肥厚型心肌病。限制型以心内膜及心内膜下心肌增厚、纤维化,心室以舒张障碍为主,此型小儿少见。中医认为,本病因心气、心阴不足,心脉瘀阻,心肾阳虚而致病,可归属于"心悸""怔忡""心痹""喘咳"等范畴。

一、诊断

(一)扩张(充血)型心肌病

1.临床表现

多见于学龄前及学龄儿童,部分病例可能是病毒性心肌炎发展而来。缓慢起病,早期活动时感乏力,头晕,进而出现呼吸困难、咳嗽、心悸、胸闷、水肿、肝大等心力衰竭症状。心动过速,心律失常,心尖部第一心音减弱,有奔马律,脉压低。易出现脑栓塞、肺栓塞及肾栓塞。

2.X线检查

心影增大如球形,心搏减弱,肺瘀血。

3.心电图检查

左室肥大最多,ST段、T波改变,可有室性期前收缩、房室传导阻滞等。

4.超声心动图

心腔普遍扩大,左室更为显著。左室壁运动幅度减低。

(二)肥厚型心肌病

1.临床表现

可有家族史,缓慢起病,非梗阻型症状较少,以活动后气喘为主。梗阻型则有气促、乏力、头晕、心绞痛或晕厥,可致猝死。心脏向左扩大,胸骨左缘第2~第4肋间有收缩期杂音。

2.胸部X线检查

心影稍大,以左室增大为主。

3.心电图检查

左室肥厚及ST段、T波改变,I导联可出现Q波(室间隔肥厚所致),室性期前收缩等心律失常。

4.超声心动图检查

左右心房扩大,心室腔正常或略变小,室间隔与左室后壁有向心性增厚,心内膜回声增粗,室舒张功能异常。

二、鉴别诊断

(1)扩张(充血)型心肌病应与风湿性心脏病、先天性心脏病、心包积液相鉴别。风心病有风湿热及瓣膜性杂音;先心病常较早出现症状,心脏杂音大多较响;心包积液在超声心动图检查时可见积液。

(2)肥厚型心肌病应与主动脉瓣狭窄相鉴别。主动脉瓣狭窄有主动脉瓣区收缩期喷射性杂音,第二心音减弱,X线检查升主动脉可见主动脉瓣狭窄后扩张,超声心动图检查示主动脉瓣开口小。

(3)限制型心肌病应与缩窄性心包炎相鉴别。缩窄性心包炎有急性心包炎病史,X线检查显示心包膜钙化,超声心动图示心包膜增厚。

三、西医治疗

(1)有感染时应积极控制感染。

(2)应用促进心肌能量代谢药物,例如,三磷酸腺苷、辅酶 A、细胞色素 C、辅酶 Q10、维生素 C、极化液(10％葡萄糖注射液 250mL、胰岛素 6U、10％氯化钾 5mL),有辅助治疗作用。

第四节　先天性心脏病

先天性心脏病(CHD),简称先心病,指胎儿时期心脏血管发育异常导致的畸形,是小儿最常见的心脏病。发生率为活产婴儿的 4％～12％。我国每年有 10 万～15 万先心病的患儿出生,如未经治疗,约有 1/3 的患儿在出生后 1 个月内因病情严重和复杂畸形而夭折。近几十年来,由于心导管检查、心血管造影和超声心动图等的应用,在低温麻醉和体外循环情况下,心脏直视手术的发展以及介入疗法的出现,使临床上先天性心脏病的诊断、治疗和预后都有了显著的进步。

一、病因

先天性心脏病的病因尚未完全明确,但现已了解有内、外两类因素,内在与遗传有关,为染色体异常或多基因突变引起。外在与环境因素有关,环境因素中较为主要的是宫内感染,如风疹、流行性感冒、流行性腮腺炎和柯萨奇病毒感染等。此外,还包括孕母缺乏叶酸,患代谢性疾病(糖尿病、高钙血症、苯丙酮尿症),接触过量放射线和服用某些药物(抗肿瘤药、抗癫痫药、甲苯磺丁脲)。故对孕妇应加强保健工作,在妊娠早期积极预防风疹、流行性感冒等病毒性疾病,避免与有关的致病因素接触。

二、分类

根据左、右心腔或大动脉之间有无异常通路及血液分流的方向,可将先天性心脏病分为三大类。

(一)左向右分流型(潜在发绀型)

在左、右心或大动脉之间有异常通路,正常情况下由于体循环(左)压力高于肺循环(右),所以血液是从左向右分流,一般不出现发绀。当屏气、剧烈哭闹或任何病理情况致肺动脉和右心压力增高并超过左心压力时,则氧含量低的血液自右向左分流而出现发绀,故此型又称潜在发绀型。常见的有室间隔缺损、房间隔缺损和动脉导管未闭等。

(二)右向左分流型(发绀型)

在左、右心或大动脉之间有异常通路,由于畸形的存在,致使右心压力增高并超过左心,使血液从右向左分流或大动脉起源异常时,大量氧含量低的静脉血流入体循环,出现发绀,常见的有法洛四联症、大动脉错位等。

(三)无分流型(无发绀型)

在左、右心或大动脉之间无异常通路或分流,也无发绀,如主动脉缩窄、肺动脉狭窄等。

三、诊断方法

先天性心脏病的诊断，主要依靠病史、体检和实验室检查三部分，首先仔细的病史询问和体格检查，可以对先天性心脏病做出大致判断，再进一步通过影像学检查明确其类型及具体解剖畸形。

四、临床常见的先天性心脏病

(一)室间隔缺损

室间隔缺损（VSD）是最常见的先天性心脏病，在我国约占小儿先天性心脏病的一半。它可单独存在，也可与其他心脏畸形同时存在，室间隔缺损分型根据缺损位置的不同，可分为以下三种类型：①干下型缺损，位于室上嵴上方，肺动脉瓣或主动脉瓣下。②室间隔膜部缺损，位于室上嵴下方或位于三尖瓣的后方。③室间隔肌部缺损，位于室间隔肌部。

(二)房间隔缺损

房间隔缺损（ASD）占先天性心脏病发病总数的 5%～10%，女性较多见。房间隔缺损根据解剖病变分以下三型：①第一孔（原发孔）未闭型，约占 15%。②第二孔（继发孔）未闭型，约占 75%。③静脉窦型，约占 5%，分上腔型、下腔型。④冠状静脉窦型，约占 2%。

(三)动脉导管未闭

动脉导管未闭（PDA）占先天性心脏病总数的 15%～20%，女性较多见。根据导管的大小、长短和形态不同，可分为管型、漏斗型、窗型三型。

(四)法洛四联症

法洛四联症（TOF）是存活婴儿中最常见的发绀型先天性心脏病，其发病率占先天性心脏病的 10%～15%。1888 年法国医生 EtienneFallot 详细描述了该病的病理改变及临床表现，故而得名。法洛四联症由 4 种畸形组成：①室间隔缺损。②肺动脉狭窄，以漏斗部狭窄多见室间隔缺损。③主动脉骑跨，主动脉骑跨于室间隔之上。④右心室肥厚，为肺动脉狭窄后右心室负荷加重的结果。以上 4 种畸形中，肺动脉狭窄最重要。

第五节　小儿高血压

小儿高血压主要为继发性，肾实质病变最常见。其中尤以各种类型的急慢性肾小球肾炎多见，其次为慢性肾盂肾炎、肾血管疾病。此外，皮质醇增多症、嗜铬细胞瘤、神经母细胞瘤及肾动脉狭窄等也是小儿高血压常见的病因。高血压急症是指血压（特别是舒张压）急速升高引起的心、脑、肾等器官严重功能障碍甚至衰竭，又称高血压危象。高血压危象发生的决定因素与血压增高的程度、血压上升的速度以及是否存在并发症有关，而与高血压的病因无关。危象多发生于急进性高血压和血压控制不好的慢性高血压患儿。如既往血压正常者出现高血压危象往往提示有急性肾小球肾炎，而且血压无须上升太高水平即可发生。如高血压合并急性左心力衰竭，颅内出血时即使血压只有中度升高，也会严重威胁患儿生命。

一、病因

根据高血压的病因,分为原发性高血压和继发性高血压。小儿高血压80%以上为继发性高血压。

(一)继发性高血压

小儿高血压继发于其他病因者为继发性高血压。继发性高血压中80%可能与肾疾病有关,如急性和慢性肾功能不全、肾小球肾炎、肾病综合征、肾盂肾炎。其他涉及心血管疾病,如主动脉缩窄、大动脉炎;内分泌疾病,如原发性醛固酮增多症、库欣综合征、嗜铬细胞瘤、神经母细胞瘤等;中枢神经系统疾病及铅中毒、汞中毒等。

(二)原发性高血压

病因不明者为原发性高血压,与下列因素有关。

1.遗传

根据中国外有关资料统计,高血压的遗传度在60%～80%,随着年龄增长,遗传效果更明显。检测双亲均患原发性高血压的正常血压子女的去甲肾上腺素、多巴胺浓度明显高于无高血压家族史的相应对照组,表明原发性高血压可能存在有遗传性交感功能亢进。

2.性格

具有A型性格(A型性格行为的主要表现是具有极端竞争性、时间紧迫性、易被激怒或易对他人怀有进攻倾向)行为类型的青少年心血管系统疾病的发生率高于其他类型者。

3.饮食

钠离子具有一定的升压作用,而食鱼多者较少患高血压。因此,对高危人群应限制高钠盐饮食,鼓励多食鱼。

4.肥胖

肥胖者由于脂肪组织的堆积,使毛细血管床增加,引起循环血量和心排血量增加,心脏负担加重,日久易引起高血压和心脏肥大。另外,高血压的肥胖儿童,通过减少体重可使血压下降,证明肥胖对血压升高有明显影响。

5.运动

对少儿运动员的研究表明,体育锻炼使心排血量增加、心率减慢、消耗多余的热量,从而有效地控制肥胖、高血脂、心血管适应能力低下等与心脑血管疾病有关的危险因素的形成与发展,为成人期心脑血管疾病的早期预防提供良好的基础。

二、临床表现

轻度高血压患儿常无明显症状,仅于体格检查时发现。血压明显增高时可有头晕、头痛、恶心、呕吐等,随着病情发展可出现脑、心、肾、眼底血管改变的症状。脑部表现以头痛、头晕常见,血压急剧升高常发生脑血管痉挛而导致脑缺血,出现头痛、失语、肢体瘫痪;严重时引起脑水肿、颅内压增高,此时头痛剧烈,并有呕吐、抽搐或昏迷,这种情况称为高血压脑病。心脏表现有左心室增大,心尖部可闻及收缩期杂音,出现心力衰竭时可听到舒张期奔马律。肾表现有夜尿增多、蛋白尿、管型尿,晚期可出现氮质血症及尿毒症。眼底变化,早期见视网膜动脉痉挛、变细,以后发展为狭窄,甚至眼底出血和视神经盘水肿。某些疾患有特殊症状:主动脉缩窄,发病较早,婴儿期即可出现充血性心力衰竭,股动脉搏动明显减弱或消失,下肢血压低于上肢血压;大动脉炎多见于年长儿,有发热、乏力、消瘦等全身表现,体检时腹部可闻及血管性杂音;嗜铬细胞瘤有多汗、心悸、血糖升高、体重减轻、发作性严重高血压等症状。

三、实验室检查

①尿常规、尿培养、尿儿茶酚胺定性。②血常规和心电图、胸部正侧位照片。③血清电解质测定,特别是钾、钠、钙、磷。④血脂测定,包括总胆固醇、甘油三酯、高密度脂蛋白胆固醇、低密度脂蛋白胆固醇、载脂蛋白 A、载脂蛋白 B。⑤血浆肌酐、尿素氮、尿酸、空腹血糖测定。⑥肾超声检查。

四、诊断

目前我国小儿血压尚缺乏统一的标准,判断儿童高血压的标准常有 3 种。

(1)中国沿用的标准:学龄前期≥14.6/9.3kPa(110/70mmHg),学龄期≥16/10.7kPa(120/80mmHg),13 岁及以上≥18.7/12.0kPa(140/90mmHg)。

(2)WHO 标准:小于 13 岁的儿童≥18.0/11.3kPa(135/85mmHg),13 岁及以上的儿童≥18.7/12.0kPa(140/90mmHg)。

(3)按 Londe 建议,收缩压和舒张压超过各年龄性别组的第 95 百分位数。目前倾向于应用百分位数。百分位是 1996 年美国小儿血压监控工作组推荐的,根据平均身高、年龄、性别组的标准,凡超过第 95 百分位为高血压。

诊断高血压后进一步寻找病因,小儿高血压多数为继发性。通过详细询问病史,仔细体格检查,结合常规检查和特殊检查,常能做出明确诊断。经过各种检查均正常,找不出原因者可诊断为原发性高血压。

五、高血压急症处理原则

(1)处理高血压急症时,治疗措施应该先于复杂的诊断检查。

(2)对高血压脑病、高血压合并急性左心力衰竭等高血压危象应快速降压,旨在立即解除过高血压对靶器官的进行性损害。恶性高血压等长期严重高血压者需比正常略高的血压方可保证靶器官最低限度的血流灌注,过快过度地降低血压可导致心、脑、肾及视网膜的血流急剧减少而发生失明、昏迷、抽搐、心绞痛或肾小管坏死等严重持久的并发症。故对这类疾病患儿降压幅度及速度均应适度。

(3)高血压危象是因全身细小动脉发生暂时性强烈痉挛引起的血压急骤升高所致。因此,血管扩张剂如钙拮抗剂、血管紧张素转换酶抑制剂及 α 受体阻滞剂、β 受体阻滞剂的临床应用,是治疗的重点。这些药物不仅给药方便(含化或口服),起效迅速,而且在降压同时,还可改善心、肾的血流灌注。尤其是降压作用的强度随血压下降而减弱,无过度降低血压之虑。

第六节　心律失常

一、窦性心动过速
(一)临床要点

窦性心动过速指窦房结发出激动的频率超过正常心率范围的下限。其原因有生理性,如哭闹、运动、情绪紧张等;病理性主要有发热、贫血、甲状腺功能亢进、心肌炎、风湿热、心力衰竭等。一般无临床症状,年长儿有时可诉心悸。

(二)心电图特征

窦性心律,心率超过该年龄正常心率范围。婴儿心率每分钟超过 140 次,1～6 岁心率每分钟超过 120 次,6 岁以上心率每分钟超过 100 次。

(三)治疗

心律失常主要针对病因。有症状者可用 β 受体阻滞剂或镇静剂。

二、窦性心动过缓

(一)临床要点

窦性心动过缓指窦房结发出激动的频率低于正常心率。多由于迷走神经张力过高、颅内压增高、甲状腺功能减退、β 受体阻滞剂作用所致,少数为窦房结本身的病变。一般无症状,心率显著缓慢时可有头晕、胸闷,甚至晕厥。

(二)心电图特征

窦性心律,心率低于该年龄正常心率范围;1 岁以内(婴儿)心率每分钟少于 100 次,1～3 岁每分钟少于 80 次,3～8 岁每分钟少于 70 次,8 岁以上每分钟少于 60 次。

(三)治疗

主要针对病因进行治疗。心率明显缓慢或有症状者,可口服阿托品,每次 0.01～0.02mg/kg,每日 3～4 次。

三、期前收缩(过期前收缩动)

按其期前收缩起源部位的不同分为房性、房室交界区性及室性期前收缩。期前收缩既可见于明确病因,如各种感染、器质性心脏病、缺氧、药物作用及自主神经功能不稳定等,也可见于健康小儿。

(一)临床特点

多数小儿无症状,少数有心悸、胸闷、心前区不适。心脏听诊可听到心搏提期前收缩动之后有较长的间歇。脉搏短绌,期前收缩于运动后增多,提示同时有器质性心脏病。

(二)治疗

包括病因治疗和应用抗心律失常药。

1.房性期前收缩

大多数偶发、无症状者属良性,不需药物治疗。如频发者可给予普罗帕酮(心律平)或 β 受体阻滞剂。1 岁以内的婴儿频发房性期前收缩,易发生心房扑动和室上性心动过速,可用地高辛,无效时可加用普萘洛尔(心得安)。

2.房室交界区性期前收缩

不需特殊治疗。

3.室性期前收缩

未发现器质性心脏病又无症状者不需用抗心律失常药。有器质性期前收缩的治疗,可选用美西律(慢心律)口服,每日 2～5mg/kg,每 8h 1 次。普罗帕酮每次 5～7mg/kg,每 6～8h 1 次口服。胺碘酮每日 5～10mg/kg,分 3 次,口服 1～2 周后逐渐减量至原来的 1/3,每日

1 次,服 5d,停 2d。普萘洛尔每日 1～3mg/kg,分 3 次口服。洋地黄中毒和心脏手术后发生的室性期前收缩,选用苯妥英钠每次 2～4mg/kg,缓慢静脉注射,可于 15～20min 后重复 1 次,总量为 15mg/kg。肥厚型心肌病的室性期前收缩,用钙拮抗剂维拉帕米(异搏定),每日 1～3mg/kg,分 3 次口服。

第七节　急性心包炎

急性心包炎常为全身性疾病的一部分。在新生儿期,急性心包炎的主要原发病为败血症,在婴幼儿期常为肺炎、脓胸,但也以败血症为多。4 岁以上儿童多数为风湿热、结核病及化脓感染。致病的化脓性细菌中以葡萄球菌多见,肺炎球菌、链球菌、大肠杆菌也较常见。病毒性心包炎又称特发性心包炎,多见于儿童,引起的病毒有柯萨奇 B 组病毒、流行性感冒病毒、腺病毒、乙型肝炎病毒及传染性单核细胞增多症病毒等。偶尔见组织胞浆菌病可致此症,以后转为缩窄性心包炎。有时并发于风湿热类风湿病及其他结缔组织病、白血病、恶性淋巴瘤、尿毒症、肺吸虫病、局部创伤、食管异物或心脏附近器官疾病的过程中。

一、病因与发病机制

根据病理变化可分为纤维蛋白性及渗液性心包炎。渗液可为浆液纤维蛋白性、浆液血性、出血性或化脓性等,心包的脏层及壁层上出现纤维蛋白沉着,状似绒毛,并有由纤维蛋白、白细胞及少许内皮细胞组成的渗出物。此渗出物可局限于一处,或布满整个心脏表面。风湿性心包炎产生稀薄渗出液,含有纤维素和白细胞,此液常被吸收。渗出物浓厚时,可留下疏松的粘连。由化脓性细菌感染者,心包积贮脓液,其中含纤维素、多形核白细胞、红细胞及病原菌。结核性心包炎的早期见小量浆液或血性渗出液,有时很快产生大量,如不及早治疗,常引起广泛粘连。病毒性心包炎常同时有心肌炎,心包渗出液较少,一般不形成缩窄性心包炎,少数病例也可发展成缩窄性心包炎。

正常心包腔压力与胸膜腔压力一致,吸气时为负压,呼气时为正压。正常小儿心包腔内有 10～15mL 液体。随着心包内积液增加,心包腔压力升高。急性心包炎对循环功能的影响,主要取决于心肌功能和心包渗出液的容量及发生的快慢。如心肌功能不好,同时又急骤发生 100～200mL 的心包积液,便可引起严重的循环衰竭,风湿性心包炎病例中常有此种情况。反之,如心肌正常,心包液体发生缓慢,即使有数百毫升的心包积液,循环功能可无明显改变。在快速发生大量心包积液时,即使心肌正常,也可导致循环衰竭。

大量心包积液可引起心脏压塞。由于心包内液体聚积,心包内的压力增加,使心室在舒张期不能充分扩张、心室充盈不足、心搏量减少。如心搏量进一步减少,导致收缩压下降,末梢血管收缩,使舒张压上升,脉压变小。另外,由于心包内压力增加,使静脉血液回流至右心受阻,故静脉压升高。如心包渗液积聚极快,引起急性心脏压塞、心搏量急骤减少,可发生心源性休克;如渗液积聚较慢,引起亚急性或慢性心脏压塞,则出现颈静脉怒张、肝大、水肿及奇脉等症状。

二、临床表现与辅助检查

(一)临床表现

(1)较大儿童或自诉心前区刺痛或压迫感,平卧时加重,坐起或前俯位可减轻。疼痛可向肩背及腹部放射。婴儿则表现为烦躁不安。心包炎通常为某些全身性疾病的一种表现。可见原发病症状的恶化,常有呼吸困难、咳嗽、发热等。

(2)最重要的体征为心包摩擦音,在整个心前区均可听到,以胸骨左缘下端最为清楚。其特点为声音粗糙,似于耳际摩擦皮革,和心音一致而与呼吸的节律无关。摩擦音来去不定,较常出现于疾病初期,当心包积液增多时消失。但在结核病例中,即使心包膜已有大量渗液,摩擦音有时还继续存在。

(3)心包腔渗液的症状为晕眩、气促与气闷,有大量积液时可压迫食管或喉返神经,引起吞咽困难与失声。体征方面为心尖冲动微弱或消失,心界扩大,卧位时与端坐时在右第2至第3肋间的心浊音区大小不同(卧位时扩大),心音遥远。在左肩胛骨角下与胸椎之间,叩诊为浊音,听诊可闻及管状呼吸音与捻发音(Ewart 征),因大量心包积液压迫左肺下叶,产生肺不张,引起肝大,可见腹腔积液及下肢水肿。

(4)心包积液骤升或过多时,出现心脏压塞,患儿呈急性重病容,如呼吸困难、心率加快、发绀、动脉压下降、脉压变小、静脉压升高、颈静脉怒张、心界扩大、心搏消失、心音遥远。吸气时脉搏幅度减弱,即所谓奇脉。奇脉为心脏压塞重要体征之一,用血压计检查较为可靠。首先测量正常呼气时的收缩压,然后使气囊缓慢放气,血压计水银柱随之下降,直至吸气相,从呼气相均可听到声音,再记录此收缩压,两次收缩压之差即反映奇脉的程度。正常人吸气时收缩压轻度下降,两者之差不超过 1.3kPa(10mmHg),超过 1.3kPa(10mmHg)即为奇脉。发生奇脉的机制为吸气时胸腔内压力降低,右心回流增加而左室充盈降低,右室充盈增加,使室间隔向后移位,从而限制左室充盈;另外,吸气时胸腔内压力降低,血流相对较易流入顺应性较大的肺静脉,血流暂时滞留在肺静脉,因此左室充盈减少。在心律失常及低血压时,奇脉往往不明显。在肺气肿、哮喘症及应用正压辅助呼吸器的患儿也可出现奇脉。如迅速发生大量心包积液而使心排血量急剧下降时,可导致心源性休克。如心包渗液缓慢发生,则肝大、水肿及腹腔积液较为明显。

(二)辅助检查

1.X 线检查

心影呈梨形或烧瓶状,左、右心缘各弓消失,腔静脉影增宽。卧位与立位心影显著差异,卧位时心底部变宽为心包积液的另一指征。透视下心搏减弱或消失。肺野大多清晰,可伴有胸腔积液;心包积液时,心影于短期(1~4 周)内迅速增大,与其他心脏病的心影逐渐增大不同。

2.心电图检查

急性心包炎时由于心包渗液及心外膜下心肌损伤,产生多种心电图改变,前者发生 QRS 低电压,后者引起 ST 段及 T 波的改变。连续观察心电图可看到以下 ST-T 演变的过程:①起病初始出现 ST 段抬高,除 aVR 及 V1 导联外,其余各导联 ST 段均呈弓背向下型上升,持续数天即恢复段恢复到基线,T 波普遍性低平。②T 波由平坦变倒置,可持续数周或数月之久。

3.心包穿刺

经以上检查提示有心包积液,可进行心包穿刺,其目的为了解渗液的性质及致病菌。解除心脏压塞及治疗化脓性心包炎,可局部注射抗生素和引流,心包穿刺有一定危险性,可误穿心脏引起心包积血,发生心脏压塞,为避免损伤心肌,心包穿刺可在心电图监测下进行,穿刺针与心电图机的胸导联线相连接,如针头刺伤右室壁,则出现急性 ST 段抬高及室性期前收缩,应将穿刺针退出少许,偶尔针头刺伤右房壁则出现 PR 段升高。

三、诊断与鉴别诊断

(一)诊断

依据临床表现和辅助检查即可诊断,但要注意鉴别诊断。

(二)鉴别诊断

(1)急性心包炎与急性心肌炎在小儿病例的鉴别比较困难,因两者的临床症状、X 线检查及心电图表现均相似,但如出现心包摩擦音及奇脉,则有利于心包炎的诊断,超声心动图检查也有参考价值,即心包积液时可有无回波区,心肌炎则无。心脏血流扫描检查,如为心包积液,则 Q 值在 0.75 以下,心肌炎 Q 值在 0.80 以上,可资鉴别。

(2)纵隔肿瘤:如恶性淋巴瘤或畸胎瘤等,可压迫上腔静脉、气管或支气管等,出现颈静脉怒张及呼吸困难等症状,有时误认为心包积液,但 X 线检查可见结节状肿瘤,心脏搏动正常。至于心包积液与胸腔积液的鉴别,则主要依靠 X 线透视及摄片。

四、治疗

(1)针对病因进行治疗。患儿应卧床休息,呼吸困难时采取半卧位并供氧,胸痛应给予对症治疗,可用阿司匹林、磷酸可卡因,必要时可注射哌替啶或吗啡。

(2)化脓性心包炎及早静脉滴注与病原菌相适应的大量抗生素,葡萄球菌感染一般选用大剂量青霉素、万古霉素、氯霉素、红霉素、头孢菌素等,采用 2 种抗生素联合使用,并每隔 1～2d 心包穿刺排脓;也可同时用生理盐水冲洗,并于心包腔内注入适当抗生素及醋酸氢化可的松,如用生理盐水(不稀释)20mL,慢慢注射。可用硅胶管置心包腔内,反复抽脓,避免反复心包穿刺。如经以上治疗效果不好,应及早采用心包切开引流术。

(3)心脏压塞应按急症处理,需要紧急抢救,进行心包穿刺或心包切开引流术,以解除心包积液。

第八节　慢性缩窄性心包炎

慢性缩窄性心包炎多见于年长儿,主要由结核病引起,其他有化脓性细菌感染(葡萄球菌最常见)或创伤性心包炎。心肌显著增厚,有时与邻近组织粘连,使心脏固定于纵隔、横膈或胸壁。增厚而失去弹性的心包限制心脏的舒张及静脉回血,尤其是上、下腔静脉入口部位的增厚使缩窄较明显,影响回心血流量,从而使静脉系统血量和心搏量减少。心肌长期受压、缺血,会产生继发性心肌纤维化,使心脏功能受损,心搏量进一步减少。

一、临床表现

起病缓慢,部分病例有急性心包炎病史。临床症状主要为慢性心脏压塞现象,患儿可有轻度发绀、颈静脉怒张,于吸气时更明显。静脉压升高达 2.45kPa 以上,动脉压减低,脉压小,常出现奇脉。常见明显肝大和腹腔积液,也可见胸腔积液及踝部水肿;心尖冲动微弱,几乎消失,或位置固定,不随体位及呼吸而变动;心浊音界正常或稍缩小;心脏固定于横膈时,则在心搏动时可见左侧下部肋骨向内牵引;心脏固定于横膈时,则在心搏动时可见左侧下部肋骨向内牵引;心脏固定于胸壁时,则可见肋间隙凹陷、心音遥远、无杂音。

二、诊断与鉴别诊断

(一)辅助检查

(1)X 线检查证实心搏动减弱或消失,其位置固定不变,心影大小近于正常或仅中度扩大,心缘毛糙不清、僵硬,心包钙化为本病特殊征象。计波描记术可见心脏搏动短钝而平坦。

(2)心电图检查,T 波倒置与低电压较急性心包炎更为显著。

(3)超声心动图检查示左室后壁心外膜与心包区回流增强,室间隔反常运动及心室腔变小。

(二)鉴别诊断

1.肝硬化

肝硬化也有腹腔积液征,但无心脏端正态及上腔静脉充盈征,颈静脉及上肢静脉无充盈怒张,静脉压正常。

2.结核性腹膜炎

有发热、腹痛及结核病症状,腹腔积液的性质是炎症性渗出液,细胞和蛋白都较高,必要时要可用豚鼠接种来证实,无心脏异常及颈静脉怒张、奇脉等征象。

3.慢性充血性心力衰竭

由于其他心脏病引起,须做鉴别。心脏增大,常有心脏杂音,慢性充血性心力衰竭腹腔积液常不显著,而下肢水肿明显。

4.限制型心肌病

心脏增大明显,多普勒超声心动图对鉴别诊断有价值。

5.营养不良性水肿

只有血清蛋白降低,无上述心脏症状及体征。但对营养低下的患儿,也要考虑缩窄性心包炎与营养不良性水肿同时存在。

三、治疗

(1)缩窄性心包炎的有效治疗是施行心包剥离术并切除一部分增厚的心包,以解除心脏所受的压迫。诊断确立后应早期进行手术。做好术前准备,卧床休息,供应充分蛋白质及维生素,改善患儿营养状况,限制食盐并间歇使用利尿剂控制腹腔积液及水肿。病程较久的患儿,心肌损伤也较重,不能耐受因解除压迫及束缚后静脉回心血量增多的负担,术前可给予洋地黄。

(2)对于化脓性病例,应追查身体各部的感染病灶,给以适当的治疗。对于活动性结核病例,必须先做一个时期的抗结核治疗以控制其活动性,然后由胸外科做心包切除手术以解除心脏的束缚。可于术前术后多次少量输血。

第九节 心力衰竭

心力衰竭(简称心衰)是由于心室功能不全引起的一种临床综合征。正常心脏不断收缩和舒张以维持血液循环的动态平衡,由于某些因素破坏了这种平衡,同时心脏负荷过重,超越了心脏代偿功能时,出现体循环、肺循环瘀血,心排血量降低,则产生一系列临床症状和体征,称为心力衰竭。心力衰竭是儿科的急症之一,如不及时诊断和处理,可危及患儿的生命。

一、病因

引起心力衰竭的原因很多,分类如下。

1.心源性

各种先天性心脏病及后天的风湿性心脏病、心肌炎、心肌病、心包炎及各种心律失常等。

2.肺源性

重症肺炎、毛细支气管炎、喘息性支气管炎、哮喘、支气管扩张等。

3.肾源性

急性肾炎、慢性肾炎与肾血管畸形等所致的高血压。

4.其他

大量输血、输液、电解质紊乱、维生素 B_1 缺乏症、严重贫血、甲状腺功能亢进、缺氧等皆可引起心力衰竭。

二、病理生理

1.心肌收缩力减低

在心肌有病变、缺血、肥厚、炎症等时,心肌收缩力减低,则心室排血量减少。

2.心前负荷过重

心前负荷又称容量负荷,是指心肌收缩前所承受的负荷,与心室开始收缩前的血容量有关。房间隔缺损、动脉导管未闭等可引起心前负荷过重。

3.心后负荷过重

心后负荷又称压力负荷或阻力负荷,是指心室收缩时所遇到的阻力。肺动脉瓣狭窄、主动脉缩窄、梗阻型心肌病、高血压、肺动脉高压等可引起心后负荷过重。

4.心律失常

如心率加快如甲状腺功能亢进;心率过慢、节律不齐等。

5.其他

心顺应性减低(收缩期不协调)和心肌病。

三、临床表现

由于发生心力衰竭的部位不同,临床表现也有差别,为便于叙述,常分为左心衰竭、右心衰竭。临床上婴幼儿全心衰竭多见,年长儿可左心、右心单独发生,但左心衰竭终将导致右心衰竭。

(一)左心衰竭

以肺循环瘀血为主而产生肺水肿。

1.咳嗽

先干咳后有泡沫样痰,年长儿可有血痰。

2.呼吸困难

表现为呼吸急促、短而快,每分钟可达 60 次以上,平卧时加重,直抱或俯肩上则好转。年长儿可有端坐呼吸及心源性喘息。

3.发绀

为肺水肿、氧交换量降低所致,有些先天性心脏病为右向左分流,属于中心性发绀。

4.体征

有哮鸣音,晚期可有各种湿啰音,以肺底明显。

5.其他

面色苍白、四肢发凉、血压下降等。

(二)右心衰竭

以体循环瘀血为主的表现。

1.肝大

肝短期内较前增大 1.5cm 以上,边缘钝,常有触痛。

2.颈静脉怒张

婴幼儿颈短,皮下脂肪丰满,多不易见到,年长儿较易发现。

3.水肿

婴幼儿血管床容量大而分布均匀,皮下脂肪丰满,皮肤弹性好,常不易见到凹陷性水肿。有时可见到面部、手背、足背部水肿。婴幼儿以体重迅速增加、尿量减少作为水肿的指标。年长儿可有下肢及骶尾部水肿,重症可有胸腔积液、腹腔积液及心包积液。

4.发绀

因血流瘀滞于末梢、组织摄氧量增加、还原血红蛋白增加所致,属周围性发绀。唇、指、趾、鼻尖等处明显。

(三)心脏体征

心界大、心率快、有奔马律、心音低钝及其他原发病的相应杂音或脉搏细弱、血压下降等。

(四)新生儿及婴儿心衰的特点

起病急、病情重、进展快,左、右心同时衰竭。有烦躁不安、面色苍白、面色发灰或发绀、呻吟、拒乳、多汗、呼吸急促、喘息、心率快、奔马律及肝大等。

四、辅助检查

1.胸部 X 线检查

心影扩大,搏动弱,肺纹理增多及肺瘀血。

2.心电图检查

可提示心房、心室有肥大劳损、心律的变化及洋地黄作用等。

3.超声心动图

可见心室及心房的扩大,心室收缩时间延长,射血分数降低,另外对心力衰竭的病因也有帮助。

五、诊断标准

1.具备以下 4 项可考虑心力衰竭

(1)呼吸急促:婴儿>60 次/min,幼儿>50 次/min,儿童>40 次/min。

(2)心动过速:婴儿>180 次/min,幼儿>160 次/min,儿童>120 次/min。

(3)心扩大(体检,X 线或超声心动图检查)。

(4)烦躁、喂哺困难、体重增加、尿少、水肿、发绀、呛咳、阵发性呼吸困难(2 项以上)。

2.具备以上 4 项加以下 1 项或具备以上 2 项加以下 2 项,即可确诊心力衰竭

(1)肝大:婴幼儿肋下>3cm,儿童>1cm;进行性肝大或伴有触痛者更有意义。

(2)肺水肿。

(3)奔马律。

六、治疗

(一)一般治疗

1.休息

卧床休息可减轻心脏负担和减少心肌耗氧量,年长儿可取半卧位,婴儿可抱起,使下肢下垂,减少静脉回流。

2.镇静

对烦躁和哭闹的患儿,可适当应用巴比妥类、氯丙嗪、地西泮等镇静剂。

3.吸氧

有气急和发绀者应给予吸氧,采用 40%～50%氧气湿化后经鼻导管或面罩吸入。

4.饮食

限制盐量,一般每日饮食中的钠量应减至 0.5～1g。给予容易消化及富于营养的食物,宜少量多餐。

5.限制液体入量

每日总液量不应超过 60mL/kg,以 10%葡萄糖溶液为主,电解质入量应根据生理需要及血液电解质浓度而定。有酸中毒者,碱性药一般用常规计算量的一半。

(二)利尿剂

钠、水潴留为心力衰竭的一个重要病理生理改变,故合理应用利尿剂为治疗心力衰竭的一项重要措施。在应用一般治疗及洋地黄类药后心力衰竭仍未控制时,或对严重水肿、急性肺水肿的病例,应在使用洋地黄类药物的同时兼用快速利尿剂,如呋塞米或依他尼酸,其作用快而强,可排除较多的 Na^+,而 K^+ 的损失相对较少。

(三)血管扩张剂

其机制是扩张小动脉,使外周阻力下降,以减轻心脏后负荷,增加心排血量;同时扩张小静脉使回心血量减少,以减轻心脏的前负荷,从而达到改善心功能、治疗心力衰竭的目的。目前较常用的酚妥拉明、哌唑嗪、硝普钠、卡托普利等,均有一定疗效。与正性心肌收缩力作用药物配伍如多巴胺、间羟胺等能提高疗效。目前认为血管扩张药物无正性心肌收缩力作用,所以单用血管扩张药物不能代替洋地黄类药物对心力衰竭的治疗。

第七章　消化系统疾病

第一节　口炎

口炎是指口腔黏膜由于各种感染引起的炎症,若病变限于局部,如舌、牙龈、口角,称为舌炎、牙龈炎或口角炎等。不注意食具及口腔卫生或各种疾病导致机体抵抗力下降等因素均可导致口炎的发生。多见于婴幼儿,目前细菌感染性口炎已经很少见,病毒及真菌感染所致的口炎仍经常见到。

一、鹅口疮

鹅口疮为白念珠菌感染在口腔黏膜表面形成白色斑膜的疾病。多见于婴幼儿,营养不良、腹泻、长期使用广谱抗生素或类固醇激素的患儿常有此症。新生儿多由产道感染或因哺乳时污染的奶头和乳具获得感染。

(一)临床表现

口腔黏膜表面覆盖白色乳凝块样小点或小片状物,可逐渐融合成大片,不易擦去,周围无炎症反应,强行剥离后局部黏膜潮红、粗糙,可有溢血。不痛,不流涎,一般不影响吃奶,无全身症状。重症则全部口腔被白色斑膜覆盖,甚至可蔓延到咽、喉、食管、气管、肺等处,此时可危及生命。重症患儿可伴低热、拒食、吞咽困难。取白膜少许放玻片上加10%氢氧化钠一滴,在显微镜下可见真菌的菌丝和孢子。使用抗生素可加重病情,促其蔓延。

(二)治疗

口炎患者一般不需要口服抗真菌药物。可以用2%碳酸氢钠溶液于哺乳前后清洁口腔,或局部涂抹10万～20万 U/mL 制霉菌素鱼肝油混悬溶液,每日2～3次。也可以口服肠道微生态制剂,抑制真菌生长。预防应注意哺乳卫生,加强营养,适当增加维生素 B_2 和维生素 C。

二、疱疹性口腔炎

疱疹性口腔炎为单纯疱疹病毒 I 型感染所致。多见于1～4岁儿童,在卫生条件差的家庭或托儿所中感染容易传播,发病无明显季节差异。

(一)临床表现

潜伏期约10d,常好发于颊黏膜、牙龈、舌、唇内、唇红部及邻近口周皮肤。起病时发热可达38～40℃,1～2d后,上述各部位口腔黏膜出现单个或成簇的小疱疹,直径约2mm,周围有红晕,迅速破溃后形成溃疡,有黄白色纤维素性分泌物覆盖,多个溃疡可融合成不规则的大溃疡,有时累及软腭、舌和咽部。由于疼痛剧烈,患儿可表现拒食、流涎、烦躁,常因拒食啼哭才被发现。体温在3～5d后恢复正常,病程一般1～2周。所属淋巴结常肿大和压痛,可持续2～3周。

(二)诊断

根据临床表现进行诊断,本病应与疱疹性咽峡炎鉴别,后者疱疹发生在咽部和软腭,有时见于舌,但不累及牙龈和颊黏膜,此点与疱疹性口腔炎不同。

(三)治疗

保持口腔清洁,多饮水,以微温或凉的流质食物为宜,避免刺激性食物。局部可喷洒西瓜霜、锡类散等。疼痛严重者可在餐前用 2% 利多卡因涂抹局部。发热时可用退热剂,可行全身抗病毒治疗,抗生素不能缩短病程,仅用于有继发感染者。

三、溃疡性口炎

溃疡性口炎主要是链球菌、金黄色葡萄球菌、肺炎球菌等引起的,铜绿假单胞菌、大肠杆菌也可引起。其临床表现主要有假膜,故又称假膜性口炎。常发生于全身感染抵抗力低下时,口腔不洁,细菌繁殖而引起。

(一)临床表现

病初口腔黏膜充血水肿,随后在口腔的各部位如牙龈、舌、唇内侧、上腭及颊黏膜等处出现大小不等、界限清楚的糜烂面或溃疡,并有较厚的纤维素样渗出物形成灰白色或黄色的假膜覆盖创面。假膜剥离后可见出血性糜烂面,不久白膜又迅速生成。溃疡疼痛或极痛,流涎多、拒食、烦躁,所属淋巴结肿大,发热可达 $39 \sim 41$℃,体温持续数日到 1 周,溃疡渐渐愈合。

(二)治疗

做好口腔护理,多清洗口腔,用 0.1%～0.3% 依沙吖啶清洗口腔,每日 1～2 次。局部涂以复方甲紫、0.2% 甲硝唑液或 5% 金霉素鱼肝油效果为佳。此外,冰硼散、锡类散等均可使用。由于引起本病的细菌不是厌氧菌,因此不能用氧化剂,特别是过氧化氢的酸性较强,刺激黏膜,增加患儿痛苦。注意补给足够的营养及液体,补充维生素 B_1、维生素 B_2 及维生素 C 等。全身症状明显时,需要抗生素治疗。

第二节　胃食管反流

胃食管反流(GER)是指全身或局部原因引起下端食管括约肌功能不全,导致胃内容物包括从十二指肠流入胃的胆盐和胰酶,反流入食管、GER 分为生理性和病理性两种。小儿 GER 大多数为生理性,出生后 1～4 个月为好发年龄,到 12～18 个月时大多会自行好转。当反流频繁发作或持续发生时,即考虑为病理性 GER:病理性反流引起一系列食管内外症状和(或)并发症时,称为胃食管反流病(GERD)。

一、病因

儿童 GERD 的原因较多,目前多认为是抗反流机制下降和反流物对食管黏膜攻击等多种因素共同作用的结果:①解剖结构的异常。②食管下段括约肌压力降低和一过性松弛。③食管黏膜的屏障功能破坏。④食管廓清能力降低。⑤胃排空延迟。

二、临床表现

一般情况下,除非反流的内容物到达口腔,否则反流是难以被注意的。反流可引起食管症状和食管外症状,不具特异性,且随年龄而不同。

(一)食管症状

1.反流

反流的临床表现随年龄而不同。婴幼儿以呕吐为主要表现,多数患儿出生后第1周即出现呕吐,另有部分患儿于出生后6周内出现症状。呕吐程度轻重不一,多数发生在进食后,有时在夜间或空腹时,严重者呈喷射状。呕吐物为胃内容物,有时含少量胆汁。部分婴儿还可表现为溢乳、反刍或吐泡沫、拒食,年长儿可表现为胸骨后烧灼痛、腹痛、反酸、嗳气、反胃等。如不治疗,约60%患儿至6~12个月时症状消失,主要是因抗反流机制逐渐完善。

2.反流性食管炎

有报道,经组织学诊断为食管炎的患儿,其中61%~83%有GER。患儿可有或无症状,常见症状有:①胸骨后烧灼感,位于胸骨下端,饮用酸性饮料可使症状加重,服用抗酸剂症状减轻,见于有表达能力的年长儿。②咽下疼痛,婴幼儿表现为喂食困难、烦躁、拒食,年长儿可有咽下疼痛,如并发食管狭窄则出现严重呕吐和持续性吞咽困难。③呕血和便血,当食管炎症严重,发生糜烂或溃疡时,可出现呕血或黑便症状。

(二)食管外症状

1.与GER明确相关的症状

反流性咳嗽、反流性咽炎、反流性哮喘。婴幼儿极易引起吸入性肺炎,有时甚至导致吸入性窒息、猝死综合征等严重后果。与GER可能相关的食管外症状如鼻窦炎、中耳炎、喉炎、肺纤维化等。

2.生长障碍

最常见的食管外症状,主要表现为体重不增和生长发育迟缓,见于80%左右的患儿。

3.精神神经症状

部分患儿表现为不安、易激惹、夜惊、婴儿鬼脸及神经系统疾病。

三、辅助检查

(一)食管钡餐造影

食管钡餐造影可对食管的形态、运动状况、钡剂的反流和食管与胃连接部的组织结构做出判断,并能观察到有无食管裂孔疝、贲门失弛缓症、食管狭窄、溃疡等病变,但对GER诊断的敏感性和特异性均较差,可作为初筛。

(二)24h食管pH值动态监测

24h食管pH值动态监测是诊断GER方便、快捷、先进的方法。虽然检查时间长,但是不影响睡眠和进食,更符合生理情况,能客观反映GER的情况。不仅可以发现反流,还可以了解反流的程度以及反流与症状、体位、进食的关系。根据酸反流指数和综合评分,可区分生理性和病理性反流,是目前最可靠灵敏的诊断方法。特别适用于一些症状不典型的患儿,或用于查找一些症状如咳嗽、哽噎、喘鸣、呼吸暂停等的原因。

(三)内镜检查

胃镜检查是诊断反流性食管炎最主要、最适宜的方法,不仅可以直接观察到食管黏膜损伤情况,而且结合病理学检查,可确定是否存在食管炎及黏膜炎症的程度,但内镜检查及黏膜组织病理检查不能反映反流的严重程度。

(四)食管动力功能检查

食管测压是测定动力功能的重要方法。应用低顺应性灌注导管系统和腔内微型传感器导管系统等测压设备,可了解食管运动情况及 LES 功能。通常采用牵拉法测定,是研究胃食管反流发病机制的重要方法。

四、诊断与鉴别诊断

(一)诊断

GER 临床表现复杂且缺乏特异性,仅凭临床症状有时难以与其他引起呕吐的疾病相鉴别,即使反流也难以区分是生理性或病理性。凡临床发现不明原因反复呕吐、咽下困难、反复发作的慢性呼吸道感染、难治性哮喘、生长发育迟缓、营养不良、贫血、反复出现窒息、呼吸暂停等症状时都应考虑到 GER 的可能.针对不同情况,选择必要的辅助检查以明确诊断。

(二)鉴别诊断

1.贲门失弛缓症

一种食管运动障碍性疾病,食管缺乏蠕动和食管下括约肌松弛不良导致的食管功能性梗阻。临床表现为吞咽困难、体重减轻、餐后反食、夜间呛咳和胸骨后疼痛等。X 线钡餐造影显示贲门鸟嘴样狭窄和食管扩张,食管测压显示 LES 静息压力升高。

2.以呕吐为主要表现的其他疾病

婴儿应排除消化道畸形及器质性病变,如肠旋转不良、先天性肥厚性幽门狭窄、肠梗阻、胃扭转等。

五、治疗

对诊断为胃食管反流的患儿,要与患儿家长进行充分的沟通,向其解释胃食管反流的形成及发展。对有并发症或影响生长发育者必须及时进行治疗。

(一)体位治疗

一种简单、有效的治疗方法。婴幼儿的最好体位为左侧卧位,可有效减少 TLESR 发生,减少反流,减轻反流症状。俯卧位虽可减少反流发生,但可发生猝死的风险,需家长看护。年长儿建议睡眠时左侧卧位。将床头抬高 20～30cm,可促进胃排空,减少反流频率及反流物误吸。

(二)饮食疗法

以稠厚饮食为主,少量多餐,婴儿增加喂奶次数,缩短喂奶间隔时间,人工喂养儿可在牛奶中加入糕干粉、米粉或进食谷类食品;年长儿应少量多餐,避免过饱,以高蛋白低脂肪饮食为主,睡前 2h 不予进食,保持胃处于非充盈状态。避免食用降低 LES 张力和增加胃酸分泌的食物,如酸性饮料、高脂饮食、巧克力和辛辣食品。肥胖儿应控制饮食。

（三）药物治疗

1.促胃肠动力药

常用多巴胺受体拮抗剂：①甲氧氯普胺：除抗多巴胺作用外，还具有胆碱能和中枢性止吐作用。常用剂量为每次 0.1mg/kg，每日 3～4 次。②多潘立酮：为选择性、周围性多巴胺 D2 受体拮抗剂，使胃肠道上部的蠕动和张力恢复正常，促进胃排空，增加胃窦和十二指肠运动。常用剂量为每次 0.2～0.3mg/kg，每日 3 次，饭前半小时及睡前口服，不具有胆碱能作用，也无中枢神经系统不良反应，疗程 2～4 周。

2.黏膜保护剂

用于 GER 引起的食管糜烂、溃疡者，此类药物用药后可在病变表面形成保护膜，促进黏膜的修复和溃疡的愈合，但一般不单独用于 GER。

（四）外科治疗

若内科保守治疗 6 周无效，有严重并发症（消化道出血、营养不良），严重食管炎或狭窄，反复下呼吸道感染，合并严重神经系统疾病，应考虑外科治疗。随着腹腔镜在儿科的应用，腹腔镜手术逐渐替代了开放性手术。

第三节　胃炎

胃炎是指由于物理性、化学性及生物性有害因子引起胃黏膜或胃壁发生的炎症性病变。胃炎是儿童时期常见的消化道疾病之一，占小儿胃病 80％左右，年龄不同症状表现不同。根据病程分为急性胃炎和慢性胃炎，后者发病率高。

一、病因

（一）急性胃炎

急性胃炎多为继发性，常见于急性重症感染和对创伤的应激反应，特别是缺氧缺血性疾病，服用非甾体抗炎药如保泰松、吲哚美辛（贝诺酯）、阿司匹林，或肾上腺皮质激素，胆汁反流，误服腐蚀剂，摄入细菌或毒素污染物等。食物过敏、胃内异物、情绪波动、精神紧张和各种因素所致的变态反应等均能引起胃黏膜的急性炎症。

（二）慢性胃炎

儿童慢性胃炎中以非萎缩性（曾称浅表性）胃炎最常见，占 90％～95％，萎缩性胃炎和特殊类型胃炎少见。病因迄今尚未完全明确，可能与下列因素有关：幽门螺杆菌（Hp）感染；鼻窦及口腔感染病灶，引起细菌和毒素吞入；刺激性食物或药物，如浓茶，咖啡，胆汁反流；精神紧张，情绪波动；慢性系统性疾病等。

二、临床表现

（一）急性胃炎

急性胃炎起病较急，症状以腹痛及呕吐多见，还有食欲缺乏、恶心等；重者可有水电解质紊乱、酸碱失衡等。有感染者常伴有发热等全身中毒症状。

(二)慢性胃炎

慢性胃炎常见症状为反复发作、无规律性的腹痛,疼痛经常出现于进食过程中或餐后,多数位于上腹部、脐周,部分患儿部位不固定,轻者为间歇性隐痛或钝痛,严重者为剧烈绞痛。常伴有食欲不佳、恶心、呕吐、腹胀,继而影响营养状况及生长发育。胃黏膜糜烂出血者伴呕血、黑便。

三、辅助检查

(一)急性胃炎胃镜检查

胃镜检查可见胃黏膜充血、水肿、糜烂、出血。镜下见上皮细胞变性、坏死,固有膜中性粒细胞浸润,无或极少淋巴细胞、浆细胞,腺体细胞变性坏死。

(二)慢性胃炎胃镜检查

胃镜检查可见黏膜斑;充血;水肿;微小结节,又称胃窦小结节或淋巴细胞样小结节增生;糜烂;花斑;出血斑点。黏膜斑和充血两项中符合一项即可诊断;花斑、出血斑点两项应结合病理诊断。此外,如发现幽门口收缩不良、反流增多、胆汁反流,常提示胃炎存在。镜下见上皮细胞变性,小凹上皮细胞增生,固有膜炎症细胞浸润、腺体萎缩,炎症细胞主要是淋巴细胞、浆细胞。①根据有无腺体萎缩诊断为慢性浅表性胃炎或慢性萎缩性胃炎。②根据炎症程度,慢性浅表性胃炎分为轻、中、重3级。轻度:炎症细胞浸润较多,多限于黏膜的浅表1/3,其他改变均不明显;中度:病变程度介于轻度、重度之间,炎症细胞累及黏膜全层的浅表1/3~2/3;重度:黏膜上皮变性明显,且有坏死、胃小凹扩张、变长变深,可伴肠腺化生,炎症细胞浸润较重,超过黏膜2/3,可见固有膜内淋巴滤泡形成。③如固有膜炎症细胞浸润,应注明"活动性"。

(三)幽门螺杆菌(Hp)检测

慢性胃炎应常规检测有无Hp感染。Hp检测分为侵入性和非侵入性两大类。侵入性需通过胃镜取胃黏膜活组织进行检测。

四、诊断

(一)急性胃炎

根据病史、体检、临床表现、胃镜和病理学检查,基本可以确诊,急性腹痛必须与外科急腹症以及肝、胆、胰、肠等腹内脏器的器质性疾病、腹型过敏性紫癜相鉴别。

(二)慢性胃炎

根据病史、体检、临床表现、胃镜和病理学检查,基本可以确诊。慢性反复发作的腹痛应与肠道寄生虫病、肠痉挛及功能性腹痛等病症鉴别。

1.肠蛔虫病

常有不固定的腹痛、偏食、异食癖、恶心、呕吐等消化功能紊乱症状,有时出现全身过敏症状,驱虫治疗有效等可协助诊断。有吐或排虫史,粪便查找虫卵可以确诊。

2.肠痉挛

婴儿多见,可出现反复发作的阵发性腹痛,腹部无异常体征,排气、排便后可以缓解。

3.功能性腹痛

一种常见的儿童期身心疾病,与情绪改变、生活紧张、家庭成员过度焦虑等有关。表现为发作性腹痛,持续数十分钟或数小时而自行缓解,可伴恶心、呕吐等症状。临床与辅助检查没有阳性发现。

五、治疗

(一)急性胃炎

急性胃炎患儿应去除病因,治疗原发病,避免刺激性药物和食物,纠正水电解质紊乱及酸碱失衡。有上消化道出血者应卧床休息、保持安静,暂时禁食,监测生命体征及呕血与黑便情况,采用 H_2 受体拮抗剂或质子泵抑制剂等抑酸药物;细菌感染者应用有效抗生素。

(二)慢性胃炎

1.一般治疗

合理饮食,按时、适量进餐,避免过凉、过硬、辛辣饮食,不宜多饮牛奶,尽量少用或不用损害胃黏膜的药物。

2.药物治疗

(1)H_2 受体拮抗药或质子泵抑制药:用于腹痛明显及有上消化道出血者,治疗 2 周。

(2)胃肠动力药:胃运动功能异常有呕吐或胆汁反流者,给予多潘立酮每次 0.3mg/kg,每日 3~4 次,餐前 30min 服用。有十二指肠胃食管反流者用药 1 个月。

(3)合并 Hp 感染,应进行抗 Hp 治疗。

第四节　消化性溃疡

消化性溃疡主要是指发生在胃和十二指肠的慢性溃疡,即胃溃疡(GU)和十二指肠溃疡(DU)。各年龄儿童均可发病,以学龄儿童多见。婴幼儿多为急性、继发性溃疡,常有明确的原发疾病,年长儿多为慢性、原发性溃疡,以 DU 多见,男孩多于女孩,可有明显的家族史。

一、病因

(一)胃酸和胃蛋白酶的侵袭力

胃酸和胃蛋白酶是对胃和十二指肠黏膜有侵袭作用的主要因素。DU 患儿基础胃酸、壁细胞数量及壁细胞对刺激物质的敏感性均高于正常儿童,且胃酸分泌的正常反馈抑制机制也发生缺陷,故酸度增高是形成溃疡的重要原因。

(二)胃和十二指肠黏膜的防御功能

决定胃黏膜抵抗损伤能力的因素包括黏膜血流、上皮细胞的再生、黏液分泌和黏膜屏障的完整性。在各种攻击因子的作用下,黏膜血液循环及上皮细胞的分泌与更新受到影响,屏障功能受损,发生黏膜缺血、坏死,形成溃疡。

(三)幽门螺杆菌感染

有调查表明,80%以上 DU 与 50%以上的 GU 存在 Hp 感染,Hp 被根除后溃疡的复发率即下降,说明 Hp 在溃疡病发病机制中起重要作用。

(四)遗传因素

消化性溃疡的发生具有遗传因素的证据,部分患儿可以有家族史,GU 和 DU 同胞患病比一般人群分别高 1.8 倍和 2.6 倍。

(五)其他

精神创伤、中枢神经系统病变、外伤、手术后、饮食习惯不当,如暴饮暴食、过冷、油炸食品、气候因素、对胃黏膜有刺激性的药物,如非甾体抗炎药、类固醇激素等,均可降低胃黏膜的防御能力,引起胃黏膜损伤。继发性溃疡是由于全身疾病引起的胃、十二指肠黏膜局部损害。

二、临床表现

(一)年龄段特点

由于溃疡在各年龄阶段的好发部位、类型和演变过程不同,临床症状和体征也有所不同,不同年龄患儿的临床表现有各自的特点。

1.新生儿期

继发性溃疡多见,常见原发病有早产、出生窒息等缺血缺氧、败血症、低血糖、呼吸窘迫综合征和中枢神经系统疾病等。常表现急性起病,呕血、黑便。出生后 2～3d 也可发生原发性溃疡。

2.婴儿期

继发性溃疡多见,发病急,突发症状可为消化道出血和穿孔。原发性以 GU 多见,表现为食欲差、呕吐、进食后啼哭、腹胀、生长发育迟缓,也可表现为呕血、黑便。

3.幼儿期

GU 和 DU 发病率几乎相等,常见进食后呕吐,间歇发作脐周及上腹部疼痛,烧灼感少见,夜间及清晨痛醒,可发生呕血、黑便,甚至穿孔。

4.学龄前及学龄期

以原发性 DU 多见,主要表现为反复发作脐周及上腹部胀痛、烧灼感,饥饿时或夜间多发。严重者可出现呕血、便血、贫血。并发穿孔时疼痛剧烈并放射至背部或上腹部。也有仅表现为贫血、大便潜血试验阳性。

(二)并发症

主要为出血、穿孔和幽门梗阻,常可伴发缺铁性贫血。消化道出血常常是小儿消化性溃疡的首发症状,重症可出现失血性休克。如溃疡穿孔至腹腔或邻近器官,可出现腹膜炎、胰腺炎等。如炎症和水肿较广泛,可出现急慢性梗阻。

三、辅助检查

(一)实验室检查

出血期外周血白细胞总数可稍升高,失血性贫血、溃疡活动期有的大便潜血试验阳性。

(二)纤维胃镜检查

对诊断及鉴别诊断有重要价值,可明确溃疡的部位、数目、大小、深浅及形态性质,有无出血,同时可直视下黏膜活检和细菌学检查,可进行局部止血治疗,也可进行治疗效果的追踪观察。儿童消化性溃疡以十二指肠球部溃疡为多见,发生部位多见于球部前壁,单个发生多见,其次多发性、多部位,后壁最少,其中<3 岁患儿黏膜急性溃疡出血、前壁单个为主,球腔无变形,慢性溃疡其次。

根据部位分型:①胃溃疡。②十二指肠球部溃疡。③复合性溃疡,即胃溃疡和十二指肠球部溃疡并存。分为活动期、愈合期和瘢痕期。

四、诊断

儿童消化性溃疡的症状和体征不如成人典型,故对出现剑突下烧灼感或饥饿痛;反复发作、进食后缓解的上腹痛,夜间及清晨症状明显;与饮食有关的呕吐;反复胃肠不适,且有溃疡病,尤其是 DU 家族史;原因不明的呕血、便血;大便潜血试验阳性的贫血患儿等,均应警惕消化性溃疡的可能,及时进行内镜检查,尽早明确诊断。

五、治疗

消化性溃疡患儿治疗需要缓解和消除症状,如果有幽门螺杆菌感染,要给予足量、足疗程抗幽门螺杆菌治疗,保护胃黏膜,抑制胃酸分泌和中和胃酸,促进溃疡愈合,防止复发,并预防并发症,必要时可根据患儿情况给予外科治疗。

小儿原发性消化性溃疡,轻者可自愈,其他类型的溃疡通过系统的治疗,一般可治愈。少数并发消化道出血、穿孔的患儿,病情危重,要积极治疗。

第五节 肠套叠

肠套叠是指部分肠管及其肠系膜套入邻近肠腔所致的一种肠梗阻,是婴幼儿时期常见的急腹症之一,是 3 个月至 6 岁引起肠梗阻的最常见原因。常伴发于胃肠炎和上呼吸道感染。约 60% 的患儿年龄在 1 岁以内,但新生儿罕见。80% 的患儿年龄在 2 岁以内,男童发病率高于女童。健康肥胖儿多见,发病季节与胃肠道病毒感染流行一致,以春季多见。

一、病因

肠套叠分为原发性和继发性两种。原发性约占 95%,多见于婴幼儿,婴儿回盲部系膜尚未完全固定,活动度较大,这是容易发生肠套叠的结构因素。约 5% 继发性患儿多为年长儿,发生肠套叠的肠管多有明显的器质性原因,如梅克尔憩室翻入回肠腔内,成为肠套叠的起点。肠息肉、肠肿瘤、肠重复畸形、腹型紫癜致肠壁肿胀增厚等均可牵引肠壁发生肠套叠。

有些促发因素可导致肠蠕动的节律发生紊乱,从而诱发肠套叠,如饮食改变、病毒感染及腹泻等。有研究表明,病毒感染可引起末段回肠集合淋巴结增生,局部肠壁增厚,甚至凸入肠腔,构成套叠起点,加之肠道受病毒感染后蠕动增强而导致肠套叠。

二、病理

肠套叠一般是顺行的,即多为近端肠管套入远端肠腔内,极少数是逆行的。依据其套入部位不同,分为以下几型。

(一)回盲型

回盲瓣是肠套叠头部,带领回肠末端进入升结肠,盲肠、阑尾也随着翻入结肠内,此型最常见,占总数的 50%~60%。

(二)回结型

回肠从距回盲瓣几厘米处起套入回肠最末端,穿过回盲瓣进入结肠,约占 30%。

(三)小肠型

小肠套入小肠，少见。

(四)结肠型

结肠套入结肠，少见。

(五)多发型

同结肠套叠和小肠套叠合并存在。

肠套叠一旦形成，仅有很少部分的小肠套叠可以自行复位（暂时性小肠套叠），而对于套入结肠的或复套的一般不能自行复位，由于鞘层肠管持续痉挛，致使套入部肠管发生循环障碍，初期静脉回流受阻，组织充血、水肿、静脉曲张。黏膜细胞分泌大量黏液，进入肠腔内，与血液及粪质混合成果酱样胶冻状排出。肠壁水肿、静脉回流障碍加重，使动脉受累，供血不足，导致肠壁坏死并出现全身中毒症状，严重者可并发肠穿孔和腹膜炎。

三、临床表现

患儿在早期一般情况尚好，体温正常，无全身中毒症状。随着病程延长，病情加重，若并发肠坏死或腹膜炎，会发生全身情况恶化，常有严重脱水、高热、嗜睡、昏迷及休克等中毒症状。年龄越大，发病过程越缓慢。主要表现为阵发性腹痛，腹痛时上腹或脐周可触及肿块，不痛时腹部平坦、柔软、无包块，病程有时长达十余日。由于年长儿肠腔较宽阔，可无梗阻现象，肠管也不易坏死。呕吐少见，便血发生也较晚。

(一)腹痛

腹痛为阵发性、规律性发作，表现为突然发作、剧烈的阵发性绞痛，患儿哭闹不安、屈膝缩腹、面色苍白，持续数分钟或更长时间后腹痛缓解，安静或入睡，间歇 10～20min 后伴随肠蠕动出现又反复发作。

(二)呕吐

呕吐为早期症状，初为反射性，呕吐物含乳块和食物残渣，也可含胆汁，晚期可吐粪便样液体，说明有肠管梗阻。

(三)血便

血便为重要症状，出现症状的最初几小时排便可正常，以后排便少或无便。约 85% 的患儿在发病后 6～12h 排出果酱样黏液血便，或直肠指检时发现血便。

(四)腹部包块

多数患儿在右上腹季肋下可触及有轻微触痛的套叠肿块，呈腊肠样，光滑不太软，稍可移动。晚期患儿发生肠坏死或腹膜炎时，出现腹胀、腹腔积液、腹肌紧张和压痛，不易扪及肿块，有时腹部扣诊/直肠指检/双合诊可触及肿块。

四、辅助检查

(一)腹部 B 超检查

腹部 B 超在套叠部位横断面扫描面可见"同心圆"或"靶环状"肿块图像，纵断面扫描可见"套筒征"。

(二)B 超监视下水压灌肠

经肛门插入 Foley 管并将气囊充气 20～40mL。将"T"形管一端接 Foley 管，侧管接血压计监测注水压力,另一端为注水口,注入 37～40℃等渗盐水匀速推入肠内,可见靶环状块影退至回盲部,"半岛征"由大到小,最后消失,B 超下可见"同心圆"或"套筒征"消失,回盲瓣呈"蟹爪样"运动,小肠进水,呈"蜂窝状"扩张,诊断治疗同时完成。

(三)空气灌肠

由肛门注入气体,在 X 线透视下可见杯口阴影,能清楚看见套叠头的块影,并可同时进行复位治疗。

(四)钡剂灌肠

钡剂灌肠可见套叠部位充盈缺损和钡剂前端的杯口影,以及钡剂进入鞘部与套入部之间呈现的线条状或弹簧状阴影。只用于慢性肠套叠疑难患儿。

五、诊断与鉴别诊断

健康婴幼儿突然发生阵发性腹痛或阵发性规律性哭闹、呕吐、便血,并在腹部扣及腊肠样肿块,即可确诊。肠套叠早期在未排出血便前应做直肠指检。肠套叠的鉴别诊断如下。

(一)细菌性痢疾

夏季发病多。排便次数多,含黏液、脓血,里急后重,多伴有高热等感染中毒症状。粪便检查可见成堆脓细胞,细菌培养阳性。但必须注意细菌性痢疾偶尔也可引起肠套叠,两种疾病可同时存在,或肠套叠继发于细菌性痢疾后。

(二)梅克尔憩室出血

大量血便,常为无痛性,也可并发肠套叠。

(三)过敏性紫癜

有阵发性腹痛、呕吐、便血,由于肠管有水肿、出血、增厚,有时下腹部可触及肿块,但绝大多数患儿有出血性皮疹、关节肿痛,部分患儿有蛋白尿或血尿。该病由于肠功能紊乱和肠壁肿胀,也可并发肠套叠。

六、治疗

急性肠套叠是一种危及生命的急症,其复位是紧急的治疗措施,一旦确诊需立即进行。

(一)灌肠疗法

1.适应证

肠套叠在 48h 内,全身情况良好,腹部不胀,无明显脱水及电解质紊乱。

2.禁忌证

(1)病程已超过 48h,全身情况差,如有脱水、精神萎靡、高热、休克等症状者,对 3 个月以下婴儿尤应注意。

(2)高度腹胀、腹膜刺激征,X 线腹部平片可见多数液平面者。

(3)套叠头部已达脾曲,肿物硬而且张力大者。

(4)多次复发,疑有器质性病变者。

(5)小肠型肠套叠。

3.治疗方法

(1)B 超监视下水压灌肠。

(2)空气灌肠。

(3)钡剂灌肠复位。

4.灌肠复位成功的表现

(1)拔出肛管后,排出大量带臭味的黏液血便和黄色粪水。

(2)患儿很快入睡,不再哭闹及呕吐。

(3)腹部平软,触不到原有的包块。

(4)灌肠复位后给予 0.5~1g 活性炭口服,6~8h 后应有炭末排出,表示复位成功。

(二)手术治疗

肠套叠超过 72h 范围,或虽时间不长但病情严重疑有肠坏死或穿孔者,以及小肠型肠套叠均需手术治疗。根据患儿全身情况及套叠肠管的病理变化选择进行肠套叠复位、肠切除吻合术或肠造瘘术等。5%~8%的患儿可有肠套叠复发。灌肠复位比手术复位的复发率高。

第六节　炎症性肠病

炎症性肠病(IBD)是一种慢性复发性炎症性肠道疾病,最常见类型为克罗恩病(CD)和溃疡性结肠炎(UC)。克罗恩病是一种肠道慢性透壁性炎症性疾病,又称局限性肠炎、节段性肠炎,也有称为肉芽肿性结肠炎。溃疡性结肠炎是结肠黏膜的慢性炎症和溃疡性病变。

一、病因

UC 与 CD 的病因几乎完全相同。有研究认为,炎症性肠病与种族、遗传、肠道免疫紊乱以及生活环境、饮食嗜好、精神、情绪等诸多因素有相关性。IBD 病因很可能是多因素的,包括环境与遗传因素复杂的相互作用,导致对胃肠道菌群产生不适应的免疫应答。遗传相关性明确,5%~30%的患儿有一个患有炎症性肠病的家族成员,且其兄弟姐妹发展为炎症性肠病的相对风险系数为 10~20。同卵双胞胎的同时发病率为 15%~36%,表明遗传学固然重要,但不是发展为炎症性肠病的充分条件。

二、临床表现

(一)症状和体征

根据累及部位及类型不同,炎症性肠病有不同的表现,最常见的是炎症引起腹痛、腹泻、血便、发热、厌食、疲劳和体重减轻。CD 也可发展为肠腔狭窄伴腹痛和肠梗阻,或发展为脓肿穿孔或肠瘘、肛周疾病,或发展为阑尾炎的急性症状。溃疡性结肠炎通常表现为痉挛性腹痛、腹泻和血便。

CD 可累及自口唇至肛门间的消化道的任何部位。在儿科患儿中,CD 最常累及回肠末端和结肠,或者可以表现为正常肠道组织中分布着跳跃性的斑片状病灶。相反,溃疡性结肠炎累及整个结肠而无跳跃性病变;或表现为直肠炎,并延伸累及邻近的结肠。发病时年龄越小,病情可能越严重。

两种形式的炎症性肠病,其肠外表现都很常见且可发生于肠道症状出现之前。这些肠外表现包括葡萄膜炎、复发性口腔溃疡、关节炎、生长和青春期延迟、肝受累(通常是原发性硬化性胆管炎)、皮疹(结节红斑和坏疽性脓皮病)和缺铁性贫血。

全身症状有发热、乏力、厌食、贫血、低蛋白血症、体重不增或减轻、生长发育迟缓、青春期延迟,肠外表现较少见,可有关节痛、关节炎、结节性红斑、慢性活动性肝炎等。

(二)并发症

1.克罗恩病

由慢性活动性疾病、吸收不良、厌食症、蛋白丢失性胃肠病、胆盐吸收不良或继发性乳糖不耐引起的营养性并发症,包括发育迟滞、身材矮小、骨矿密度降低,以及包括铁、钙、锌和维生素D等的特定的营养物质缺乏。此外,糖皮质激素治疗也可能影响生长发育和骨矿密度。诱导缓解通常可以改善营养和恢复正常的生长速度。大多数患儿最终可达到成年人正常的身高。但期间也可发生肠梗阻、肠瘘、腹腔脓肿、肛周疾病、坏疽性脓皮病、关节炎和淀粉样变性。克罗恩病有发展为结肠腺癌的风险。

2.溃疡性结肠炎

尽管溃疡性结肠炎有典型的特征和病程,3%～5%的患儿可能被误诊为CD。关节炎、葡萄膜炎、坏疽性脓皮病和营养不良均可能发生。生长缓慢和青春期延迟比CD少见,肝疾病(慢性活动性肝病、硬化性胆管炎)比CD多见。在患全结肠炎后的8年内,结肠腺癌每年的发生率是1%～2%,明显高于溃疡性结肠炎和硬化性胆管炎患儿。因此,建议在患病8年后常规行结肠镜检查和多部位活检以筛查癌症。如果出现持续上皮化生、异倍体或发育不良则需要行结肠切除术。

三、辅助检查

(一)血液检查

血液检查包括全血细胞计数、红细胞沉降率(ESR)、C反应蛋白、血清肌酐和尿素氮、血清蛋白、免疫电泳、肝功能。

(1)血红蛋白减少、炎症指标升高(ESR加快、C反应蛋白增高)、血小板计数增加、血清蛋白减少,则提示IBD。但是某些UC患儿,ESR、血红蛋白和血小板计数正常。

(2)血小板计数升高基本上可排除以血便为主要表现的感染性腹泻。

(3)血清标志物如抗酿酒酵母抗体(ASCA)或抗中性粒细胞胞质抗体(pANCA)阳性有助于CD或UC的诊断。

(二)放射学检查

放射学征象可提示CD处于活动期,如黏膜呈鹅卵石样改变、溃疡、小肠袢分离,病变呈跳跃性节段性分布。由于狭窄,结肠镜无法检查全部结肠,钡剂灌肠是有用的检查方法。

(三)内镜检查

上消化道内镜和回肠镜、结肠镜检查是最有用的诊断方法,可显示小肠上段、回肠和结肠受累的严重程度和范围。仅25%～50%的CD患儿发现有肉芽肿。纵向深部溃疡、斑片状病变和肛周病变提示CD。在上消化道检查时,表浅溃疡和整个结肠连续病变符合溃疡性结肠炎的表现。两种形式的炎症性肠病均可能伴有轻度胃炎。儿童内镜检查最好在全麻或深度镇静状态下进行。在行结肠镜检查时尽量插入回肠末端,并进行回肠末端黏膜的活检。无论有无上消化道症状,胃镜检查值得在所有疑诊患儿中进行。不仅能诊断胃和十二指肠病变,如溃疡,还可进行活检。

四、诊断

诊断依据包括典型临床表现、病程、影像学检查、内镜检查和组织学检查,并排除其他疾病。没有单一的诊断手段。儿童易感染结核,此病需与结核病进行鉴别诊断。

(一)UC 的诊断

1.病史和体征

(1)腹痛以左下腹和全腹隐痛为主。

(2)粪便呈黏液或脓血,伴里急后重。

(3)腹泻后腹痛可暂时缓解。

2.钡剂 X 线检查

(1)结肠黏膜粗糙紊乱或成细颗粒样改变。

(2)病灶处可能出现小龛影或大小不等充盈缺损。

(3)结肠袋消失或肠管僵硬。

3.内镜检查

(1)乙状结肠,甚至直肠和全结肠黏膜充血水肿,血管模糊。

(2)病变肠段黏膜脆,碰之即出血。

(3)病变肠壁有浅表性溃疡或假性肉芽肿形成。

4.组织病理特征

(1)广泛炎症改变,黏膜层充血、水肿、糜烂、溃疡。

(2)隐窝处有炎症细胞浸润和小脓肿形成。

(3)肠壁杯状细胞明显减少。

(二)CD 的诊断

1.病史和体格检查

(1)排便次数不一定很多,粪便性质多为黏液或似豆腐渣样。

(2)腹痛以阵发性锐痛为主,且多位于右下腹。

(3)特别注意有无口腔黏膜糜烂以及肛周病变。

2.CD 钡剂 X 线检查特征

(1)病损肠壁呈节段性分布。

(2)病变部位有结节状增生,呈鹅卵石样表现(卵石征)。

(3)受损肠壁可能出现裂隙状溃疡,甚至管壁有瘘管形成或脓肿形成。

3.CD 内镜特征

(1)受损肠壁呈跳跃式(节段性)分布。

(2)受损肠壁可见卵石征或有纵行溃疡,且溃疡周围黏膜显示正常。

(3)肠壁有脓肿或瘘管形成。

4.CD 组织病理特征

(1)呈节段分布的全层性炎症,可见结节状真性肉芽肿。

(2)病变处有大量淋巴细胞聚集和淋巴组织增生。

五、治疗

儿童炎症性肠病的治疗包括用诱导缓解和之后的维持治疗方案。此外,必须纠正营养缺乏以促进正常的生长和发育。治疗药物包括抗感染药、免疫调节药、止泻药和抗生素。没有对所有患儿均有效的药物疗法。对于严重的 CD 患儿,可能需要应用生长激素以发挥最大的身高潜能。

(一)饮食

确保足够的营养以满足正常的生长发育和青春期所需,除总热量之外,还需补充微量元素、钙和缺乏的维生素。推荐高蛋白、高糖类及正常脂肪含量的饮食。在活动性结肠炎或部分性肠梗阻时,低纤维饮食可引起症状;然而,在疾病非活动期增加膳食纤维,细菌产生的脂肪酸可能有利于黏膜健康。对小肠 CD,可能暂时需要低乳糖饮食或乳糖酶替代。回肠疾病需要应用抗生素抑制细菌过度生长,并补充不断丢失的脂溶性维生素。对于严重的 CD 患儿,患儿对以流质饮食或肠内营养(经鼻胃管补充)形式补充热量的耐受性好,且可促进生长发育。应用流质饮食、要素饮食或肠外营养促进肠道恢复是治疗 CD 复发的一种方法,并可促使身体直线生长和促进性发育。饮食疗法对溃疡性结肠炎疗效较差。

(二)氨基水杨酸盐(ASA)

5-氨基水杨酸衍生物的多种制剂可应用于轻度 CD 和溃疡性结肠炎的诱导缓解和维持治疗,5-氨基水杨酸常见制剂包括柳氮磺吡啶[50mg/(kg·d)]、巴柳氮(0.75~2.5g,口服,每日 3 次)或美沙拉明,不同剂型在胃肠道内释放的部位不同,剂型可分为片剂、颗粒剂和缓释片。

(三)皮质激素

中至重度 CD 和溃疡性结肠炎患儿通常对皮质激素敏感。病情严重时可静脉应用甲强龙[1mg/(kg·d)]。对于中度患儿,给予泼尼松[1mg/(kg·d),分 1~2 次口服],直到症状有所缓解,随后用 4~8 周时间逐步减量。减量过程中经常出现反弹,需要再诱导和更缓慢的减量过程。激素依赖是应用免疫调节药的指征。布地奈德(9mg,每日上午)可有效治疗回盲肠CD,由于它只在肝代谢,故与全身性类固醇激素相比,体重增加、情绪波动、痤疮、皮纹和骨质脱钙等不良反应减少。皮质类固醇灌肠药和泡沫剂可作为远端直肠炎和左半结肠炎治疗的局部用药,不会有口服或静脉制剂的全身不良反应。在应用糖皮质激素时,应注意补充钙和维生素 D,并行抑酸治疗以预防发生胃炎。另外,使用激素前必须通过病史或抗体筛查确认患儿对水痘具有免疫力,并告知家长水痘暴露的风险及其治疗。

(四)抗生素

甲硝唑[15~30mg/(kg·d),分 3 次服用]和环丙沙星已用于治疗肛周 CD 和细菌过度生长。长期应用甲硝唑可能发生周围神经病变。

(五)手术治疗

对于 IBD 患儿,适时的外科手术可减少并发症。主要手术指征是病情顽固、难治性生长受阻、中毒性巨结肠、可疑肠穿孔、脓肿、肠梗阻、出血和癌症预防。溃疡性结肠炎手术可治愈,手术并不能治愈 CD。高达 50% 的 CD 患儿最终需要手术治疗,且多次手术也是常见的。

第七节　小儿腹泻

小儿腹泻是一组由多病原、多因素引起的,以大便次数增多和大便性状改变为特点的儿科疾病。多由于饮食不当或肠道内感染所致。小儿腹泻四季皆可发生,尤以夏、秋两季多见,6个月至2岁婴幼儿发病率高,1岁以内患儿约占半数,是造成儿童营养不良、发生发育障碍的常见原因之一。病程在2周以内为急性腹泻,2周到2个月为迁延性腹泻,病程在2个月以上为慢性腹泻。

一、急性腹泻

门诊患儿可根据腹泻病程、大便性状、大便的肉眼和镜检所见、发病季节、发病年龄及流行情况,估计最可能的诊断。

(一)病因

在未明确病因之前,统称为感染性腹泻(或肠炎),病原明确后应按病因学进行诊断,如细菌性痢疾、阿米巴痢疾、霍乱、鼠伤寒沙门菌肠炎、致泻大肠埃希菌肠炎、空肠弯曲菌肠炎、轮状病毒肠炎、蓝氏贾第鞭毛虫肠炎、隐孢子虫肠炎、真菌性肠炎等。非感染性腹泻可根据病史、症状、体征及实验室检查分析,诊断为食饵性腹泻、症状性腹泻、过敏性腹泻、非特异性溃疡性结肠炎、糖源性腹泻等。

(二)急性腹泻的治疗

急性水样便腹泻患儿(约占70%)多为病毒或产肠毒素性细菌感染,一般不用抗生素,只要做好液体疗法,患儿可以自愈。采用中药或肠黏膜保护剂治疗可加快痊愈,对中毒症状较重的患儿,可选用抗菌药物治疗。如疑似霍乱,采用诺氟沙星(氟哌酸)或多西环素治疗。黏液、脓血便患儿(约占30%)多为侵袭性细菌感染,选用一种有效的抗菌药物,如用药48~72h病情未见好转估计有耐药,考虑更换另外一种抗菌药物。

二、慢性腹泻与迁延性腹泻

慢性腹泻又分为慢性持续型和慢性复发型腹泻。慢性持续型指在较长时间内一直腹泻,而慢性复发型为时泻时愈。迁延性腹泻与慢性腹泻多发生在营养不良的患儿,且互为因果,形成恶性循环。迁延性腹泻与慢性腹泻又称为难治性腹泻。

小儿难治性腹泻的诊断依据:①发病年龄小,6个月以内多见。②腹泻病程>2周。③先前有过急性肠炎。④多数未发现特异病原,少数患儿由于滥用抗生素可继发条件致病菌、真菌或隐孢子虫感染。⑤合并有营养不良与生长发育障碍。⑥经一般治疗无效。⑦预后较严重,病死率高。

(一)病因

1.宿主

(1)年龄:迁延性腹泻多发生在1岁以内,难治性腹泻多发生在3~6个月以内的婴儿。

(2)营养状况:多伴有营养不良,研究表明,营养不良容易使腹泻迁延,持久腹泻又促进营养不良,互为因果,恶性循环。

(3)免疫状况差:研究发现患儿体液与细胞免疫功能均降低。

2.肠道微生物

弧菌和病毒(包括轮状病毒)不引起迁延性腹泻,除此之外,国外报道多种引起急性腹泻的病原均可在迁延性腹泻粪便中检出。它们可分两组:①急性与迁延性腹泻分离率相等的病原菌,如痢疾杆菌、沙门菌、产毒素大肠埃希菌、空肠弯曲菌、耶氏菌、难辨梭状芽孢杆菌等。采用相应抗生素治疗之后,迁延性腹泻比较难以消除,可能与宿主免疫功能低下有关。②迁延性腹泻分离率较高的病菌:有吸附型大肠埃希菌(EAEC)、致病性大肠埃希菌(EPEC)和隐孢子虫。

3.肠黏膜损伤

由于肠黏膜损伤,屏障功能不全,吸收相当量的带有抗原性的完整蛋白质,触发免疫机制,损伤黏膜。胆汁中含有胆酸,其作用是使食物中的脂肪微粒化,易被吸收。当肠内细菌过度繁殖,胆酸被分解,从而影响脂肪吸收引起脂肪泻。另外,肠内细菌可将胆酸转变为二羟胆酸,也可将食物中未被吸收的脂肪转变为羟脂肪酸。这两种代谢产物一旦进入结肠,促使结肠分泌亢进引起腹泻。

(二)治疗

慢性腹泻与迁延性腹泻患儿宜到医院治疗。

1.液体疗法

积极做好液体疗法预防和治疗脱水,纠正水、电解质、酸碱平衡紊乱。

2.营养治疗

慢性腹泻与迁延性腹泻患儿多有营养障碍,因此继续饮食是必要的治疗措施,禁食是有害的。

(1)母乳喂养儿继续母乳喂养。

(2)人工喂养儿应调整饮食,6个月以下婴儿,用牛奶或配方奶,加等量米汤或水稀释,由少量逐渐增加,直至恢复正常饮食,或用酸奶,也可用奶-谷类混合物,每日喂6次,以保证足够的热量。6个月以上的婴幼儿可用已习惯的日常饮食,选用稠粥、面条,并加些熟植物油、蔬菜、肉末或鱼末等,但需由少到多。

(3)要素饮食:主要由葡萄糖(或多聚糖)、中链脂肪酸及氨基酸或蛋白水解物组成,这种饮食基本不需要消化即能在小肠上部被吸收,对治疗慢性腹泻有效。

(4)静脉营养:少数严重患儿口服营养物质不能耐受,应加支持疗法。有条件者可采用静脉营养。方案:10%脂肪乳每日 2～3g/kg,复方结晶氨基酸每日 2～2.5g/kg,葡萄糖每日12～15g/kg,电解质及多种维生素适量,液体每日 120～150mL/kg,热量每日 209～376J/kg(50～90cal/kg)。通过外周静脉输入。总液量在 24h 内均匀输入(最好用电脑输液泵控制速度),好转后改用经口喂养。

3.药物疗法

(1)抗菌药物慎用,仅用于分离出有特异病原的患儿,并要依据药物敏感试验结果选用。

(2)肠黏膜保护剂:如双八面体蒙托石粉,能与肠道黏液糖蛋白相互作用,增强肠黏膜屏障作用,可吸附病原体和毒素,促进肠细胞正常吸收与减少分泌功能。适用于急性水样便腹泻(病毒性或产毒素细菌性)及迁延性腹泻,对难治性腹泻有的有效,有的则无效。口服剂量:<1岁,每次1/3袋,每日3次,餐前30min口服;1~2岁,每次1/2袋,每日3次;2~3岁,每次1/2袋,每日4次;>3岁,每次1袋,每日3次。

第八章　泌尿系统疾病

第一节　急性肾小球肾炎

急性肾小球肾炎（AGN）简称急性肾炎，是儿科常见的一种与感染有关的急性免疫反应性肾小球疾病。其临床主要表现为急性起病，水肿、少尿、血尿和不同程度蛋白尿、高血压或肾功能不全，病程多在 1 年内。

本病在中国是一种常见的儿科疾患，占小儿泌尿系统疾病的首位。多见于儿童及青少年，2 岁以内者少见，男女之比为 2∶1。发病以秋、冬季节较多。绝大多数预后良好，少数可能迁延。

一、病因与发病机制

本病绝大多数由链球菌感染后引起，故又称急性链球菌感染后肾炎（APSGN）。其他细菌、病毒、原虫或肺炎支原体等也可导致急性肾炎，但较少见。故本节主要介绍 APSGN。

目前已明确本病的发生与 A 组 β 溶血性链球菌中的致肾炎菌株感染有关。所有致肾炎菌株均有共同的致肾炎抗原性，包括菌壁上的 M 蛋白内链球菌素、肾炎菌株协同蛋白（NSAP）。

其主要发病机制为抗原抗体免疫复合物引起肾小球毛细血管炎症病变，有循环免疫复合物致病学说、原位免疫复合物致病学说和某些链球菌通过神经氨酸酶的作用或其产物如某些菌株产生的唾液酸酶，与机体的 IgG 结合，改变了 IgG 的化学组成或其免疫原性，产生自身抗体和免疫复合物而致病学说。

上述链球菌有关抗原诱发的免疫复合物或链球菌的菌体外毒素激活补体系统，在肾小球局部造成免疫病理损伤，引起炎症性过程。

二、病理

急性肾小球肾炎主要的病理特点为急性、弥漫性、渗出性、增殖性肾小球肾炎。光镜下可见肾小球体积增大、毛细血管内皮细胞和系膜细胞增生肿胀，基质增生。急性期有多型核白细胞浸润，毛细血管腔狭窄甚至闭锁、塌陷。部分患儿可见上皮细胞节段性增生形成的新月体，使肾小囊腔受阻。肾小管病变较轻，呈上皮细胞变性、间质水肿及炎症细胞浸润。电镜检查可见电子致密物呈驼峰状在上皮细胞下沉积，此为本病的特征。免疫荧光检查在急性期可见粗颗粒状的 IgG、C3 沿肾小球毛细血管祥和（或）系膜区沉积，有时也可见到 IgM 和 IgA 沉积。

三、临床表现

急性肾炎临床表现轻重悬殊，轻者仅表现为无症状性镜下血尿，重者可呈急进性过程，短期内出现肾功能不全。

四、诊断与鉴别诊断

典型病例诊断不难,根据:①起病前 1～3 周有链球菌前驱感染史。②临床表现有水肿、少尿、血尿、高血压。③尿检有蛋白、红细胞和管型。④急性期血清 C3 下降,伴或不伴有 ASO 升高即可确诊。但应注意与下列疾病鉴别。

(一)其他病原体感染后引起的肾炎

多种病原体感染可引起急性肾炎,如细菌(葡萄球菌、肺炎球菌等)、病毒(乙肝病毒、流行性感冒病毒、EB 病毒、水痘－带状疱疹病毒和腮腺炎病毒等)、支原体、原虫等。可从原发感染灶及各自的临床特点进行鉴别。如病毒性肾炎,一般前驱期短,3～5d,临床症状轻,无明显水肿及高血压,以血尿为主,补体 C3 不降低,ASO 不升高。

(二)IgA 肾病

以血尿为主要症状,表现为反复发作性肉眼血尿,常在上呼吸道感染后 1～2d 出现血尿,多无水肿、高血压、血清 C3 正常,确诊依靠肾活检。

(三)慢性肾炎急性发作

患儿多有贫血、生长发育落后等体征。前驱感染期甚短或不明显,肾功能持续异常,尿比重低且固定可与急性肾炎鉴别。尿液改变以蛋白增多为主。

五、治疗

本病为自限性疾病,无特异治疗。主要是对症处理,清除残留感染病灶,纠正水电解质紊乱,防止急性期并发症,保护肾功能,以待自然恢复。重点把好防治少尿和高血压两关。

(一)严格休息

急性期(起病 2 周内)绝对卧床休息,水肿消退、血压正常、肉眼血尿消失,即可下床做轻微活动或室外散步。红细胞沉降率(ESR)正常可上学,但 3 个月内应避免重体力活动。待 12h 尿沉渣细胞绝对计数正常后方可恢复体力活动。

(二)合理饮食

有水肿及高血压者应限盐,食盐限制在 1～2g/d。对有严重少尿、循环充血者,每日水分摄入一般以不显性失水加尿量计算。有氮质血症者应限蛋白入量,可以给予优质动物蛋白 0.5g/(kg·d)。供给高糖饮食以满足小儿热量需要。待尿量增加、水肿消退、血压正常、氮质血症消除后,尽早恢复正常饮食,以保证小儿生长发育的需要。

(三)控制感染

应用抗生素的目的是彻底清除体内感染灶,对疾病本身无明显作用。疾病早期给予青霉素 10～14d 或根据培养结果换用其他敏感抗生素,注意勿选用有肾损害的药物。

(四)对症治疗

1.利尿

经控制水盐入量仍水肿、少尿者,可用噻嗪类利尿剂,如氢氯噻嗪 1～2mg/(kg·d),分 2～3 次口服。无效时可静脉注射强效的袢利尿剂,如呋塞米每次 1mg/kg,每日 1～2 次,静脉注射剂量过大时可有一过性耳聋。

2.降压

经休息、利尿及限制水盐后血压仍高者应给予降压药。首选硝苯地平,开始剂量为

0.25mg/(kg·d),最大剂量为 1mg/(kg·d),分 3 次口服。也可以用卡托普利等血管紧张素转换酶抑制剂,初始剂量为 0.3~0.5mg/(kg·d),最大剂量为 5~6mg/(kg·d),分 3 次口服,与硝苯地平交替使用降压效果更佳。严重病例可以用利舍平,首剂量为 0.07mg/kg(每次最大量不超过 2mg)肌内注射,必要时间隔 12h 重复 1 次,用 1~2 剂后改为 0.02~0.03mg/(kg·d),分 2~3 次口服。

第二节　慢性肾小球肾炎

慢性肾小球肾炎是指各种原发性或继发性肾炎病程超过 1 年,伴有不同程度的肾功能不全和(或)持续性高血压、预后较差的肾小球肾炎。其病理类型复杂,常见有膜性增殖性肾炎、局灶节段性肾小球硬化、膜性肾病等。此病在儿科少见,为慢性肾功能不全最常见的原因。

一、临床表现

慢性肾小球肾炎起病缓慢,病情轻重不一,临床一般可分为普通型、肾病型、高血压型、急性发作型。

(一)共同表现

1.水肿

均有不同程度的水肿。轻者仅见于颜面部、眼睑及组织松弛部位,重者则全身普遍水肿。

2.高血压

部分患儿有不同程度的高血压,血压升高为持续性或间歇性,以舒张压中度以上升高为特点。

3.蛋白尿和(或)尿沉渣异常

持续性中等量的蛋白尿和(或)尿沉渣异常,尿量改变,夜尿增多,尿比重偏低或固定在1.010左右。

4.贫血

中—重度贫血,乏力,生长发育迟缓,易合并感染、低蛋白血症或心功能不全。

5.其他

不同程度的肾功能不全、电解质紊乱。

(二)分型

凡具备上述各临床表现均可诊断为慢性肾小球肾炎。

1.普通型

无突出特点者。

2.高血压型

高血压明显且持续升高者。

3.肾病型

突出具备肾病综合征特点者。

4.急性发作型

感染劳累后短期急性尿改变加重和急剧肾功能恶化,经过一段时期后,恢复至原来的状态者。

(三)实验室检查

1.尿常规检查

尿蛋白可从+～+++,镜检有红细胞及各种管型,尿比重低且固定。

2.血常规检查

呈正色素、正细胞性贫血。

3.肾功能检查

肾小球滤过率下降,内生肌酐清除率、酚红排泄试验均降低;尿素氮及肌酐升高,尿浓缩功能减退。

4.其他

部分患儿尿 FDP 升高,血清补体下降,红细胞沉降率增快,肾病型可示低蛋白血症、高胆固醇血症。

二、诊断

肾小球肾炎病程超过 1 年,尿变化包括不同程度的蛋白尿、血尿和管型尿,伴有不同程度的肾功能不全和(或)高血压者,临床诊断为慢性肾炎。尚需排除引起小儿慢性肾功能不全的其他疾病,如泌尿系先天发育异常或畸形、慢性肾盂肾炎、溶血尿毒综合征、肾结核、遗传性肾病等。

三、治疗

目前尚无特异治疗,治疗原则为去除已知病因,预防诱发因素,对症治疗和中西医结合的综合治疗。有条件的最好根据肾组织病理检查结果制订具体治疗方案。

(一)一般措施

加强护理,根据病情合理安排生活制度。

(二)调整饮食

适当限制蛋白的摄入,以减轻氮质血症。蛋白质以每日 1g/kg 为宜,供给优质的动物蛋白如牛奶、鸡蛋、鸡、鱼等。根据水肿及高血压的程度,调整水和盐的摄入。

(三)防治感染

清除体内慢性病灶。

(四)慎重用药

必须严格掌握各种用药的剂量及间隔时间,勿用肾毒性药物。

第三节　急进性肾小球肾炎

急进性肾小球肾炎(RPGN)简称急进性肾炎,是一综合征,临床呈急性起病,以大量血尿和蛋白尿等肾炎综合征或肾病综合征为临床表现,病情迅速发展到少尿及肾衰竭,可在几个月内死亡。主要病理改变是广泛的肾小球新月体形成。

急进性肾炎可见于多种疾病:①继发于全身性疾病,如系统性红斑狼疮、肺出血肾炎综合征、结节性多动脉炎、过敏性紫癜、溶血尿毒综合征等。②严重链球菌感染后肾炎或其他细菌感染所致者。③原发性急进性肾炎,只限于排除链球菌后肾炎及全身性疾病后才能诊断。发病机制尚不清楚,目前认为主要是免疫性损害和凝血障碍两方面引起,免疫损害是关键,凝血障碍是病变持续发展和肾功能进行性减退的重要原因。

一、临床表现

(1)常见于较大儿童及青春期,年龄最小者 5 岁,男多于女。

(2)病前 2~3 周内可出现疲乏、无力、发热、关节痛等症状。约一半患儿有上呼吸道前驱感染。

(3)起病多与急性肾小球肾炎相似,一般在起病后数天至 3 个月内发生进行性肾功能不全。

(4)全身水肿,可出现各种水、电解质紊乱。

(5)少数病例也可具有肾病综合征特征。

二、实验室检查

(1)尿比重低且恒定,大量蛋白尿,血尿、管型尿。持续血尿是本病重要特点。血红蛋白和红细胞数呈进行性下降,血小板可减少。

(2)肾功能检查有尿素氮上升,肌酐清除率明显降低,血肌酐明显升高。

(3)约 5%患儿血抗基膜抗体可阳性。血清免疫复合物可阳性。补体 C3 多正常,但由于链球菌感染所致者可有一过性补体降低。冷球蛋白可阳性。血纤维蛋白原增高,凝血时间延长,血纤维蛋白裂解产物(FDP)增高。并可出现低钠血症、高钾血症、高镁血症、低氯血症、低钙血症、高磷血症及代谢性酸中毒。红细胞沉降率(ESR)增快。

(4)约 30%患儿抗中性粒细胞胞浆抗体(ANCA)阳性。

(5)除血纤维蛋白原增高外,尿 FDP 可持续阳性。

三、诊断与鉴别诊断

目前较公认的急进性肾炎诊断标准是:①发病 3 个月内肾功能急剧恶化。②少尿或无尿。③肾实质受累表现为大量蛋白尿和血尿。④既往无肾病史。⑤肾大小正常或轻度增大。⑥病理改变为 50%以上的肾小球呈新月体病变。对诊断有困难者,应做肾活组织检查。

本病主要需与急性链球菌后肾炎及溶血性尿毒症综合征鉴别。

四、治疗

急进性肾炎治疗原则是保护残余肾功能,针对急性肾功能不全的病理生理改变及其并发症及时采取对症治疗的综合治疗;并根据急进性肾炎的可能发病机制采取免疫抑制和抗凝治疗。

(一)肾上腺皮质激素冲击疗法

甲泼尼龙 15~30mg/kg,溶于 5%葡萄糖注射液 150~250mL 中,在 1~2h 内静脉滴注,每日 1 次,连续 3d 为一疗程。继以泼尼松 2mg/(kg·d),隔日顿服,减量同肾病综合征。

(二)血浆置换疗法

可降低血浆中免疫活性物质,清除引起损害的递质,即抗原抗体复合物、抗肾抗体、补体、纤维蛋白原及其他凝血因子等,因此阻止和减少免疫反应,中断或减轻病理变化。

(三)透析疗法

本病临床突出症状为进行性肾衰竭,故主张早期进行透析治疗。一般可先做腹膜透析。不满意时可考虑做血液透析。

(四)肾移植

肾移植须等待至血中抗肾抗体阴转后才能进行,否则效果不好。一般需经透析治疗维持半年后再行肾移植。

第四节　泌尿系感染

泌尿系感染是由病原体直接侵入尿路,在尿液中生长繁殖,并侵犯尿路黏膜或组织而引起损伤。感染可累及上、下泌尿道,因定位困难统称为泌尿系感染,又称尿路感染。

一、病因

小儿容易发生尿路感染有其自身的生理解剖特点,因此在临床上也与成人不尽相同。

(一)生理解剖特点

小儿时期的生理解剖具有特殊性,因而易患泌尿系感染。

(1)婴幼儿输尿管相对较长而弯曲,管径相对宽,管壁肌肉及弹力纤维发育不良,因而易被压扁、扭曲,发生尿流不畅,易致感染。女婴尿道短粗,外口暴露,易被粪便污染。卫生习惯不良也是造成感染的因素之一。

(2)婴幼儿泌尿道局部的抗感染能力差,如上皮的抗病能力、局部的 pH 值、分泌型 IgA 都与成人不完全一样,也是促发泌尿系感染的又一个因素。

(二)病理因素

各种原因引起的尿潴留,包括先天性和后天性两种。

1.先天尿路畸形

肾盂输尿管连接处狭窄、后尿道瓣膜、严重尿道下裂、尿道外口瓣膜、多囊肾、马蹄肾等。

2.后天性因素

尿路结石、神经性膀胱、腹腔肿物压迫尿路、肿瘤造成尿路梗阻等。

此外,泌尿道器械检查、导尿、寄生虫感染、维生素 A 缺乏及全身健康状况不良等也是导致泌尿系感染的诱因。

(三)常见的致病菌

$80\% \sim 90\%$ 的由肠道杆菌致病。在首发的原发性泌尿系感染病例中,最常见的是大肠杆菌,其次为变形杆菌、克雷伯菌及副大肠杆菌等。少数为粪链球菌和金黄色葡萄球菌等,偶由病毒、支原体或真菌引起。

二、分类

(1)小儿泌尿系感染按病情缓急可分为急性和慢性泌尿系感染。急性泌尿系感染是指病程在 6 个月内;慢性泌尿系感染是指病程在 6 个月以上,病情迁延者。

(2)根据感染部位分为上尿路感染即肾盂肾炎,下尿路感染即膀胱炎和尿道炎。

(3)按功能和解剖学上是否存在异常可分为复杂性和非复杂性泌尿系感染。伴有泌尿系解剖和功能异常者为复杂性泌尿系感染,反之为非复杂性泌尿系感染。

三、诊断

(一)临床表现

因年龄和泌尿系感染部位不同而异,年长儿与成人相似,年幼儿以全身症状为主要表现,泌尿系统症状不易表达或不明显。

1.新生儿期

通过血行或上行感染,男性发病多于女性,全身症状明显,表现如败血症,有体重下降、发热或体温不升、苍白、发绀、黄疸、呕吐、腹泻、嗜睡感、激动及喂养困难等(约 30% 的血培养与尿培养一致)。

2.婴幼儿期

以上行感染多见,女孩占多数,全身中毒症状严重而尿路局部症状轻微或缺如。常以发热最突出,而呕吐、腹泻、食欲缺乏、精神萎靡或烦躁、面色苍白等其他全身症状也较明显,偶发惊厥。排尿时哭闹、尿频、新近出现遗尿或有顽固性尿布疹应考虑本病。

3.学龄前和学龄期

年长儿上尿路感染除发热、寒战、腹痛等全身症状外,常伴腰痛和肾区叩击痛;下尿路感染以尿频、尿急、尿痛、排尿困难或一过性血尿为主。

(二)实验室检查

1.尿常规检查

清洁中段尿,离心后白细胞(WBC)>10 个/HPF 或不离心 WBC>5 个/HPF,偶见成堆,红细胞少见,可有微量蛋白和白细胞管型。

2.耻骨上膀胱穿刺尿液培养

只要有细菌生长即可确诊。

3.离心尿沉渣涂片

革兰染色找细菌,细菌大于 1 个/HPF,结合临床尿感症状即可确诊。

(三)影像学检查

以了解肾的大小、有无瘢痕形成、肾受累程度及是否有畸形、梗阻、结石、积水及肿物等影响治疗及加重感染的因素。

影像学检查包括双肾 B 超检查、静脉尿路造影,如怀疑膀胱输尿管反流(VUR),应做排泄性膀胱尿道造影。磁共振在评价肾瘢痕时敏感性为 100%,然而特异性只有 78%,故在评价肾瘢痕时不可能取代 ^{99m}Tc 二巯基丁二酸扫描。

四、鉴别诊断

(一)急性肾小球肾炎

初期偶有膀胱刺激症状,但水肿较明显,伴少尿、高血压,尿常规红细胞较多,血补体C3可下降,但无菌尿。肾穿刺肾病理组织学检查和细菌培养有助于两者鉴别。

(二)肾结核

若累及膀胱,可有血尿、脓尿和膀胱刺激症状。但起病缓慢,有结核中毒症状,PPD试验阳性,尿培养找到结核杆菌,肾盂造影显示肾盂、肾盏破坏有助于诊断。

(三)出血性膀胱炎

可作为尿路感染的特殊类型,在成人多由大肠杆菌引起,儿童多由腺病毒11型、21型引起。急性起病,男性多见,有严重的肉眼血尿和膀胱刺激症状,膀胱区有压痛。尿常规检查有大量的红细胞、少量白细胞,尿培养阴性。症状在3~4d内自然缓解,病程不超过7d,B超检查肾正常,膀胱壁不规则增厚。

五、治疗

(一)一般治疗

急性感染时应卧床休息,多饮水,勤排尿,减少细菌在膀胱内停留时间。女孩应注意外阴部清洁,积极治疗蛲虫。

(二)抗感染治疗

早期积极应用抗生素治疗。

1.药物选择的一般依据

(1)对肾盂肾炎应选择血浓度高的药物,而下尿路感染则应选择尿浓度高的药物如呋喃类或磺胺类抗菌药。

(2)尿培养及药物敏感结果。

(3)肾损害小的药物。

2.急性初次感染

经以下药物治疗,症状多于2~3d内好转,菌尿消失。如治疗2~3d症状仍不见好转或菌尿持续存在,多表明细菌对该药可能耐药,应及早调整,必要时可两种药物联合应用。

(1)磺胺甲噁唑(又名复方新诺明):为初次感染首选药,每日25~50mg/kg,分2次口服。

(2)头孢噻肟钠:每日100~200mg/kg,分3次静脉注射。

(3)头孢曲松钠:每日50~75mg/kg,分2次肌内注射或静脉注射。

急性期用药2~3周,重症6~8周。停药2周后尿培养2次阴性为临床痊愈。

(三)积极矫治尿路畸形

膀胱输尿管反流(VUR)最常见,其次是尿路梗阻和膀胱憩室,一经证实应及时予以矫治,否则泌尿系感染难被控制。

第五节　泌尿系结石

小儿和成人相似,在泌尿系统各部位均可发生尿路结石。含钙结石占 50%～80%,尿酸结石占 5%～10%。小儿尿结石较少见。小儿尿石症中以膀胱结石和尿道结石较多见,主要是男孩发病。

一、肾结石

(一)临床表现

1.急性发作

(1)腰部绞痛:突然发病,主要位于患侧腰部,并向下腹部及股部放射,疼痛可持续数分钟至几小时。部分患儿可合并恶心、呕吐、腹胀、出汗等症状。

(2)血尿:多在绞痛发作时出现。

(3)发热、脓尿:说明尿路有继发感染。

2.缓解期或静止期

(1)腰部隐痛或不痛:后者见于肾内结石或大而不活动的结石。

(2)血尿:多在患儿剧烈活动后出现。

(3)泌尿系感染征象:除脓尿外,尚有低热、食欲不振、生长发育迟缓等。

(二)诊断与鉴别诊断

X 线检查发现结石影,可以做出确切诊断。部分患儿可通过 IVP、B 超、CT 协助诊断,了解有无泌尿系统畸形,了解有无肾积水,提供鉴别肿瘤、血块、结石的资料。MSCT 对 X 线检查阴性的结石的诊断更为准确。尿常规检查以镜下血尿为主。

根据患儿临床症状和上述检查结果可以获得诊断。但注意排除肾肿瘤、肾结核钙化。右肾结石须与胆囊结石鉴别。

(三)治疗

1.急性发作期镇痛

可使用哌替啶、山莨菪碱、阿托品解痉镇痛,还可选用以下方法。

(1)吲哚美辛疗法:该药有解除输尿管结石引起绞痛的作用,每次 0.5～1mg/kg,每日 2～3 次,可内服,也可以用肛门栓剂。

(2)黄体酮疗法:该药能使泌尿系统平滑肌松弛扩张,并有利尿作用。每次 5～20mg,肌内注射,每日 2 次,连续 3～7d。

(3)硝苯地平疗法:该药为钙拮抗药,可使输尿管平滑肌松弛,每次 2.5～10mg,舌下含服。

(4)针刺:可选用肾俞、三阴交、京门穴。

2.中药

疼痛解除后可服中药,以清热利湿、排尿通淋为治则。

3.抗感染

可酌情选用青霉素、头孢呋辛钠、头孢曲松钠等。

4.手术治疗

结石大或有梗阻导致肾积水及急性梗阻性无尿、少尿者,应考虑手术。

二、输尿管结石

(一)临床表现

输尿管结石多发生在输尿管下段,可出现典型的绞痛,并常伴有血尿。

(二)诊断与鉴别诊断

根据患儿临床症状和 X 线检查、IVP、B 超检查可以获得诊断。但注意右侧输尿管结石易与急性阑尾炎相混淆。

(三)治疗

同肾结石的处理。若结石直径<4mm,中药配合针刺治疗效果较好。若结石直径>4mm,自然排出的可能性很小,应采取外科干预,包括 ESWL 和 URS(输尿管镜技术)及手术取石。

三、膀胱结石

(一)临床表现

膀胱结石多见于 2~7 岁男孩。主要症状是排尿困难和排尿痛,有时有尿中断或尿滴沥现象。常有继发感染,出现脓尿和尿频,血尿不太多见。较大的结石,直肠指检有时可触及。

泌尿系平片及膀胱区 B 超检查对诊断大有帮助。

(二)治疗

主要原则同肾结石。此外应注意:①遇有尿中断病例,可让患儿变换体位排尿。②遇有膀胱颈部结石嵌顿者,因合并急性尿潴留,可考虑耻骨上膀胱穿刺或行急诊膀胱切开取石术。③较小的膀胱结石可试用中药排石。④部分结石经纤维膀胱镜碎石后排出。

四、尿道结石

(一)临床表现

主要症状为排尿困难和排尿痛,有时有排尿中断或尿滴沥现象。尿道结石一般是单个,多从上段尿路进入尿道,引起急性尿潴留。

1.前尿道结石

常在阴茎腹侧触及结石,部分病例结石卡在尿道口处,可直接看到。

2.后尿道结石

有时在会阴部触及。

3.导尿管触及结石

尿潴留时,插导尿管经常受阻,插金属导尿管有触及结石感觉。

(二)诊断

本病诊断多无困难。化验尿时除有红细胞外还有白细胞。B 超及 X 线平片对诊断大有帮助。

(三)治疗

男性尿道有三处狭窄部位,就是尿道出口、尿道膜部和尿道外口处。尿道结石多发生在这三个部位。如结石在后尿道,可用尿道探子将结石推入膀胱,再切开膀胱取石。如结石在接近尿道口附近,可应用纹氏钳将结石取出。结石在尿道膜部或球部且嵌顿在尿道内引起尿潴留者,则需在局部切开取石,用可吸收线缝合尿道,尿道内放硅胶尿管2周。

第六节　肾小管性酸中毒

肾小管性酸中毒(RTA)是由于近端肾小管再吸收 HCO_3^- 和(或)远端肾小管泌 H^+ 功能障碍所致酸碱平衡失调的一组临床综合征。其主要表现为:①慢性高氯性酸中毒。②电解质紊乱。③肾性骨病。④尿路症状等。原发性者为先天缺陷,多有家族史,早期无肾小球功能障碍。继发性者可见于许多肾疾病和全身疾病。

一、远端肾小管酸中毒(Ⅰ型)

远端肾小管酸中毒(DRTA)是由于远端肾小管排泌 H^+ 障碍,尿 NH_4^+ 及可滴定酸排出减少所致酸碱平衡失调,引起一系列临床表现。

(一)病因

1.原发性

见于先天性肾小管功能缺陷,多为常染色体显性遗传,也有隐性遗传和特发病例。

2.继发性

见于很多疾病,如肾盂肾炎、特发性高 γ-球蛋白血症、干燥综合征、原发性胆汁性肝硬化、系统性红斑狼疮、纤维素性肺泡炎、甲状旁腺功能亢进、甲状腺功能亢进、维生素 D 中毒、特发性高钙尿症、肝豆状核变性、药物性或中毒性肾病、肾髓质囊性病、珠蛋白生成障碍性贫血、碳酸肝酶缺乏症等。

(二)临床表现

1.原发性病例

可在出生后即有临床表现。

(1)慢性代谢性酸中毒:表现为厌食、恶心、呕吐、腹泻、便秘、生长发育迟缓,尿 pH 值>6。

(2)电解质紊乱:主要为高氯血症和低钾血症,患儿出现全身肌无力和周期性瘫痪。

(3)骨病:常表现为软骨病或佝偻病,出牙延迟或牙齿早脱,维生素 D 治疗效果差。患儿常有骨痛和骨折,可有骨畸形和侏儒症等。

(4)尿路症状:由于肾结石和肾钙化,患儿可有血尿、尿痛等表现,易导致继发感染与梗阻性肾病。肾浓缩功能受损时,患儿还常有多饮、多尿、烦渴等症状。

2.继发性病例

在基础疾病的基础上出现上述与原发性病例相似的临床表现。

(三)影像学检查

1.X 线检查

骨骼显示密度普遍降低和佝偻病表现,可见陈旧性骨折;腹部平片可见肾发育不良及泌尿系结石影,晚期见肾钙化。

2.超声检查

约 1/4 病例可见肾发育不良,半数可见双侧肾钙盐沉积,表现为双肾集合系统回声增强、肾结构模糊;也可见尿路结石及其引起的肾盂积水。

(四)治疗

1.纠正酸中毒

给予 2.5～7mmol/(kg·d)的碱性药物。常口服碳酸氢钠或复方枸橼酸溶液(Shohl 液,含枸橼酸 140g,枸橼酸钠 98g,加水 1000mL),每毫升 Shohl 液相当于 1mmol 的碳酸氢钠盐。开始剂量 2～4mmol/(kg·d),最大可用至 5～14mmol/(kg·d),直至酸中毒纠正。

2.纠正电解质紊乱

低钾血症可服 10％枸橼酸钾 0.5～1mmol/(kg·d),每日 3 次。不宜用氯化钾,以免加重高氯血症。

3.肾性骨病的治疗

可用维生素 D、钙剂。维生素 D 剂量 5000～10000U/d,或 1,25(OH)$_2$D$_3$。但应注意:①从小剂量开始,缓慢增量。②监测血药浓度及血钙、尿钙浓度,及时调整剂量,防止高钙血症的发生。

二、近端肾小管酸中毒(Ⅱ型)

近端肾小管酸中毒(PRTA)是由于近端肾小管重吸收 HCO$_3^-$ 功能障碍所致。

(一)病因

1.原发性

多为常染色体显性遗传,也可与隐性遗传和 X－连锁遗传有关,多见于男性,部分为散发性病例。

2.继发性

可继发于重金属盐中毒、过期四环素中毒、甲状旁腺功能亢进、高球蛋白血症、半乳糖血症、胱氨酸尿症、肝豆状核变性、干燥综合征、肾髓质囊性病变、多发性骨髓瘤等。

(二)临床表现

临床症状与Ⅰ型肾小管酸中毒相似,但较轻。其特点为:①生长发育落后,但大多数无严重的骨骼畸形,肾结石、肾钙化少见。②明显的低钾表现。③高氯性代谢性酸中毒。④常有多尿、脱水、烦渴症状。⑤少数病例只有尿的表现,而无代谢性酸中毒。

(三)治疗

1.纠正酸中毒

补碱 10～15mmol/(kg·d)。

2.纠正低血钾

纠正低血钾。

3.低钠饮食加氢氯噻嗪

氢氯噻嗪 1～3mg/(kg·d)口服。

第七节　药物性肾损害

药物性肾损害是指在应用药物对疾病进行诊断、预防、治疗过程中,出现由药物引起的肾结构和(或)功能损害,并具有相应临床表现的一类疾病。肾是药物代谢和排泄的重要器官,药物引起的肾损害日趋增多,主要表现为肾毒性反应及过敏反应。

一、病因

(一)肾易发生药源性损害的原因

肾对药物毒性反应特别敏感,其原因主要有以下几方面。

1.肾血流丰富

肾血流量占心排血量的 20%～25%。按单位面积计算,是各器官血流量最大的一个,因而大量的药物可进入肾,肾受药物毒性作用影响也大。

2.肾有丰富的毛细血管

肾内毛细血管的表面积大易发生抗原－抗体复合物的沉积。

3.排泄物浓度

作用于肾小管表面的排泄物浓度高,这是由于血流浓缩系统的作用所致,此外近端小管对多种药物有分泌和重吸收作用,也增加了药物与肾小管上皮细胞的作用机会。

(二)小儿肾储备力不足

小儿肾小球、肾小管到一定年龄才发育成熟,特别在新生儿期,本身肾储备力不足,更易受多种因素影响。

二、诊断

(一)临床表现分型

1.急性肾衰竭综合征

药物肾毒性所致急性肾衰竭综合征多为非少尿型者,但血肌酐、尿素氮快速升高,肌酐清除率下降,尿比重及尿渗透压下降,可伴代谢性酸中毒及电解质紊乱。重症、病情复杂者,常不可恢复而逐渐演变成慢性肾功能不全,需依靠透析治疗以维持生命。

2.急性过敏性间质性肾炎综合征

由于药物过敏所致用药后出现各种临床表现。①全身过敏反应,包括药物热、药疹、全身淋巴结大及关节酸痛,血嗜酸性粒细胞升高,血 IgE 升高。②肾过敏反应,表现为无菌性白细胞尿。③肾小管功能损害,重症可致急性肾衰竭。④及时停药,应用泼尼松等免疫抑制剂或脱敏药物,可使肾功能恢复,尿检正常。

3.急性肾炎综合征或肾病综合征

由于药物引起免疫反应导致肾小球肾炎,临床表现呈蛋白尿、血尿、血压升高及水肿,少数病例高度水肿呈肾病综合征表现。

(二)实验室检查

1.尿酶增高和肾小管性蛋白尿

这是诊断药物性肾损害早期敏感指标,无法确定时考虑肾活检病理学检查。

2.病理学检查

肾小球病变轻,肾小管、间质病变重,易致慢性间质纤维化,注意血管病变。

三、鉴别诊断

(一)非药物急性肾小管坏死

药物性肾损害以急性肾小管坏死最为常见,需与其他原因导致的急性肾小管坏死相鉴别。如有明显用药史,用药过程中或用药后肌酐清除率较正常下降 50％以上,B超显示双肾增大或正常,在除外肾前性与肾后性氮质血症应考虑药物性肾小管坏死。

(二)急性肾衰竭

药物所致急性肾衰竭应与由急性肾小球肾炎、急进性肾炎、原发性肾病综合征及狼疮性肾炎及小血管炎相关性肾炎所致的急性肾衰竭相鉴别。其鉴别要点是,上述非药物性急性肾衰竭有肾小球滤过率下降的共同表现,但各自还有原发病的特征性表现,病理变化也具有相应特点。肾损害多发生于使用药物之前。

(三)急性间质性肾炎

药物性急性间质性肾炎有可疑的过敏药物应用史,有全身过敏表现,尿检可见无菌性白细胞尿(其中嗜酸性粒细胞约占 1/3)和(或)蛋白尿,肾功能检查肾小球滤过功能在短期内出现进行性下降,伴近端和(或)远端肾小管功能的部分损伤。血中 IgE 升高有助于诊断,肾活检有助于确诊。

四、治疗

(一)停用引起肾损害的药物

一旦疑诊药物性肾损害,立即减量甚至停药,患儿肾功能常可迅速恢复,尿改变逐渐消失。

(二)饮水利尿

磺胺类药物、抗肿瘤药物形成结晶损害肾时可以采用大量饮水、应用呋塞米(每次 2mg/kg)来清除阻塞肾小管的结晶。但表现为肾衰竭的患儿则不宜大量饮水,以免增加容量负荷。

(三)免疫抑制剂

用于由 NSAIDs 所引起的间质性肾炎,且肾上腺皮质激素治疗效果不满意时使用。对马兜铃酸肾病,可阻止肾损害进展,ACEI 及血管紧张素受体抑制剂具有抗炎及抗纤维化作用,对于丙硫氧嘧啶、甲巯咪唑引起血管炎,病理表现为新月体肾炎患儿,甲泼尼龙冲击联合霉酚酸酯,有较好疗效。

(四)透析疗法

急性肾衰竭时采用血液净化或腹膜透析治疗,透析还有助于药物的清除。

第八节　肾病综合征

肾病综合征(NS)简称肾病,是由多种原因引起的肾小球滤过膜通透性增高,致使大量血浆蛋白质从尿中丢失,从而引起一系列病理生理改变的一种临床综合征。其临床特征为大量蛋白尿、低蛋白血症、高脂血症和不同程度的水肿。

本病是小儿常见的肾疾病,发病率仅次于急性肾炎。多见于学龄前儿童,3~5 岁为发病高峰。男女比例为 3.7:1。NS 按病因可分为原发性、继发性和先天性 3 种类型。原发性 NS 约占小儿时期 NS 总数的 90%以上,故本节主要介绍原发性 NS(PNS)。

一、病因与发病机制

尚未完全阐明。近年来研究已证实,肾小球毛细血管壁结构或电荷变化可导致蛋白尿。微小病变时肾小球滤过膜阴离子大量丢失,静电屏障破坏,使大量带阴电荷的中分子血浆清蛋白滤出,形成高选择性蛋白尿。也可因分子滤过屏障损伤,大中分子量的多种蛋白从尿中丢失,形成低选择性蛋白尿。非微小病变型则常见免疫球蛋白和(或)补体成分在肾内沉积,局部免疫病理过程损伤滤过膜正常屏障作用,形成蛋白尿。而微小病变型的肾小球则无以上沉积,其滤过膜静电屏障损伤可能与细胞免疫功能紊乱有关。患儿外周血淋巴细胞培养上清液经尾静脉注射可使小鼠发生肾病的病理改变和大量蛋白尿,表明 T 淋巴细胞异常参与了本病的发病。

近年来研究发现,NS 的发病具有遗传基础。国内报道,糖皮质激素敏感型患儿以 HLA-DR7 抗原频率高达 38%,频复发患儿则与 HLA-DR9 相关。另外 NS 还有家族性表现,且绝大多数是同胞患病。在流行病学调查发现,黑种人患 NS 症状表现重,对激素反应差。提示 NS 发病与人种及环境有关。

二、病理生理

原发性肾损害使肾小球通透性增加引起蛋白尿,而低蛋白血症、高脂血症及水肿是继发的病理生理改变。其中大量蛋白尿是 NS 最主要的病理生理改变,也是导致本病其他三大特点的根本原因。

(一)低蛋白血症

低蛋白血症是 NS 病理生理改变的中心环节,对机体内环境(尤其是渗透压和血容量)的稳定及多种物质代谢产生多方面的影响。主要原因包括:①大量血浆蛋白从尿中丢失。②大部分从肾小球滤过的清蛋白被肾小管重吸收并分解成氨基酸。③另外一些因素,如肝清蛋白的合成和分解代谢率的改变,使血浆清蛋白失衡,也可形成低蛋白血症。

(二)高脂血症

高脂血症是 NS 的实验室特征,血浆胆固醇、三酰甘油、低密度脂蛋白(LDL)和极低密度脂蛋白(VLDL)均增高;血清高密度脂蛋白(HDL)正常。但高胆固醇血症和高三酰甘油血症的严重性与低蛋白血症和蛋白尿的严重性密切相关。高脂血症的原因:①大多数认为是由于低蛋白血症刺激肝大量合成各种蛋白质,其中也包括脂蛋白,因其分子量较大,不能从肾小球滤出,使之在血中蓄积而增高。②还可能由于肾病时脂蛋白酯酶活力下降,造成脂蛋白分解代谢障碍所致。持续高脂血症,脂质由肾小球滤出导致肾小球硬化和肾间质纤维化。

三、临床表现

一般起病隐匿,常无明显诱因。约 30% 有病毒或细菌感染病史。单纯性肾病较多见,约占 68.4%。发病年龄多见于 2～7 岁小儿,男多于女,约为 2∶1。主要表现为水肿,呈凹陷性。轻者表现为晨起眼睑水肿,重者全身水肿,常合并腹腔积液、胸腔积液。男孩阴囊水肿可使皮肤变薄而透明,甚至有液体渗出。水肿同时伴有尿量减少,尿色变深。一般无明显血尿及高血压。

肾炎症性肾病约占 31.6%。发病年龄多为 7 岁以上小儿。水肿不如单纯性肾病明显,多伴有血尿、不同程度的高血压和氮质血症。此外,患儿长期从尿中丢失蛋白可引起蛋白营养不良,出现面色苍白、皮肤干燥、精神萎靡、倦怠无力等症状。

四、并发症

NS 治疗过程中可出现多种并发症,是导致病情加重或肾病复发的重要原因,应及早诊断和及时处理。

(一)感染

感染是最常见的并发症。常见感染有呼吸道、皮肤、泌尿道和原发性腹膜炎等,尤以上呼吸道感染最多见,占 50% 以上。其中病毒感染常见,细菌感染以肺炎链球菌为主,结核杆菌感染也应引起重视。另外,医院内感染不容忽视,以呼吸道和泌尿道感染最多见,致病菌以条件致病菌为主。

(二)电解质紊乱和低血容量休克

常见的电解质紊乱有低钠血症、低钾血症和低钙血症。最常见的为低钠血症,患儿表现为厌食、乏力、嗜睡、血压下降甚至出现休克、抽搐等。可能与患儿不恰当长期禁盐、过多使用利尿剂及感染、呕吐及腹泻等因素有关。另外,由于低蛋白血症,血浆胶体渗透压下降、显著水肿而常有血容量不足,尤其在各种诱因引起低钠血症时易出现低血容量性休克。

(三)血栓形成

肾病时血液高凝状态易致各种动、静脉血栓形成。以肾静脉血栓最常见,表现为突发腰痛、腹痛、肉眼血尿或血尿加重,少尿甚至发生肾衰竭。但临床以不同部位血栓形成的亚临床型更多见,包括下肢动脉或深静脉血栓、肺栓塞和脑栓塞等。

五、诊断与鉴别诊断

凡具有以下 4 项之一或多项者属于肾炎症性肾病:①2 周内分别进行 3 次以上离心尿检查,其 RBC>10/HP,并证实为肾小球源性血尿者。②反复或持续高血压,学龄儿童>17.3/12.0kPa(130/90mmHg),学龄前儿童>16.0/10.7kPa(120/80mmHg),并排除糖皮质激素等原因所致。③肾功能不全,并排除由于血容量不足等所致。④持续低补体血症。

PNS 还需与继发于全身性疾病的肾病综合征鉴别,如狼疮性肾炎、过敏性紫癜性肾炎、乙型肝炎病毒相关性肾炎、药源性肾炎等,均可伴有肾病样表现。有条件的医疗单位应开展肾活检以确定病理诊断。

六、治疗

本病病情迁延,易复发,要求家长和患儿树立信心,坚持系统而正规的治疗,同时应积极防治并发症。目前小儿 NS 的治疗主要是以糖皮质激素为主的综合治疗。

(一)一般治疗

1.休息

除高度水肿或严重高血压、并发感染外,一般不需卧床休息。病情缓解后逐渐增加活动量。

2.饮食

显著水肿和高血压者应短期限制水钠摄入,病情缓解后不必继续限盐,活动期病例供盐 $1\sim2g/d$。蛋白质摄入 $1.5\sim2g/(kg\cdot d)$,以高生物价的优质蛋白如乳、鱼、蛋、牛肉等为宜。应用糖皮质激素期间每日应给予维生素 D400U 及适量钙剂。

3.防治感染

肾病患儿一旦发生感染应及时治疗,但不主张预防性应用抗生素。各种预防接种可导致肾病复发,故应推迟到完全缓解且停用激素 3 个月后进行。患儿应避免去人多的公共场所,更不宜与急性传染病患儿接触。

(二)糖皮质激素

临床实践证明,激素仍是目前缓解肾病的首选药物。应用激素总原则为始量要足、减量要慢、维持要长。

(三)免疫抑制剂治疗

主要用于 NS 频繁复发、激素依赖、激素耐药或激素治疗出现严重不良反应者,在小剂量激素隔日使用的同时选用。环磷酰胺(CTX)最常用,使用方法:剂量为 $2\sim2.5mg/(kg\cdot d)$,分 3 次口服,疗程 $8\sim12$ 周,总量不超过 200mg/kg;或用环磷酰胺冲击治疗,$10\sim12mg/(kg\cdot d)$ 加入 5%葡萄糖生理盐水 $100\sim200mL$ 内静脉滴注 $1\sim2h$,连续 2d 为一疗程,每 2 周重复一疗程,累积量<150mg/kg。CTX 近期不良反应有胃肠道反应、白细胞减少、脱发、肝功能损害、出血性膀胱炎等,少数可发生肺纤维化。远期不良反应是对性腺的损害。因此应根据病情需要小剂量、短疗程、间断用药,用药期间多饮水;每周查血常规,白细胞<$4.0\times10^9/L$ 时暂停用药,避免青春期前和青春期用药。

其他免疫抑制剂有苯丁酸氮芥、雷公藤总甙、环孢素 A 或霉酚酸酯等,可酌情选用。

第九节　溶血性尿毒症综合征

溶血性尿毒症综合征(HUS)是临床表现以微血管溶血性贫血、血小板减少及急性肾衰竭(ARF)为主要特征的临床综合征,是小儿急性肾衰竭常见的病因之一,1/3 以上的 HUS 患儿可有神经系统受累的表现。本病几乎发生于世界各地,南美及南非,平均年龄小于 18 个月,无明显性别差异。本病发病急,病情重,病死率为 $0\sim5\%$,大多有肾功能损害,部分患儿可发展为慢性肾衰竭。

一、病因

(一)感染

目前比较明确的是产生螺旋细胞毒素的大肠杆菌 O157、志贺痢疾杆菌 I 型、肺炎双球菌、伤寒杆菌、空肠弯曲菌、耶辛那菌、假结核菌属、假单胞菌属、类杆菌的感染,一些病毒感染如柯萨奇病毒、埃可病毒、流行性感冒病毒、EB 病毒,以及立克次体的感染。

(二)继发于某些免疫缺陷病

如无丙种球蛋白血症及先天性胸腺发育不全等。

(三)家族性

本病为常染色体隐性或显性遗传,发生于同一家族或同胞兄弟中,国内曾有同胞兄弟三人发病的报道。

(四)药物

如环孢素、丝裂霉素及避孕药等。

(五)其他

如合并妊娠、器官移植、肾小球疾病及肿瘤患儿。

二、发病机制

有研究表明,本病发病主要是由于各种原因造成的内皮细胞损伤,其中尤以大肠杆菌及志贺痢疾杆菌 I 型产生的螺旋细胞毒素引起的内皮细胞损害为典型,其他如病毒及细菌产生的神经氨基酶、循环抗体以及药物等也可引起内皮损伤,同时也与白细胞介导的炎症反应、血小板及凝血系统瀑布反应活化等多种因素有关。

三、临床表现

前驱症状多是消化道表现,表现为腹痛、腹泻、呕吐,少数前驱症状为呼吸道感染症状,表现为发热、咳嗽、流涕等。

前驱期后经过数小时即可急性起病,数小时内即有严重表现包括溶血性贫血、急性肾衰竭及出血倾向等。最常见的主诉是黑便、呕血、无尿、少尿或血尿,查体可见贫血、皮肤黄染、出血点或出血瘀斑。

四、诊断与鉴别诊断

根据先驱症状及突然出现的溶血性贫血、血小板减少及急性肾衰竭三大特征不难做出诊断,但应与其他原因引起的急性肾衰竭、肾小球肾炎、血小板减少及溶血性贫血等鉴别。

五、治疗

本病无特殊治疗。主要是早期诊断,早期治疗水及电解质紊乱,及早控制高血压,尽早进行腹膜透析及血液透析。

(一)急性肾衰竭的治疗

与一般急性肾衰竭治疗相似。应强调严格控制入量,积极治疗高血压,适当给静脉高营养。

(二)透析的适应证

24h 无尿;血 BUN 迅速升高;严重水负荷过重如充血性心力衰竭及容量性高血压而对呋塞米无反应者;电解质及酸碱平衡紊乱对非透析疗法无反应者,如血钾超过 6mmol/L。

第九章　内分泌系统疾病

第一节　生长激素缺乏症

生长激素缺乏症(GHD)又称垂体性侏儒症,是由于垂体前叶合成和分泌的生长激素部分或完全缺乏,或由于生长激素分子结构异常、受体缺陷等所致的生长发育障碍性疾病,其身高在同年龄、同性别正常健康儿童生长曲线第3百分位数以下或低于正常儿两个标准差。

一、病因与发病机制

(一)病因

生长激素缺乏症是由于生长激素分泌不足所致,其原因如下。

1.原发性(特发性)

占绝大多数:①遗传因素,约有5%GHD患儿由遗传因素造成。②特发性下丘脑、垂体功能障碍,下丘脑、垂体无明显病灶,但分泌功能不足。③发育异常:垂体不发育或发育异常。

2.继发性(器质性)

继发于下丘脑、垂体或其他颅内肿瘤、感染、放射性损伤、头颅外伤、细胞浸润等病变,其中产伤是中国生长激素缺乏症的最主要原因,这些病变侵及下丘脑或垂体前叶时都可引起生长迟缓。

3.暂时性

体质性青春期生长延迟、社会心理性生长抑制、原发性甲状腺功能减退等可造成暂时性生长激素分泌不足,不良刺激消除或原发疾病治疗后,这种功能障碍即可恢复。

(二)发病机制

生长激素由垂体前叶细胞合成和分泌,其释放受下丘脑分泌的生长激素释放激素(GHRH)和生长激素释放抑制激素(GHRIH)的调节,前者刺激垂体释放生长激素,后者则对生长激素的合成和分泌有抑制作用。垂体在这两种激素的交互作用下以脉冲方式释放生长激素。儿童时期每日生长激素的分泌量超过成人,在青春期更为明显。

生长激素的基本功能是促进生长。人体各种组织细胞增大和增殖,骨骼、肌肉和各系统器官生长发育都有赖于生长激素的作用。当生长激素缺乏时,患儿表现出身材矮小。

二、临床表现

(一)原发性生长激素缺乏症

1.身材矮小

出生时身高和体重都正常,1~2岁后呈现生长缓慢,身高增长速度<4cm/年,故随着年龄增长,其身高明显低于同龄儿。患儿头颅圆形,面容幼稚,脸圆胖,皮肤细腻,头发纤细,下颌和颏部发育不良。患儿虽然身材矮小,但身体各部比例正常,体形匀称,与实际年龄相符。

2.骨成熟延迟

出牙及囟门闭合延迟,恒齿排列不整,骨化中心发育迟缓,骨龄小于实际年龄 2 岁以上。

3.伴随症状

生长激素缺乏症患儿可同时伴有一种或多种其他垂体激素的缺乏,从而出现相应伴随症状。若伴有促肾上腺皮质激素缺乏容易发生低血糖;若伴有促甲状腺激素缺乏可有食欲不振、不爱活动等轻度甲状腺功能低下的症状;若伴有促性腺激素缺乏,性腺发育不全,到青春期仍无性器官发育和第二性征,男孩出现小阴茎(即拉直的阴茎长度小于 2.5cm),睾丸细小,多伴有隐睾症,女孩表现为原发性闭经、乳房不发育。

(二)继发性生长激素缺乏症

可发生于任何年龄,发病后生长发育开始减慢。因颅内肿瘤引起者多有头痛、呕吐等颅内高压和视神经受压迫等症状和体征。

三、辅助检查

(一)生长激素刺激试验

生长激素缺乏症的诊断依靠生长激素测定。正常人血清 GH 值很低且呈脉冲式分泌,受各种因素的影响,因此随意取血测血 GH 对诊断没有意义,须做测定反应生长激素分泌功能的试验。

1.生理性试验

运动试验、睡眠试验。可用于可疑患儿的筛查。

2.药物刺激试验

所用药物包括胰岛素、精氨酸、可乐定、左旋多巴。由于各种 GH 刺激试验均存在一定局限性,所以必须 2 种以上药物刺激试验结果都不正常时,才可确诊为 GHD。一般多选择胰岛素加可乐定或左旋多巴试验,对于年龄较小的儿童,特别注意有无低血糖症状,以防引起低血糖惊厥等反应。

(二)其他检查

1.X 线检查

常用左手腕掌指骨片评定骨龄。生长激素缺乏症患儿骨龄落后于实际年龄 2 岁或 2 岁以上。

2.CT 或 MRI 检查

对已确诊为生长激素缺乏症的患儿,根据需要选择此项检查,以了解下丘脑和垂体有无器质性病变,尤其对肿瘤诊断有重要意义。

四、鉴别诊断

(一)家族性矮身材

父母身高均矮,小儿身高在第 3 百分位数左右,但骨龄与年龄相称,智力和性发育均正常。父母中常有相似的既往史。

(二)体质性青春期延迟

男孩多见,有遗传倾向。2~3 岁时身高低矮,一般 3 岁后生长速度又恢复至＞5cm/年。GH 正常,骨龄落后,骨龄和身高一致。青春期发育延迟 3~5 年,但最终达正常成人身高。

(三)宫内生长迟缓

出生时身高、体重均低于同龄胎儿 10 百分位,约 8％患儿达不到正常成人身高。

五、治疗

(一)生长激素替代治疗

目前广泛使用基因重组人生长激素(r-hGH),每日 0.1U/kg,每晚睡前皮下注射。治疗后身高和骨龄均衡增长,其最终身高与开始治疗的年龄有关,治疗愈早效果愈好,治疗后第 1 年效果最显著,以后疗效稍有下降。GH 可持续使用至骨骺融合,骨骺闭合后禁用。治疗过程中,密切观察甲状腺功能,若血清甲状腺素低于正常,应及时补充甲状腺激素。

(二)合成代谢激素

可增加蛋白合成,促进身高增长。可选用氧甲氢龙、氟甲睾酮或苯丙酸诺龙。由于此类药可促使骨骺提前融合,反而影响最终身高,故应谨慎使用。疗程不能长于 6 个月。

(三)性激素

同时伴有性腺轴功能障碍的患儿在骨龄达 12 岁时可开始用性激素治疗,促进第二性征发育。男孩用长效庚酸睾酮,女孩用妊马雌酮(一种天然合成型雌激素)。

第二节 甲状腺功能亢进症

甲状腺功能亢进症(简称甲亢)是由于甲状腺激素分泌过多,导致全身各系统代谢率增高的一种综合征。临床上包括 2 种主要病变:弥漫性甲状腺肿伴突眼者,又称毒性弥漫性甲状腺肿、Graves 病;另一种为甲状腺呈结节性肿大,以后继发甲状腺功能亢进症状,称为毒性结节性甲状腺肿。目前儿童甲亢有增多趋势。

一、病因

Graves 病是一种器官特异性自身免疫性疾病,为自身免疫性甲状腺疾病中的一种。其发病与遗传有关,亲属中可有同样疾病者,且抗甲状腺抗体阳性。另外与免疫系统功能紊乱有关,在环境因素及应激等条件下,激发细胞免疫及体液免疫功能紊乱,其体内有针对甲状腺细胞上 TSH 受体的自身抗体(TRAb),TSH 受体抗体能刺激甲状腺增生,甲状腺素合成和分泌增多而导致甲亢的发生。同时在 Graves 病中还可测出甲状球蛋白抗体(TGAb)、甲状腺微粒体抗体(TMAb)以及甲状腺过氧化物酶抗体(TPOAb)。另外,精神刺激、情绪波动、思想负担过重以及青春发育、感染等均可诱发本病。

二、临床表现

(一)症状

1.基础代谢率增高

产热多,食欲亢进,易饥饿,但体重反而下降。大便次数增多、消瘦、乏力、怕热、多汗。

2.交感神经兴奋症状

常感到心悸,两手有细微震颤,脾气急躁,心率加快,心音亢进,可伴有心律失常。

3.眼球突出

多数为轻、中度突眼,恶性突眼少见。还可伴有上眼睑退缩、眼睑不能闭合、瞬目减少、辐辏反应差,少数伴眼肌麻痹。

4.甲亢危象

常因急性感染、创伤、手术、应激及不恰当停药而诱发,起病突然且急剧进展,表现为高热、大汗淋漓、心动过速、频繁呕吐及腹泻,严重者可出现谵妄、昏迷。常死于休克、心肺功能衰竭及电解质紊乱。

(二)体征

甲状腺肿大,多数为整个腺体弥漫性肿大、两侧对称(部分患儿甲状腺肿大可不对称)、质地中等、无结节、无疼痛,在肿大时甲状腺上可闻及血管杂音或扪及震颤。

三、诊断与鉴别诊断

(一)诊断

典型甲亢病例根据病史、症状和体征诊断并不难,如下辅助检查有助确诊。

1.甲状腺功能测定

血清甲状腺激素总 $T_3(TT_3)$、总 $T_4(TT_4)$、游离 $T_3(FT_3)$、游离 $T_4(FT_4)$ 均可升高,特别是 FT_4 升高对早期诊断价值更高。TT_3 和 FT_3 升高对 T_3 型甲亢诊断有特殊意义。促甲状腺激素(TSH)水平则明显降低。

2.抗体测定

TRAb、TGAb、TMAb、TPOAb 等抗体升高,提示自身免疫引起的甲亢。

3.RH 兴奋试验

甲亢患儿 TSH 无反应,少数患儿反应减低。

(二)鉴别诊断

1.单纯性甲状腺肿

多发生在青春期前和青春期,女性多于男性,临床除甲状腺轻度肿大外,一般无其他临床表现。甲状腺功能检查大多正常。

2.甲状腺结节及肿瘤

可通过甲状腺功能检测及甲状腺扫描和 B 超检查帮助明确甲状腺结节或肿块的性质。儿童甲状腺癌非常少见。必要时可穿刺活检辅助诊断。

四、治疗

甲亢有 3 种治疗方法,即抗甲状腺药物治疗、甲状腺次全切除术和放射性核素[131]I 治疗,儿科很少应用后两种方法,主要采用抗甲状腺药物治疗。

1.一般治疗

甲亢急性期注意卧床休息,减少体力活动。加强营养,多食蛋白质、糖类食物,特别是富含维生素的新鲜蔬菜和水果。避免食用含碘高的食物,如海带、紫菜等。最好用无碘盐,若没有无碘盐,可将含碘盐热炒后去除碘再用。

2.药物治疗

(1)咪唑类:常用甲巯咪唑,又名他巴唑,每日 $0.5\sim1.0mg/kg$,治疗 $2\sim3$ 个月待甲状腺功能正常后须减量,逐渐减到维持量,每日 0.3～0.6mg/kg。注意剂量个体化,以期获得最佳疗效。

(2)硫脲类衍生物:常用丙硫氧嘧啶,每日 4～6mg/kg,维持量每日 1～3mg/kg。需注意以上药物的不良反应,定期复查血常规、肝功能,遇有皮肤变态反应者,酌情更换药物。大剂量时还需注意对肝、肾功能的损害。一般总疗程在 2～5 年。

五、预后

本病为自身免疫性疾病,有一定自限性。儿童应用抗甲状腺药物治疗的永久缓解率报道不一,一般在 38%～60%。

第三节 先天性甲状腺功能减低症

先天性甲状腺功能减低症(简称甲减)是由于甲状腺激素合成不足造成的一种疾病。根据病因的不同可分为两类:①散发性甲减,是先天性甲状腺发育不良或异位、甲状腺激素合成途径中酶缺陷、促甲状腺激素缺乏、甲状腺或靶器官反应低下等造成,多为散发病例,少数有家族史,发生率为 1/7000～1/5000。②地方性甲减,多见于甲状腺肿流行区,是由于该地区水、土和食物中碘缺乏所致,随着我国碘化食盐的广泛应用,其发病率明显下降。

一、临床表现

症状出现的早晚及轻重程度与残留甲状腺组织的多少及甲状腺功能低下的程度有关。

(一)新生儿期

患儿常为过期产儿、巨大儿;胎便排出延迟,腹胀,便秘,脐疝,生理性黄疸期延长;少吃多睡,对外界反应低下,肌张力低,呼吸慢,哭声低且少,体温低,四肢冷,皮肤出现斑纹或有硬肿现象等。

(二)典型症状

(1)特殊面容和体态:头大,颈短,皮肤粗糙,面色苍黄,毛发稀疏、无光泽、面部黏液水肿,眼睑水肿,眼距宽,鼻梁低平,唇厚,舌大而宽厚、常伸出口外。

(2)身材矮小,躯干长而四肢短小,上部量/下部量>1.5。

(3)腹部膨隆,常有脐疝。

二、相关检查

(一)新生儿筛查

出出生后 2～3d 的新生儿干血滴纸片检测 TSH 浓度作为初筛,结果大于 20mU/L 者,再检测血清 T_4、TSH 以确诊。

(二)血清 T_4、T_3、TSH 测定

如 T_4 降低、TSH 明显升高即可确诊。血清 T_3 浓度可降低或正常。必要时测定游离 T_3、游离 T_4 及甲状腺素结合球蛋白。

三、诊断与鉴别诊断

(一)诊断

1.新生儿筛查

TSH>20mU/L时,抽静脉血检测 T_4、TSH 以确诊。这是诊断的重要手段,可早期诊断,以便早期治疗,避免神经精神发育缺陷。

2.血清 T_4、TSH 检测

若血清 T_4 降低、TSH 明显升高即可确诊。若血清 T_4、TSH 均低,应行 TRH 刺激试验以确定是否垂体或下丘脑病变所致。

(二)鉴别诊断

应与先天性巨结肠、21-三体综合征、佝偻病、骨骼发育障碍等疾病鉴别。

四、治疗

(1)一旦诊断确立,用甲状腺制剂从小量开始,逐步增加到足量,然后用维持量终身服用。治疗越早,对脑发育越有利。一般出生后 3 个月内开始治疗,预后较佳。如果未能及时诊断,出生后 6 个月后才开始治疗,智能常受到损害。

常用甲状腺制剂有两种:①L-甲状腺素钠,是首选药物,半衰期较长,血清浓度较稳定,每日服一次即可,用量:0~6 个月为 25~50μg(8~10μg/kg);6~12 个月为 50~70μg(6~8μg/kg);1~5 周岁为 75~100μg(5~6μg/kg);12 岁以上为 150~200μg(2~3μg/kg)。②甲状腺片,动物甲状腺制剂,含 T_3、T_4,不稳定,若长期服用,可使 T_3 升高。开始量应从小至大,间隔 1~2 周加量一次,直至临床症状改善,血清 T_4、TSH 正常,即作为维持量使用。一般每日参考剂量:1 岁以内 4.2~9.0mg/kg;2~5 岁为 3.0~4.4mg/kg;6 岁以上为 1.8~3.0mg/kg。

(2)治疗开始之后,定期复查甲状腺功能、骨龄,监测身高、体重,指导调整剂量。

(3)一旦诊断确立,必须终身服用甲状腺制剂,不能中断。

第四节　先天性肾上腺皮质增生症

先天性肾上腺皮质增生症是肾上腺性征综合征中的一种。主要由于肾上腺皮质激素生物合成过程中必需的酶存在先天缺陷,致使皮质激素合成不正常,糖皮质激素、盐皮质激素不足而激素合成过程中前身物及雄性激素过多,故临床上出现不同程度的肾上腺皮质功能减退,伴有女孩男性化,而男孩则表现为性早熟,此外尚可有低血钠或高血压等多种症候群。

一、病因与病理生理

在各种酶的作用下,皮质醇等的前身胆固醇转变为皮质醇、醛固酮、性激素等。本病患儿由于合成以上激素的过程中有不同部位酶的缺陷,以致皮质醇、皮质酮合成减少,而在阻断部位以前的各种中间产物随之在体内堆积起来,致使肾上腺产生的雄激素明显增多。由于血中皮质醇水平降低,通过反馈抑制减弱,下丘脑促肾上腺皮质激素释放因子(CRF)和 ACTH 分泌增多,致肾上腺皮质增生,从而皮质醇的合成量得以维持生命的最低水平,但网状带也随之增生,产生大量雄激素引起男性化。由于不同酶的缺陷,如 21-羟化酶缺陷、17-羟化酶缺陷、3β-羟类固醇脱氢酶缺陷者及 20、22 碳链酶缺陷者,还可伴有低血钠。11β-羟化酶缺陷者,由于盐皮质激素过多可伴有高血压等症状,并在患儿体内出现阻断部位以前各种中间代谢产物如 17-羟孕酮、17-酮类固醇、孕三醇、17-羟孕烯醇酮等堆积。

造成肾上腺皮质激素生物合成过程中酶缺陷的根本原因,是由于控制这些酶合成的基因的缺陷。21-羟化酶缺陷型患儿的发病基因位于第 6 号染色体短臂 HLA-B 位点,隐匿型21-羟化酶缺乏者以及表型正常的同胞及双亲的基因也与 HLA-B 位点紧密连锁。本病通过常染色体隐性基因传递,在两个携带致病的基因同时存在时(即纯合子)发病,仅有一个致病的基因存在时(即杂合子)不发病。一个家庭成员中一般只出现同一类型的缺陷。

二、临床表现

本病以女孩为多见,男性与女性之比约为 1∶4。由于酶缺陷的部位和缺陷的严重程度不同,临床上本病分为六种类型。较多见的为 21-羟化酶缺陷(占患儿总数的 90% 以上)和11β-羟化酶(约占患儿总人数的 5%)的缺陷。其他如 17-羟化酶、3β-羟类固醇脱氨酶、18-羟化酶、20、22 碳链酶等缺陷则非常少见。

三、诊断

本病若能早期诊断及早开始治疗,可防止两性畸形或男性性早熟的发展,患儿得以维持正常生活及生长发育。

诊断主要根据临床表现,参考家族史,对可疑病例可测定其 24h 尿 17-酮类固醇排出量。正常婴儿出生后 3 周内尿 17-酮类固醇排出量较多,每日可达 2.5mg,以后减少,1 岁以内<1mg,1～4 岁<2mg,4～8 岁<3mg,青春期前<5mg,患儿可高达 5～30mg,并随年龄而增加。

四、治疗

(一)盐皮质激素

失盐型先天性肾上腺皮质增生症患儿除应用糖皮质激素外,需应用适量盐皮质激素替代。常采用醋酸去氧皮质酮(DOCA)1～2mg/d 肌内注射,或 9α 氟氢皮质素 0.05～0.1mg/d,晚上一次口服。肌内注射 DOCA1mg 相当于口服 9α 氟氢皮质素 0.05mg。

(二)其他治疗

失盐危象时常需静脉补充氯化钠以纠正脱水及低血钠,补钠量可根据血钠及脱水程度计算。轻型失盐者,可不用盐皮质激素,每日加用 2～3g 食盐即能维持电解质平衡。经补钠及激素治疗,高钾血症常可自行缓解,很少需用胰岛素降低血钾。对出现性早熟者可加环丙氯地孕酮或黄体生成素释放激素类似物(LHRH-a)治疗。

第五节　儿童糖尿病

糖尿病(DM)是由于胰岛素绝对或相对缺乏造成的糖、脂肪、蛋白质代谢紊乱,致使血糖升高、尿糖增加的一种疾病。糖尿病可分为 1 型、2 型和其他类型糖尿病,儿童糖尿病大多为 1 型糖尿病。

一、病因与发病机制

(一)病因

1 型糖尿病的发病机制目前尚未完全阐明,认为与遗传、自身免疫反应及环境因素等有关。其中,环境因素可能有病毒感染(风疹、腮腺炎、柯萨奇病毒)、化学毒素(如亚硝铵)、饮食(如牛奶)、胰腺遭到缺血损伤等因素的触发。机体在遗传易感性的基础上,病毒感染或其他因子触发易感者产生由细胞和体液免疫参与的自身免疫过程,最终破坏了胰岛 G 细胞,使胰岛分泌胰岛素的功能降低以致衰竭。

(二)发病机制

人体中有 6 种涉及能量代谢的激素:胰岛素、胰高糖素、肾上腺素、去甲肾上腺素、皮质醇和生长激素。胰岛素是其中唯一降低血糖的激素(促进能量储存),其他 5 种激素在饥饿状态时均可升高血糖,为反调节激素。1 型糖尿病患儿腱岛 B 细胞被破坏,致使胰岛素分泌不足或完全丧失,是造成代谢紊乱的主要原因。

二、临床表现

(一)儿童糖尿病特点

起病较急剧,部分患儿起病缓慢,表现为精神不振、疲乏无力、体重逐渐减轻等。多数患儿表现为多尿、多饮、多食和体重下降等“三多一少”的典型症状。学龄儿可因遗尿或夜尿增多而就诊。

约有 40%患儿首次就诊即表现为糖尿病酮症酸中毒,常由于急性感染、过食、诊断延误或突然中断胰岛素治疗等而诱发,且年龄越小者发生率越高。表现为恶心、呕吐、腹痛、食欲不振等胃肠道症状及脱水和酸中毒症状:皮肤黏膜干燥,呼吸深长,呼吸中有酮味(烂苹果味),脉搏细速,血压下降,随即可出现嗜睡、昏迷,甚至死亡。

(二)婴幼儿糖尿病特点

遗尿或夜尿增多,多饮多尿不易被察觉,很快发生脱水和酮症酸中毒。

三、鉴别诊断

(一)婴儿暂时性糖尿病

病因不明。多数在出生后 6 周左右发病。表现为发热、呕吐、体重不增、脱水等症状。血糖升高,尿糖和酮体阳性。经补液等一般处理后即可恢复。

(二)非糖尿病性葡萄糖尿症

Fanconi 综合征、肾小管酸中毒等患儿都可发生糖尿,鉴别主要靠空腹血糖测定,肾功能检查,必要时行糖耐量试验。

(三)与酮症酸中毒昏迷相鉴别的疾病

如重度脱水、低血糖、某些毒物的中毒等。可根据原发病及病史鉴别。

四、治疗

(一)治疗原则与目标

①消除糖尿病症状。②防止酮症酸中毒,避免低血糖。③保证患儿正常生长发育和青春期发育,防止肥胖。④早期诊断与预防急性并发症,避免和延缓慢性并发症的发生和发展。⑤长期、系统管理和教育,包括胰岛素的应用、计划饮食、身体锻炼和心理治疗,并使患儿和家

属学会自我管理,保持健康心理,保证合理的学习生活能力。

(二)胰岛素的应用

1型糖尿病患儿必须终身使用胰岛素治疗。

1.常用制剂及用法

常用制剂有短效的普通胰岛素(RI),中效的珠蛋白胰岛素(NpH 值)和长效的鱼精蛋白锌胰岛素(PZI)三类制剂。PZI 在儿童中很少单独使用。

2.胰岛素笔

为普通注射器的改良,用喷嘴压力和极细的针头将胰岛素推入皮下,操作简便,注射剂量准确。

(三)饮食管理

合理饮食是治疗糖尿病的重要环节之一,制订饮食计划时,既要使血糖控制在正常范围,又要满足小儿生长发育的需要。每日所需热量(kcal)为 1000+[年龄×(80~100)]。饮食供热量按蛋白质占 15%~20%,碳水化合物占 50%~55%,脂肪占 30%。蛋白质宜选用动物蛋白,脂肪应以植物油为主,碳水化合物最好以米饭为主。全日热量分 3 餐供应,分别占 1/5、2/5、2/5,并由每餐中留少量食物作为餐间点心。

第六节　持续低血糖症

低血糖是指某些病理或生理原因使血糖下降至低于正常水平。低血糖症的诊断标准是血糖在婴儿和儿童<2.8mmol/L,足月新生儿<2.2mmol/L,当出生婴儿血糖<2.2mmol/L 就应开始积极治疗。

正常情况下,血糖的来源和去路保持动态平衡,血糖水平在正常范围内波动,当平衡被破坏时可引起高血糖或低血糖。葡萄糖是脑部的主要能量来源,由于脑细胞储存葡萄糖的能力有限,仅能维持数分钟脑部活动对能量的需求,且不能利用循环中的游离脂肪酸作为能量来源,脑细胞所需要的能量几乎全部直接来自血糖。因此,持续时间过长或反复发作的低血糖可造成不可逆性脑损伤,甚至死亡,年龄越小,脑损伤越重,出现低血糖状态时需要紧急处理。

一、诊断

(一)采集病史

1.起病情况

临床症状与血糖下降速度、持续时间长短、个体反应性及基础疾病有关。通常血糖下降速度越快,持续时间越长,原发病越严重,临床症状越明显。

2.主要临床表现

交感神经过度兴奋症状:恶心、呕吐、饥饿感、软弱无力、紧张、焦虑、心悸、出冷汗等。

急性脑功能障碍症状:轻者仅有烦躁不安、焦虑、淡漠,重者出现头痛、视物不清,反应迟钝,语言和思维障碍,定向力丧失,痉挛、癫痫样小发作,偶可偏瘫。婴儿低血糖的症状不典型,并且无特异性,常被忽略。

(二)体格检查

面色苍白、血压偏高、手足震颤,如低血糖严重而持久可出现意识模糊,甚至昏迷,各种反射消失。

二、治疗

(一)治疗原则

(1)一经确诊低血糖,应立即静脉给予葡萄糖。

(2)针对病因治疗。

(二)治疗计划

1.尽快提高血糖水平

静脉推注 25%(早产儿为 10%)葡萄糖,每次 1~2mL/kg,继以 10%葡萄糖液滴注,按 5~8mg/(kg·min)用输液泵持续滴注,严重者可给 15mg/(kg·min),注意避免超过 20mg/(kg·min)或一次静脉推注 25%葡萄糖 4mL/kg。一般用 10%葡萄糖,输糖量应逐渐减慢,直至胰岛素不再释放,防止骤然停止引起胰岛素分泌再诱发低血糖。

2.升糖激素的应用

如输入葡萄糖不能有效维持血糖正常,可以使用皮质激素增加糖异生,如氢化可的松 5mg/(kg·d),分 3 次静脉注射或口服,或泼尼松 1~2mg/(kg·d),分 3 次口服。效果不明显时改用胰高糖素 30μg/kg,最大量为 1mg,促进肝糖原分解,延长血糖升高时间。肾上腺素可阻断葡萄糖的摄取,对抗胰岛素的作用,用量为 1∶2000 肾上腺素皮下注射,从小量渐增,每次<1mL。二氮嗪 10~15mg/(kg·d)分 3~4 次口服,对抑制胰岛素的分泌有效。

3.高胰岛素血症的治疗

(1)糖尿病母亲的婴儿由于存在高胰岛素血症,输入葡萄糖后又刺激胰岛素分泌可致继发性低血糖,因此葡萄糖的输入应维持到高胰岛素血症消失才能停止。

(2)非糖尿病母亲的婴儿或儿童出现高胰岛素血症时应进行病因的鉴别,建议按以下步骤进行治疗,静脉输入葡萄糖急救后开始服用皮质激素,效果不明显时试用人生长激素每日肌内注射 1U,或直接改服二氮嗪,连服 5d。近年报道长效生长抑素治疗能抑制胰岛素的释放和纠正低血糖。药物治疗效果不明显时需剖腹探查,发现胰腺腺瘤则切除,如无胰腺瘤时切除 85%~90%的胰腺组织。

第七节　尿崩症

尿崩症是指患儿尿浓缩功能减低或丧失,临床以多饮、多尿(排低张尿)为特征。以抗利尿激素分泌不足所致多见(中枢性尿崩症),少数为因肾小管对抗利尿激素不敏感(原发性肾性尿崩症)。

一、抗利尿激素分泌的生理调节

抗利尿激素（ADH 或称精氨酸加压素，AVP）在下丘脑的视上核和室旁核的神经元内合成后，沿视上－神经垂体束的神经轴向下运至神经垂体储存备用。

AVP 与受体结合后，激活受体使肾小管上皮细胞对水的通透性增加，促进水和尿素的重吸收，使尿浓缩，尿量减少。AVP 分泌主要受血浆渗透压和血容量的影响。渗透压感受器位于视上核渴觉中枢附近。血浆渗透压的维持（正常 280～290mmol/L）主要依靠 AVP 的张力性分泌。血浆渗透压为 280mmol/L 是 AVP 分泌的阈值，当其在 290～292mmol/L 时尿液达最大浓缩。血 AVP 每升高 1ng/L 可使尿液渗透压升高 200mmol/L。容量对 AVP 的调节依赖于容量感受器或压力感受器，它们位于左心房、大血管壁和静脉壁。当血压下降 5％～10％和（或）血容量下降 8％～10％时刺激 AVP 分泌。

二、病因

（一）中枢性尿崩症

1.原发性

（1）编码 AVP 的基因突变，AVP 不能转录合成，合成 AVP 的神经元继发性退行性变。

（2）颅脑中线结构发育缺陷，下丘脑视上核和室旁核神经元发育不全或退行性变，可伴垂体发育不良、视神经发育异常。呈散发性为多，少数为遗传性，或是某些遗传综合征的一部分。

2.继发性

下丘脑、垂体柄或神经垂体的器质性病损均可引起中枢性尿崩症。

（1）原发颅内肿瘤或其他浸润性病变：如颅咽管瘤、神经胶质瘤或胚胎组织瘤；浸润性病变见于朗格汉斯细胞组织细胞增生症、生殖细胞瘤或白血病。

（2）外伤：颅脑外伤、产伤、手术损伤或缺血缺氧性脑病后。

（3）颅内感染：如结核、病毒性脑炎或放线菌感染。

（二）肾性尿崩症

1.家族遗传性

X 性连锁遗传的为 AVP 的 U 型受体基因突变，常染色体隐性遗传的 AQP2 基因突变。

2.获得性

药物所致，如锂、利福平和顺铂；代谢异常所致高钙尿症、低钾血症。

三、临床表现

起病年龄取决于病因，原发性的可在婴儿期即起病。症状主要为多饮、多尿，尿为低张尿，每日尿量可达 3～4L。因大量饮水与尿量相近，患儿往往食欲差伴生长迟缓、少汗、皮肤干燥，多饮为多尿的结果，但需注意有两种情况虽多尿但无多饮。其一为继发于中枢性尿崩症，当原发病变同时损害了渴觉中枢，使多尿所致水分丢失不能及时主动摄入；其二为遗传性肾性尿崩症，因出生后早期即发病，多尿未能被及时发现而脱水，但患儿又不会表示口渴，而似无多饮。两种情况都可致高渗性脱水并继发脑损害，年龄越小继发脑损害越重。

四、诊断与鉴别诊断

（一）中枢性尿崩症

按临床和实验室检查确诊为中枢性尿崩症者，无论是完全性或部分性 AVP 缺乏，均需做鞍区 CT 或 MRI 努力寻找可能的原发病灶,后者敏感性高。无中枢器质性病变依据可循时考虑为特发性或先天性遗传性病变。

(二)原发性肾性尿崩症

禁水—垂体后叶素试验显示禁水和垂体后叶素均不能使尿浓缩时考虑为肾性尿崩症。肾性尿崩症是指肾小管对 AVP 无应答状态。原发性的为家族性遗传基因缺陷病,但也有获得性的,包括肾小管—肾间质性病变(多囊肾、髓质海绵肾、肾淀粉样变)或电解质紊乱(低钾性肾病、高钙尿症),以及药物损害(锂、两性霉素、长春新碱和利福平)。

五、治疗

主要指对中枢性尿崩症和原发性肾性尿崩症的治疗,包括病因治疗、AVP 替代治疗以及水、电解质紊乱的处理。对原发性中枢性尿崩症需判断是否同时有腺垂体功能异常而给以相应处理,继发性的则分别对病因处理。如有脱水、高钠血症时应积极处理,尤其是 AVP 抵抗者,以防止中枢损害,但处理需按高渗性脱水原则,以防脑水肿。

(一)AVP 替代治疗

主要用于中枢性尿崩症,用外源 AVP 补充替代以改善尿浓缩,其制剂常用的有两类。

1.鞣酸加压素混悬液

鞣酸加压素混悬液是动物神经垂体的抽提物,制品应在 4℃ 条件保存,用前置于室温内复温或稍加热至 20℃ 左右,并充分摇匀后抽吸。每次 0.1～0.3mL 深部肌内注射(从 0.1mL 开始),当天即发生作用,剂量合适者疗效可维持 3～7d,至多尿症状重现时注射第 2 次,如次日仍未见尿量减少则可逐步加量至起效。开始阶段因患儿多饮已呈惯性,故当见尿量减少时应限制饮水量以防水中毒。此外,过量会致高血压和水中毒,需监测。

2.去氨加压素

1-脱氧-8-D-精氨酸加压素 DDAVP:是人工合成的 AVP 类似物,作用时间 8～24h,缩血管作用弱。本品有三种制剂,一种为口服片剂,每日 0.1～0.2mg,分 2 次服,按病情轻重及治疗应答调整剂量。另两种为其鼻喷雾剂(每喷 10μg)和滴鼻剂(0.1mg/mL),婴儿每次 0.5μg,儿童 2.5μg 起逐步加量至出现满意疗效时为合理剂量。需注意水中毒和高血压不良反应。

(二)其他非激素药物治疗

对部分性 AVP 缺乏者选用以下药物能增加内源性 AVP 分泌或增强肾髓质腺苷酸环化酶对 AVP 的反应:①氯磺丙脲每日 150mg/m²,分 2 次口服,需注意低血糖反应。②卡马西平每日 10～15mg/kg。③氯贝丁酯每日 15～25mg/kg,分次口服,可有胃肠反应或肝功能损害。

第八节　性早熟

性早熟是一种生长发育异常;表现为青春期特征提早出现。一般认为女孩在 8 岁以前、男孩在 9 岁以前出现第二性征,或女孩月经初潮发生在 10 岁以前即属性早熟。女孩发生性早熟较男孩多 4～5 倍。

一、病因与分类

(一)真性性早熟

由下丘脑-垂体-性腺轴提前发动、功能亢进所致,可导致生殖能力提前出现,其中非器质性病变所致者称为特发性或体质性性早熟。

(二)假性性早熟

由于内源性或外源性性激素的作用,导致第二性征提早出现,在女孩甚至引起阴道出血,但血中存在的大量性激素对下丘脑-垂体产生显著的抑制作用,故患儿并不具备生殖能力。

(三)部分性性早熟

乳房或阴毛提早发育,但不伴有其他性征的发育。第二性征与遗传性别一致者为同性性早熟,相矛盾时则为异性性早熟,如男孩出现乳房发育等女性化表现,或女孩出现阴蒂肥大、多毛、肌肉发达等男性化表现。

二、临床表现

(一)真性性早熟

1.特发性性早熟

以女孩多见,占女孩性早熟的80%以上,占男孩性早熟的40%。部分患儿有家族性。绝大多数在4~8岁出现,但也有婴儿期发病者。发育顺序与正常青春发育相似,但提前并加速。女孩首先出现乳房发育,可有触痛,继而外生殖器发育、阴道分泌物增多及阴毛生长,然后月经来潮和腋毛出现。开始多为不规则阴道出血,无排卵,以后逐渐过渡到规则的周期性月经,故有妊娠的可能。男孩首先出现睾丸及阴茎增大,以后可有阴茎勃起及排精,并出现阴毛、痤疮和声音低沉,体力较一般同龄儿强壮。

2.颅内肿瘤

男孩远多于女孩。往往先出现性早熟表现,病情发展至一定阶段方出现中枢占位性症状,故应警惕。肿瘤多位于第三脑室底、下丘脑后部,故常可伴有多饮、多尿、过食、肥胖等下丘脑功能紊乱的表现。常见者为下丘脑错构瘤、胶质瘤、颅咽管瘤、松果体瘤等。

(二)假性性早熟

1.卵巢肿瘤

因瘤体自律性分泌大量雌激素所致。患儿乳房发育,乳晕及小阴唇色素沉着,阴道分泌物增多并可有不规则阴道出血。恶性肿瘤有卵巢颗粒细胞瘤及泡膜细胞瘤,良性的多为卵巢囊肿。切除后阴道出血停止,第二性征可完全消退。有的卵巢囊肿也可自行消退。

2.先天性肾上腺皮质增生症

在男孩引起同性性早熟,但睾丸不增大,女孩则为异性性早熟(假两性畸形)伴原发性闭经。因肾上腺皮质21-羟化酶或11β-羟化酶缺陷引起脱氢异雄酮分泌过多所致。男性患儿用皮质激素替代治疗开始过晚者,往往发展为真性性早熟。

三、诊断与鉴别诊断

对性征过早出现的患儿,首先确定是同性还是异性,其次确定性征发育程度及各性征是否相称,再次区分真性还是假性,最后则区分其病因是特发性还是器质性。

详细询问病史,全面体格检查,并选择下列有关的实验室检查进行鉴别诊断。

(一)骨龄

骨龄代表骨骼的成熟度,能较准确地反映青春发育的成熟程度。真性性早熟及先天性肾上腺皮质增生症骨龄往往较实际年龄提前,单纯性乳房早发育骨龄不提前,而原发性甲状腺功能减低则骨龄显著落后。

(二)盆腔 B 超

可观察子宫的形态,测定子宫、卵巢体积,卵泡直径,了解内生殖器官发育情况,并可确定卵巢有无占位性病变。

四、治疗

(一)药物治疗

1.促性腺激素释放激素拟似剂(GnRH)

促性腺激素释放激素拟似剂是目前治疗真性性早熟最有效的药物。这类药物是将天然的 GnRH 的肽链序列进行化学改变后产生,可引起对受体的亲和力增加,并增强对酶降解的抵抗力,从而使活性增高,半衰期延长。用药后最初 2~3 周内刺激促性腺激素分泌,但接着便引起垂体促性腺细胞的 GnRH 受体发生降调节,造成受体位点显著减少,使垂体对内源性 GnRH 失敏,促性腺激素分泌减少,从而使性激素水平下降,性征消退,并能有效地延缓骨骼的成熟,防止骨骺过早融合,有利于改善最终身高,这种抑制作用是高度可逆的。

2.甲羟孕酮

能反馈抑制垂体分泌促性腺激素,使性激素水平下降,从而使性征消退,但不能控制骨骼生长过速,故不能防止身材矮小。口服剂量为 20~60mg/d,分次服用,或肌内注射 100~150mg,每 2 周 1 次。甲地孕酮效价较高,疗效较好,剂量为 4~8mg/d,分次服用。出现疗效后减量。

(二)手术治疗

(1)颅内肿瘤所致的真性性早熟,可采用立体定向放射外科技术治疗。经头颅 MRI 将肿瘤准确定位后,由计算机自动控制的射线或高能粒子束聚焦在病灶部位。经照射治疗后肿瘤显著缩小、机化,性征明显消退,而对病灶周围正常的中枢神经组织损伤很小。由于这种手术安全、不良反应小、并发症少而疗效肯定,因此使此类患儿的预后大为改善。

(2)确诊性腺、肾上腺肿瘤所致的假性性早熟,应尽早手术切除。

第十章　血液系统疾病

第一节　营养性缺铁性贫血

缺铁性贫血是体内铁缺乏导致红细胞的血红蛋白合成减少的一种贫血。临床上以小细胞低色素性贫血、血清铁蛋白减少和铁剂治疗有效为特点。缺铁性贫血是小儿最常见的一种贫血，以 6 个月至 3 岁的婴幼儿发病率最高，严重危害小儿健康，是我国重点防治的小儿常见病之一。

一、铁的代谢

(一)体内铁元素的含量及其分布

正常人体内的含铁总量随着年龄、体重、性别和血红蛋白水平的不同而异。体内总铁量正常成人男性约为 50mg/kg，女性约为 35mg/kg，新生儿约为 75mg/kg。总铁量中约 64% 用于合成血红蛋白，约 3.2% 合成肌红蛋白，约 32% 以铁蛋白及含铁血黄素形式储存于骨髓、肝和脾内，0.4% 存在于含铁酶(如各种细胞色素酶、单胺氧化酶等)，0.4% 以运转铁存在血浆中。

(二)铁的来源

铁的来源主要有两方面。

1.从食物中摄取铁

食物中的铁分为血红素铁和非血红素铁，前者吸收率高，而后者吸收率较低。动物性食物尤其是精肉、血、内脏含铁高，且为血红素铁，吸收率达 10%～25%；蛋黄含铁量高，但吸收率较低；母乳与牛乳含铁量均低，但母乳的铁吸收率比牛乳高约 5 倍。植物性食物中以大豆含铁量最高，木耳、发菜、海带等含量也较高，其次为麦芽、水果等。但属非血红素铁而吸收率低，一般为 1.7%～7.9%。必须指出的是，铁制炊具在烹调食物时可有大量无机铁混入食物。

2.红细胞释放的铁

红细胞在体内破坏后，从血红蛋白中分解出的铁几乎全部重新合成血红蛋白，或为其他组织提供所需要的铁。

二、病因

(一)储铁不足

胎儿从母体获得的铁以妊娠最后 3 个月最多，故早产、双胎或多胎、胎儿失血(胎儿－胎儿输血或胎儿－母体输血等)和孕母严重缺铁等均可使胎儿储铁减少，因而较易发生缺铁性贫血。

(二)铁摄入量不足

这是营养性缺铁性贫血的主要原因。人乳、牛乳、谷物中含铁量均低，如不及时添加含铁较多的辅食，容易发生缺铁性贫血。

三、发病机制

(一)缺铁对血液系统的影响

铁是合成血红蛋白的原料,缺铁时血红素形成不足,进而血红蛋白合成也减少,导致新生的红细胞内血红蛋白含量不足,细胞质不足,细胞变小;而缺铁对细胞的分裂、增殖影响较小,故红细胞数量减少程度不如血红蛋白减少明显,从而形成小细胞低色素性贫血。

缺铁通常经过以下三个阶段才发生贫血:①铁减少期,此阶段体内储存铁已减少,但供红细胞合成血红蛋白的铁尚未减少。②红细胞生成缺铁期,此期储存铁进一步耗竭,红细胞生成所需的铁也不足,但循环中血红蛋白的量尚未减少。③缺铁性贫血期,此期出现小细胞低色素性贫血,还有一些非造血系统的症状。

(二)缺铁对其他系统的影响

缺铁可影响肌红蛋白的合成。人体内有多种酶(如细胞色素 C、单胺氧化酶、核糖核苷酸还原酶、琥珀酸脱氢酶等)均含有与蛋白质结合的铁,这些含铁酶与生物氧化、组织呼吸、神经介质分解与合成有关。当铁缺乏时,这些含铁酶的活性减低,造成细胞功能紊乱,尤其是单胺氧化酶的活性降低,造成重要的神经介质如 5-羟色胺、去甲肾上腺素、肾上腺素及多巴胺发生明显变化,不能正常发挥功能,因而产生一些非造血系统的表现,如体力减弱、易疲劳、表情淡漠、注意力不集中、注意力减退和智力减低等。缺铁还可引起组织器官的异常,如口腔黏膜异常角化、舌炎、胃酸分泌少、脂肪吸收不良和反甲等。此外,缺铁还可引起细胞免疫功能降低,对感染的易感染性增高。

四、鉴别诊断

这主要与其他各种小细胞低色素贫血的鉴别:珠蛋白生成障碍性贫血(海洋性贫血)、异常血红蛋白病、维生素缺乏性贫血、铁粒幼红细胞性贫血、先天性无转铁蛋白血症等可表现为小细胞低色素性贫血,可根据各病临床特点和实验室检查特征加以鉴别。

五、治疗

治疗的主要原则为去除病因和补充铁剂。

(一)一般治疗

加强护理,保证充足睡眠;避免感染,如伴有感染者积极控制感染;重度贫血者注意保护心脏功能。根据患儿消化能力,适当增加含铁质丰富的食物,如蛋黄、瘦肉、豆制品等。注意饮食的合理搭配,以增加铁的吸收。

(二)去除病因

对饮食不当者应纠正不合理的饮食习惯和食物组成,有偏食习惯者应予纠正。如有慢性失血性疾病,如钩虫病、肠道畸形等,应予及时治疗。

第二节　营养性巨幼红细胞性贫血

营养性巨幼红细胞性贫血是由于缺乏维生素 B_{12} 或(和)叶酸所致的一种大细胞性贫血。主要临床特点是贫血、神经精神症状、红细胞的胞体变大、骨髓中出现巨幼红细胞、用维生素

B₁₂或（和）叶酸治疗有效。

一、病因

(一)维生素 B₁₂ 缺乏的原因

1.摄入量不足

胎儿可通过胎盘获得维生素 B_{12}，如孕妇缺乏维生素 B_{12}，可致婴儿维生素 B_{12}储存不足。单纯母乳喂养而未及时添加辅食的婴儿，尤其是乳母长期素食或患有维生素吸收障碍疾病者，可致维生素 B_{12}摄入不足。动物性食物含维生素 B_{12}丰富，而植物性食物一般不含维生素 B_{12}，偏食或仅进食植物性食物也可出现维生素 B_{12}不足。

2.吸收和运输障碍

维生素 B_{12}的吸收是先与胃底部壁细胞分泌的糖蛋白结合成 B_{12}-糖蛋白的复合物后由末端回肠黏膜吸收，进入血液循环后需与转钴蛋白结合，再运送到肝储存。此过程任何一个环节异常，都可致维生素 B_{12}缺乏。

(二)叶酸缺乏的原因

1.摄入量不足

羊乳含叶酸量很低，牛乳中的叶酸如经加热也遭破坏，故单纯用这类乳晶喂养而未及时添加辅食的婴儿可致叶酸缺乏。

2.药物作用

长期应用广谱抗生素，可使正常结肠内细菌所含的叶酸被清除而减少叶酸的供应。抗叶酸代谢药物（如氨甲蝶呤、巯嘌呤等）抑制叶酸代谢而致病。长期服用抗癫痫药（如苯妥英钠、苯巴比妥等），也可导致叶酸缺乏。

3.代谢障碍

慢性腹泻可影响叶酸的吸收。先天性叶酸代谢障碍（如小肠吸收叶酸缺陷及叶酸转运功能障碍），也可致叶酸缺乏。

二、发病机制

体内叶酸经叶酸还原酶的还原作用和维生素 B_{12}的催化作用后变成四氢叶酸，后者是DNA 合成过程中必需的辅酶。因此，维生素 B_{12}或叶酸缺乏都可致四氢叶酸减少，进而引起DNA 合成减少。

三、临床表现

以 6 个月至 2 岁多见，起病缓慢。

(一)一般表现

多呈虚胖或颜面轻度水肿，毛发纤细稀疏、黄色，严重者皮肤有出血点或瘀斑。

(二)贫血表现

皮肤常呈现蜡黄色，睑结膜、口唇、指甲等处苍白，偶有轻度黄疸；疲乏无力，常伴有肝脾大。

四、诊断

根据临床表现、血象和骨髓象可诊断为巨幼红细胞性贫血。在此基础上，如精神症状明显，则考虑为维生素 B_{12}缺乏所致。有条件时测定血清维生素 B_{12}和叶酸水平可进一步协助确诊。

五、治疗

治疗原则是去除病因,加强营养,补充维生素 B_{12} 和(或)叶酸。

(一)一般治疗

加强营养,及时添加辅食;加强护理,防止感染;震颤明显、不能进食者可用鼻饲数天。

(二)去除病因

对引起维生素 B_{12} 和叶酸缺乏的原因应予去除。

(三)维生素 B_{12} 和叶酸治疗

1.维生素 B_{12} 治疗

有精神神经症状者,应以维生素 B_{12} 治疗为主,如单用叶酸反有加重症状的可能。维生素 B_{12} 每次肌内注射 $100\mu g$,每周 $2\sim3$ 次,连用数周,直至临床症状好转,血象恢复正常为止;当有神经系统受累表现时,可予每日 $1mg$,连续肌内注射 2 周以上;由于维生素 B_{12} 吸收缺陷所致的患儿,每月肌内注射 $1mg$,长期应用。用维生素 B_{12} 治疗后 $6\sim7h$,骨髓内巨幼红细胞可转为正常幼红细胞;精神症状 $2\sim4d$ 后好转;网织红细胞 $2\sim4d$ 开始增加,$6\sim7d$ 达高峰,2 周后降至正常;精神神经症状恢复较慢。

2.叶酸治疗

叶酸口服剂量为 $5mg$,每日 3 次,连续数周至临床症状好转、血象恢复正常为止。同时口服维生素 C 有助叶酸的吸收。服叶酸后 $1\sim2d$ 食欲好转,骨髓中巨幼红细胞转为正常;$2\sim4d$ 网织红细胞增加,$4\sim7d$ 达高峰;$2\sim6$ 周红细胞和血红蛋白恢复正常。因使用抗叶酸代谢药物而致病者,可用亚叶酸钙治疗。先天性叶酸吸收障碍者,口服叶酸剂量应增至每日 $15\sim50mg$ 才有效。

第三节　溶血性贫血

溶血性贫血是指红细胞寿命缩短,破坏加速,超过造血组织的代偿功能所致的一组贫血性疾病。根据发病原因及发病机制,可分为红细胞内因异常为主和红细胞外因异常为主两大类。

一、诊断

患儿的溶血特征表现如下。

(一)红细胞破坏过多的依据

(1)贫血,红细胞及血色素均可减低。

(2)高胆红素血症,黄疸,血清间接胆红素多增高。

(3)尿胆原、粪胆原增加。

(4)血红蛋白尿或葡萄酒色尿,尿潜血试验阳性,而镜下无红细胞。

(5)含铁血黄素尿。

(二)代偿性红细胞增生的依据

(1)网织红细胞增多(正常值为 $0.5\%\sim1.5\%$)为溶血代偿的主要依据。

（2）肝脾大，常以脾大为主，发病急者可以肝大为主。

（3）末梢血象出现有核红细胞及豪焦小体，严重溶血者红细胞可以大小不等，大细胞较多且呈多染性，白细胞多增加，血小板正常或增多。

（4）骨骼改变：长期慢性溶血者，X线检查可见骨质疏松，骨皮质变薄，髓腔增大，扁平骨增生等。

二、治疗

（一）治疗休克

急性溶血休克时，抢救休克。

（二）输血

当红细胞短期内大量破坏，出现血红蛋白明显下降时，应急输新鲜红细胞或全血，每次 10mL/kg。在后天获得性溶血性贫血（特别是自身免疫性溶血性贫血）需输红细胞时，最好是洗涤过的红细胞。

（三）肾上腺皮质激素

自身免疫性溶血性贫血主要使用肾上腺皮质激素治疗：氢化可的松 $10mg/(kg \cdot d)$ 或地塞米松 $0.3mg/(kg \cdot d)$，静脉滴注，待病情好转改为口服。病情稳定后减量，以最小适合量维持，疗程较长，可达数月。

第四节 原发性血小板减少性紫癜

原发性血小板减少性紫癜（ITP），又称自身免疫性血小板减少性紫癜，是小儿最常见的出血性疾病。其主要临床特点是：皮肤、黏膜自发性出血，血小板减少，骨髓巨核细胞数正常或增多，出血时间延长，血块收缩不良，束臂试验阳性。本病分为急性与慢性两种类型。

一、病因与发病机制

本病的病因和发病机制尚未完全清楚。急性 ITP 发病前常有急性病毒感染病史，少数病例发病前有疫苗接种史。病毒感染或其他因素使机体产生血小板相关抗体（PAIgG），PAIgG 与血小板膜发生交叉反应，使血小板受到损伤而被单核－巨噬细胞系统破坏，使血小板的寿命缩短，导致血小板减少。PAIgG 产生的机制尚未完全清楚，有研究显示，T 细胞功能缺陷可能是抗体产生的重要原因。实验证明，ITP 患儿细胞因子明显异常，代表 Th1 型细胞因子升高，而代表 Th2 型细胞因子则下降，说明 ITP 时 Th1 与 Th2 之间失衡。PAIgG 的含量与血小板数呈负相关，即 PAIgG 越高，血小板数越低；但也有少数患儿的 PAIgG 含量不增高，其原因尚有待研究。

此外，在病毒感染后，体内形成的抗原－抗体复合物可附着于血小板表面，使血小板易被单核－巨噬细胞系统吞噬和破坏而导致血小板减少。补体在 ITP 的发病也起一定作用，ITP 患儿血小板检测到 G3、G4 与 IgG 相关，引起血小板寿命缩短。

二、临床表现

急性 ITP 较为常见,多见于 2~8 岁小儿,男女发病数无差异。患儿于发病前 1~3 周常有急性病毒感染史,如上呼吸道感染、流行性腮腺炎、水痘、风疹、麻疹、传染性单核细胞增多症等,偶见于接种麻疹减毒活疫苗或皮内注射结核菌素之后。起病急骤,常有发热,以自发性皮肤和黏膜出血为突出表现,多为针尖大小的皮内或皮下出血点,或瘀斑和紫癜,分布不均,通常以四肢较多,在易于碰撞的部位更多见,躯干则较少见,常伴有鼻出血或牙龈出血,胃肠道大出血少见,偶见肉眼血尿。青春期女性患儿可有月经过多。少数患儿可有结膜下和视网膜出血。颅内出血少见,如一旦发生,则预后不良。出血严重者可致贫血。淋巴结不肿大。肝脾偶见轻度肿大。

三、诊断

根据病史、临床表现和实验室检查,即可做出诊断。本病必须与急性白血病、急性感染如流行性感冒、败血症、伤寒等和药物所致的血小板减少相鉴别。

四、治疗

(一)一般治疗

在急性出血期间以住院治疗为宜,应避免外伤;明显出血时应卧床休息。

(二)肾上腺皮质激素

其主要药理作用是:降低毛细血管通透性,抑制血小板抗体产生,抑制巨噬细胞破坏有抗体吸附的血小板。常用泼尼松,剂量为 1.5~2mg/(kg·d),分 3 次服。出血严重者可用冲击疗法:地塞米松 1.5~2mg/(kg·d),或甲泼尼龙 20~40mg/(kg·d),静脉滴注,连用 3d,症状缓解后改服泼尼松。用药至血小板数回升至接近正常水平时即可逐渐减量,疗程一般不超过 4 周。停药后如有复发,可再用泼尼松治疗。

第十一章　传染性疾病

第一节　流行性感冒

流行性感冒简称流行性感冒,是流行性感冒病毒引起的急性呼吸道传染病。根据本病毒的核蛋白(NP)及基质蛋白(M)的抗原性不同可分为甲、乙、丙三型。本病毒在自然界中不断发生抗原性变异,其中甲型病毒的血凝素和神经氨基酸酶抗原易发生定期漂移或抗原转变,产生新的亚型及变种,因而引起反复流行。历史上多次世界性流行性感冒大流行均由甲型流行性感冒病毒所致,常突然发生,迅速蔓延,沿交通线散布的迹象明显,其传播速度和广度与人口拥挤程度有关。乙型流行性感冒病毒可引起局限小流行,丙型一般只引起散发,多表现为小儿上呼吸道感染。大流行无明显季节性,散发以冬、春季节为多。流行性感冒病毒各型之间和各亚型之间均无交叉免疫,故人们可反复感染不同型的流行性感冒,人群对流行性感冒病毒免疫力的强弱是流行性感冒能否流行的主要因素。在非流行期间,流行性感冒病毒引起婴儿和儿童的散发病例,一般占所有较重呼吸道感染的 5%～10%。目前北京、上海等地区均有流行性感冒监测站,掌握中国外流行性感冒流行动态与病毒变异的情况,对流行性感冒的防治做出努力。

一、临床表现

临床表现可多种多样,从与普通感冒相似的轻型,到较少呼吸道症状体征的严重衰竭的中毒型均可见到。

(一)单纯型流行性感冒

急性发病,畏寒,发热,体温高达 39～40℃,有头痛、乏力、全身酸痛等症状。同时出现鼻塞、流涕、咽痛、咳嗽等上呼吸道炎症状。体检可见眼结膜充血、咽红等,发热一般持续 3～4d。

(二)胃肠型流行性感冒

以发热、呕吐、腹痛、腹泻等胃肠道症状为主要表现。

(三)肺炎型流行性感冒

主要发生在婴幼儿、慢性疾病及应用免疫抑制剂者。初起与单纯型流行性感冒相似,后病情加重,持续高热、剧咳,气急发绀,病情日益恶化,易并发葡萄球菌感染,重者可因心血管功能不全或呼吸衰竭而死亡,小儿病死率较高。

二、诊断

(一)细胞学检查

鼻咽部涂片或下鼻甲印片细胞学检查,可发现柱状纤毛上皮细胞坏死及胞浆内有嗜酸性包涵体,用荧光抗体直接或间接染色检查抗原敏感性较高,有早期诊断价值。

（二）血清学检查

免疫荧光或血凝抑制试验可确定流行性感冒病毒型别和亚型，取发病 3d 内及病后 10～14d 的双份血清测定抗体效价，如有 4 倍以上增长，有助于回顾性诊断，补体结合试验可检出型特异性抗体。

三、治疗

（一）隔离

本病早期传染性很强，发现患儿应立即进行呼吸道隔离至热退后症状消失。

（二）一般治疗与护理

患儿必须卧床休息，精心护理，多饮开水，给予易消化有营养的饮食，不能进食者酌情补液，以保证水与电解质平衡。

（三）对症治疗

对高热、头痛、全身酸痛者给予退热镇痛药物，如氯苯那敏、银翘解毒片、复方阿司匹林或对乙酰氨基酚等。咳嗽、痰多者应给予祛痰镇咳药物。

第二节　水痘

一、病因与流行病学状况

水痘－带状疱疹病毒属疱疹病毒科，核心为双链 DNA。仅一种血清型，在体外抵抗力薄弱，人类是该病毒唯一已知自然宿主。

患儿是唯一传染源。自发病前 1～2d 至皮疹干燥结痂均有传染性，通过飞沫和接触传染，传染性极强。任何年龄均可发病，婴幼儿和学龄前儿童发病较多，病后免疫力持久。全年均可发生，但以冬、春季多见。

二、临床表现

（一）潜伏期

潜伏期平均为 14d(10～20d)。

（二）前驱期

常无前驱症状或仅有上呼吸道感染症状，在出疹前或同时常有发热，出疹时全身症状较轻。

（三）皮疹特征

发热数小时至 24h 即出现皮疹，初为红色斑疹或丘疹，数小时或 1d 后变成疱疹，疱液初清亮，呈珠状，后稍浑浊，周围红晕。数日后成为结痂疹，再经 1～3 周脱落，不留瘢痕。皮疹呈向心性分布，以躯干、头、腰处多见。皮疹分批出现，丘疹、疱疹、结痂疹同时存在，故呈多形性。

三、诊断

（一）实验室检查

1.血常规检查

白细胞大多正常，淋巴细胞可增多。继发细菌感染者白细胞数和中性粒细胞数升高。

2.病原学检查

仅用于诊断困难者。起病 3d 内,取新疱疹浆液可分离出病毒;荧光抗体检查可检测病毒抗原,双份血清补体结合试验抗体效价增高 4 倍以上。

(二)诊断依据

主要诊断依据如下:①10～24d 前有水痘接触史。②在同一时期内查见丘疹、疱疹、结痂疹、痂盖等不同类型的皮疹。③皮疹呈向心性分布。

四、治疗

(一)一般治疗与护理

水痘患儿应隔离至全部疱疹变干、结痂为止。患儿应卧床休息,给予易消化的食物,保证液体及电解质平衡。高热者酌情应用退热药物,因阿司匹林衍生物与 Reye 综合征有关,故患儿应避免服用阿司匹林。

加强护理,勤换衣服,保持皮肤清洁,剪短指甲,防止抓破水疱引起继发感染。水痘皮疹多时奇痒,患儿哭吵不安,可用镇静剂,抗组胺类药物,局部涂擦止痒剂或收敛药,如 1% 炉甘石洗剂或龙胆紫等。

水痘患儿忌用肾上腺皮质激素。原较长时间用激素的其他疾病患儿(如肾病综合征或白血病等)发生水痘后,应将肾上腺皮质激素尽快减至最小剂量并停用,以免引起严重的出血性或播散性水痘。

(二)病原治疗

1.麻疹减毒活疫苗

小儿每次 1 支,每日 1 次,肌内注射,共 2d。减毒麻疹病毒进入机体可能干扰及阻止水痘——带状疱疹病毒繁殖,可加速疱疹转成干痂,阻止新皮疹出现。

2.利巴韦林(利巴韦林)

利巴韦林为广谱抗病毒药,能阻止多种 RNA 和 DNA 病毒的复制,于病程初期应用有效。

3.阿昔洛韦(ACV,无环鸟苷)

对免疫功能低下的水痘,或有严重并发症者,可用本药,剂量 10～15mg/(kg·d),静脉滴注,共 5～7d。

第三节　病毒性肝炎

一、病因

1.甲型肝炎病毒(HAV,甲肝病毒)

此病毒抗原成分单一且稳定,只有一种甲肝病毒抗原(HAAg)-抗体系统。甲肝病毒对外界抵抗能力较强,耐热,耐酸,耐有机溶剂如乙醚、氯仿等,在 56℃ 条件下 30min 不能灭活,100℃ 条件下 5min 全部灭活,低温-20℃ 以下可长期存活。对游离氯及甲醛敏感,紫外线照射可灭活。

2.乙型肝炎病毒(HBV,乙肝病毒)

此病毒具有双壳结构,外壳含乙肝表面抗原(HBsAg),内核的表面为乙肝核心抗原(HBcAg)和 e 抗原(HBeAg),内核含双链环状 DNA 和 DNA 多聚酶。

(1)乙肝表面抗原(HBsAg):HBV 感染者体液中检出,有抗原性,单独存在无传染性,只表明有乙肝病毒感染。乙肝表面抗体(抗 HBs)于急性 HBV 感染者 HBsAg 在血清中消失数周后出现,表示感染的恢复和免疫的产生,能在血清中较长时间存在,为保护性抗体。儿童慢性乙肝或 HBsAg 携带者较难出现抗 HBs。

(2)乙肝核心抗原(HBcAg):存在于 HBV 感染者的肝细胞核内,一般在血清中难以测出。而乙肝核心抗体(抗 HBc)为 HBV 感染的标志之一,多数感染者血清中可以测出。抗 HBc-IgM 阳性表现为现症感染,可见于急性乙肝、慢性乙肝活动期。抗 HBc-IgG 表示既往或现症感染。总抗 HBc 的意义与抗 HBc-IgG 基本相同。

3.丙型肝炎病毒(HCV,丙肝病毒)

丙肝病毒经血传播,潜伏期较长,感染后可长期带毒或导致丙肝,丙肝更易发展为慢性肝炎。但 HCV 在血清中滴度较低,长期未能用血清学方法检出。抗 HCV 出现较晚,慢性感染者抗 HCV 可持续高滴度。

HCV 对有机溶剂敏感,甲醛、37℃96h、60℃1h、100℃条件下 5min 均可灭活。

4.丁型肝炎病毒(HDV,丁肝病毒)

HDV 本身不能致病,只有 HBsAg 阳性者才能感染。HDV 感染急性期血清中可一过性出现 HDAg,继之抗 HDIgM 阳性。滴度较低,持续时间短。抗 HD 及抗 HD-IgG 持续阳性是慢性 HDV 感染的标志。

5.戊型肝炎病毒(HEV,戊肝病毒)

该病毒不稳定,4~8℃时 3~5d 可自行降解,但−170℃可较长期保存。感染者潜伏期末和急性早期粪便中可检出病毒颗粒。急性感染血清抗 HEV-IgM 阳性,恢复期抗 HEV 滴度升高。

二、发病机制

(一)甲型肝炎

以前认为 HAV 对肝细胞有直接杀灭作用。后来发现 HAV 在组织培养中并不产生细胞病变,Kurane 等更证明杀伤性 T 细胞可以特异性地溶解感染 HAV 的靶细胞,并与组织相容性抗原有关,提示甲肝对肝细胞的损伤可能主要通过细胞免疫作用,至于甲肝为什么不慢性化,则可能主要与 HAV 的抗原性较强有关。

(二)乙型肝炎

可能与机体的免疫反应有关,病毒在肝细胞内复制和逸出本身并不引起明显的肝细胞病变,只有当人体的免疫功能杀伤含有病毒抗原物质的肝细胞膜时,才引起肝细胞的损害,因此,如果人体免疫功能正常,肝炎病毒数量较少,仅部分肝细胞受损,则表现为急性无黄疸型;如果病毒数量较多,较多的肝细胞受损,则表现为急性黄疸型。如果人体免疫功能严重缺损或免疫功能耐受,肝细胞可不出现或仅出现轻微损害,则表现为乙肝病毒携带者;如果人体免疫功能低下,只能清除部分病毒,肝细胞不断受损,则表现为慢性迁延性肝炎;如果肝组织受损较重或产生自身免疫或其他免疫病理,则表现为慢性活动性肝炎;如果机体发生超敏反应,引起大量肝细胞坏死,则表现为重型肝炎。此外,肿瘤坏死因子在重型肝炎中也起着重要的作用,肝外病变则主要与循环免疫复合物有关。关于肝细胞损害的机制,一般认为靶抗原在急性乙肝时为 HBsAg,恢复期抗 HBs 产生,HBsAg 被清除,肝病变即消失。慢性肝炎时的靶抗原主要是 HBeAg,但也有人认为,HBsAg 也可能是靶抗原。效应细胞主要是杀伤性 T 细胞,而且必须是 HLA 同型。自身免疫对慢性活动性肝炎也比较重要,其靶抗原可能是肝细胞膜脂蛋白(LSP);效应细胞可能是 K 细胞,通过抗体依赖性细胞毒(ADCC)作用而引起肝细胞损害,在靶抗原与效应细胞相互作用的过程中,还受许多调节因素的影响,如辅助性 T 细胞、抑制性 T 细胞、血清抑制因子、E 玫瑰花结抑制因子、白细胞介素、干扰素、淋巴毒素、肿瘤坏死因子等。重型肝炎的大片肝坏死可能与局部 Shwartzman 反应有关。门脉中高浓度的抗 HBs 与肝细胞中的 HBV 抗原相结合,引起局部的超敏反应,肝窦状隙内形成微小血栓,引起肝细胞广泛的缺血性坏死。乙型肝炎慢性化的机制,一是 HBV 的抗原性较差;二是机体的免疫功能缺陷(包括免疫耐受),而且后者是主要的。

三、临床表现

(一)临床特点

潜伏期:甲型肝炎为 30d 左右(15～49d),乙型肝炎为 28～160d,丙型肝炎为 35～82d,丁型肝炎为 28～140d,戊型肝炎为 15～75d。各型肝炎引起的临床症状大体相似,但各有其特点。

1.甲型肝炎

儿童多见,以黄疸表现为多,预后较好,一般不会转为慢性。此病主要以粪—口途径传播,可呈水源性和食物源性暴发流行。近年甲肝疫苗的广泛接种降低了发病率。

2.乙型肝炎

此病成人多见,无黄疸型占多数,容易转变为慢性,可发展成肝硬化和肝癌。主要以血液、母婴和生活的密切接触传播。

3.丙型肝炎

类似乙型肝炎,临床症状较轻,但更易转变为慢性,也可发展为肝硬化和肝癌,丙型肝炎病毒为输血后肝炎的主要病原。

4.丁型肝炎

主要发生于 HBsAg 慢性者,常可使 HBV 感染加重。

5.戊型肝炎

酷似甲型肝炎,但有两点不同:发病以青壮年为主;孕妇戊型肝炎病死率高,可达 10%～20%。

(二)急性黄疸型肝炎

按病程可分为三期,总病程为 2～4 个月。

1.黄疸前期

主要为厌食、恶心、呕吐等胃肠道症状及乏力为主。少数患儿伴有呼吸道症状。偶有剧烈腹痛者。本期可持续 1 周左右。

2.黄疸期

本期主要表现为巩膜黄染和周身发黄,肝脾大,本期可持续 2~6 周。

3.恢复期

黄疸多渐渐消退,肝功能恢复正常,肿大的肝、脾也开始回缩,本期持续 1 个月左右。

四、诊断

(一)急性黄疸型肝炎

在黄疸出现之前不易诊断,应注意流行病学资料及临床症状,可疑时查转氨酶可获得早期诊断。

(二)急性无黄疸型肝炎

症状轻,不易发现。有些病例仅血清 ALT 增高,有时仅有肝脾大而 ALT 正常。应参考流行病学资料,及时进行化验检查,确定诊断。

(三)急性重型肝炎

应注意精神方面的异常表现。当患儿出现黄疸进行性加重、明显嗜睡、谵语及其他早期精神障碍时,应及早诊断并采取积极治疗措施。

(四)慢性肝炎

根据病程、症状、体征及有关化验检查诊断。但临床不能确定慢性肝炎的类型,应进行肝穿刺活检。

(五)瘀胆型肝炎

黄疸重,持续不退,消化道症状轻,肝大明显,ALT 轻或中度增高,若能除外肝外胆道梗阻,可试用糖皮质激素治疗,数日后黄疸减轻。

五、治疗

病毒性肝炎临床表现多样,变化较多,治疗方法很多,应根据病毒性肝炎不同病期、不同类型区别对待,一般采取综合治疗。

(一)休息

急性肝炎患儿应住院隔离,需要充分卧床休息,减轻肝负担,促进肝功能恢复。黄疸消退症状好转,再逐渐起床活动。至隔离期满,症状消失,肝功能基本正常后,出院继续休息观察 3 个月,病情稳定可入托或入学,但学龄儿童半年内不应参加剧烈的体育运动。慢性肝炎急性发作时应按急性肝炎对待,病情好转后应注意动静结合,避免过劳,以利恢复。乙肝表面抗原携带者可以上学,但应经常随访肝功能。

(二)饮食

适当的营养在急性或慢性肝炎的治疗中颇为重要。急性肝炎患儿开始食欲不振,应给易消化、清淡的食物,如豆腐、藕粉、稀粥、水果等。若呕吐剧烈不能进食者,则应静脉补液,可用高渗葡萄糖,保持电解质和酸碱平衡。根据需要多吃些水果、奶类、瘦肉、鸡蛋、豆制品、蔬菜等,恢复期患儿食欲增加,应注意适当控制患儿饮食,勿使进食过多,限制脂肪入量,以防过度肥胖发生脂肪肝等。

(三)一般药物治疗

1.急性肝炎

针对肝炎的类型给予不同的治疗。

(1)甲型肝炎与戊型肝炎:一般为自限性疾病,不转为慢性,多数在 3～6 个月痊愈,适当休息,注意营养,一般支持和对症疗法,各地可根据情况,因地制宜选用维生素 B、维生素 C、维生素 K,以及葡醛内酯等保肝药,或中草药清热利湿进行治疗。甲型和戊型肝炎虽不发展为慢性肝炎,但应密切随访观察,预防病情进展发生重症肝炎。

(2)乙型肝炎:临床上应区别是真正的急性乙型肝炎抑或慢性乙肝急性发作。前者处理与甲型肝炎相似,而后者应按慢性肝炎治疗。

(3)丙型肝炎:部分病例早期诊断尚有困难,急性按甲型肝炎处理。一般口服垂盆草冲剂,茵陈冲剂,黄疸较深者可静脉注射茵栀黄注射液 4～8mL 加入 10% 葡萄糖注射液 50～100mL,强力宁注射液 10mL 加入 10% 葡萄糖注射液 50mL,或 10% 门冬氨酸钾镁注射液 10mL 加入 10% 葡萄糖注射液 100mL,每日 1 次,静脉滴注。

2.慢性肝炎

包括乙型、丙型、丁型肝炎,可用维生素 C、维生素 B、葡醛内酯,也可口服水飞蓟宾,每次 1～2 片,每日 3 次。齐墩果酸片,每次 1～2 片,每日 3 次。其他降酶药物效果不佳时,可用联苯双酯,每次 1～2 片,每日 3 次,均为口服,应逐渐减量,疗程至少 3 个月,有的可达 1 年以上。

3.重症肝炎

加强护理,绝对卧床休息,补充足量 B 族维生素和维生素 C,有条件时应多次输注白蛋白、新鲜全血或血浆,注意水、电解质及酸碱平衡,如有失衡应予纠正,密切观察病情变化,进行监护,加强支持疗法,预防和治疗各种并发症。

第四节 细菌性痢疾

一、病因

痢疾杆菌为肠杆菌科志贺菌属,革兰阴性杆菌,无鞭毛及荚膜,不形成芽孢,有菌毛。依据抗原结构不同,分为 A、B、C、D 四群,即志贺痢疾杆菌、福氏痢疾杆菌、鲍氏痢疾杆菌及宋内痢疾杆菌,以及 42 个血清型(含亚型)。国外自 20 世纪 60 年代后期逐渐以 D 群占优势,我国目前仍以 B 群为主(占 62.8%～77.3%),D 群次之,近年局部地区 A 群有增多趋势。

二、发病机制

痢疾杆菌进入胃,易被胃酸杀灭,未被杀灭的细菌到达肠道,正常人肠道菌群对外来菌有拮抗作用;肠黏膜表面可分泌特异性 IgA,阻止细菌吸附侵袭。当机体抵抗力下降或病原菌数量多时,痢疾杆菌借助于菌毛贴附并侵入结肠黏膜上皮细胞,在细胞内繁殖,随之侵入邻近上皮细胞,然后通过基底膜进入固有层内继续增殖、裂解,释放内毒素、外毒素,引起局部炎症反应和全身毒血症。大部分细菌在固有层被单核—巨噬细胞吞噬杀灭,少量可达肠系膜淋巴结,也很快被网状皮系统消灭,因此痢疾杆菌菌血症少见。当肠黏膜固有层下小血管循环障碍,水肿、渗出、上皮细胞变性、坏死,形成浅表性溃疡等炎症性病变时,刺激肠壁神经丛使肠蠕动增加,临床上表现为腹痛、腹泻、里急后重、黏脓血便等。感染 A 群菌可释放外毒素,由于外毒素的特性,故肠黏膜细胞坏死,如水样腹泻及神经系统症状明显。

中毒型细菌性痢疾(简称菌痢)是机体对大量病原菌毒素产生的异常强烈反应。表现为急性微循环障碍和细胞代谢功能紊乱。病程中出现感染性休克、DIC、脑水肿及中枢性呼吸衰竭,甚至多脏器功能衰竭(MOF)。慢性菌痢发生机制尚不明了,可能与急性期治疗不及时、不彻底,或者机体抵抗力下降,尤其胃肠道的原有疾患或营养不良等因素有关。

三、临床表现

潜伏期一般为 1～3d(数小时至 7d)。流行期为 6—11 月,发病高峰期在 8 月。病前多有不洁饮食史。临床上依据其病程及病情分为急性菌痢、慢性菌痢。

(一)急性菌痢

主要有全身中毒症状与消化道症状,可分为四型。

1.普通型(典型)

起病急,有中度毒血症表现,畏寒、发热达 39℃、乏力、食欲减退、恶心、呕吐、腹痛、腹泻、里急后重。先为稀水样便,1～2d 后稀便转成脓血便,每日排便数十次,量少,失水不显著。常伴肠鸣音亢进和左下腹压痛。一般病程为 10～14d。

2.轻型(非典型)

全身中毒症状、腹痛、里急后重、左下腹压痛均不明显,可有低热、糊状或水样便,混有少量黏液,无脓血,一般腹泻次数每日 10 次以下。粪便镜检有红细胞、白细胞,培养有痢疾杆菌生长,可以此与急性肠炎相鉴别。一般病程为 3～6d。

3.重型

多见于年老体弱或营养不良的患者。有严重全身中毒症状及肠道症状。起病急、高热、恶心、呕吐,剧烈腹痛及腹部(尤为左下腹)压痛,里急后重明显,脓血便,便次频繁,甚至失禁。病情进展快,明显失水,四肢发冷,极度衰竭,易发生休克。

4.中毒型

此型多见于 2～7 岁体质好的儿童。起病急骤,全身中毒症状明显,高热达 40℃以上,患者精神萎靡、面色青灰、四肢厥冷、呼吸微弱、皮肤花纹、反复惊厥、嗜睡,甚至昏迷,而肠道炎症反应极轻。按临床表现可分为休克型(以感染性休克为主要表现)、脑型(以中枢神经系统症状为主要表现)和混合型(兼具以上两型的表现,最为凶险)。这是由于痢疾杆菌内毒素的作用,并且可能与某些儿童的特异性体质有关。

(二)慢性菌痢

菌痢患者可反复发作或迁延不愈达 2 个月以上,可能与急性期治疗不当或致病菌种类(福氏菌感染易转为慢性)有关,也可能与全身情况差或胃肠道局部有慢性疾患有关。主要病理变化为结肠溃疡性病变,溃疡边缘可有息肉形成,溃疡愈合后留有瘢痕,导致肠道狭窄。分型如下。

1.慢性隐匿型

患者有菌痢史,但无临床症状,大便病原菌培养阳性,做乙状结肠镜检查可见黏膜炎症或溃疡等菌痢的表现。

2.慢性迁延型

患者有急性菌痢史,长期迁延不愈,腹胀或长期腹泻,黏液脓血便,长期间歇排菌,为重要的传染源。

3.慢性型急性发作

患者有急性菌痢史,急性期后症状已不明显,受凉、饮食不当等诱因致使症状再现,但较急性期轻。

四、诊断

(一)流行病学资料

菌痢多发生于夏、秋季节。多见于学龄前儿童,病前 1 周内有不洁饮食或与患儿接触史。

(二)主要临床表现

1.急性典型菌痢

发热伴腹痛、腹泻、黏脓血便、里急后重、左下腹压痛等,临床诊断并不困难。

2.急性非典型菌痢

急性发作性腹泻,每日便次超过 3 次或腹泻连续 2d 以上,仅有稀水样或稀黏液便者,应注意:①病前 1 周内有菌痢接触史。②伴有“里急后重”感。③左下腹明显压痛。④粪便镜检 10 个高倍视野(HP),平均每个高倍视野白细胞多于 10 个,或连续 2 次镜检白细胞总数每个高倍视野超过 5 个(不含灌肠液或肠拭子)。⑤粪便培养检出痢疾杆菌。具有上述前 3 项中的一项和后 2 项中的一项者即可诊断。

新生儿及乳幼儿菌痢症状常不典型,多表现为消化不良样粪便,易引起肠道菌群失调。

3.急性中毒型菌痢

该型病情进展迅猛、高热、惊厥,常于起病数小时内发生意识障碍或伴循环、呼吸系统衰竭的临床表现先后或同时出现。

4.慢性菌痢

有持续轻重不等的腹痛、腹泻、里急后重,排黏液脓血便的痢疾症状,病程超过 2 个月。

五、治疗

(一)中毒型细菌性痢疾

中毒型痢疾发病急剧、病情严重,治疗必须分秒必争。虽然中毒型痢疾的发病机制还不十分清楚,但是由于痢疾杆菌内毒素所致的感染性休克和颅内压增高症状都很明显,因此这两方面的处理为抢救的重点。一些发病急骤、高热惊厥患儿,虽无呼吸、循环衰竭症状,其甲皱微循环及眼底可见微小动脉痉挛,提示早期应用解除微血管痉挛药物,对中毒型痢疾的治疗是非常重要的,对出现重症休克者应积极给予抗体综合治疗。对超高热、反复惊厥、伴有呼吸及循环衰竭者,应立即采用人工冬眠疗法,同时予以抗休克、维持呼吸功能等治疗。患儿如出现呼吸衰竭症状,说明患儿有脑水肿及颅内高压,应及时采用脱水疗法。如果患儿同时存在休克和脑水肿,治疗时需注意边补边脱治疗。

1.抗感染治疗

选择有效、快速、联合的办法，一般采用庆大霉素、卡那霉素、阿米卡星等静脉滴注，必要时加用氨苄西林、第三代头孢菌素，病情好转后改用肌内注射或其他口服药物。

2.扩容治疗

30～60min 内，用 0.9%氯化钠注射液或 2∶1 等渗含钠溶液(2 份 0.9%氯化钠注射液，1 份等渗碳酸氢钠溶液)20mL/kg 静脉滴注。随后继续滴入 0.9%氯化钠注射液 40mL/kg，维持至休克明显改善，一般补液按需供给，最好根据中心静脉压来调节输液量和输液速度。

3.解除微血管痉挛

山莨菪碱(654-2)每次 1～3mg/kg，每隔 10～15min 静脉注射 1 次，至面色红润，呼吸、循环好转，即可延长给药时间，每隔 0.5～1h 给药 1 次。病情稳定后每隔 4h 给药 1 次。东莨菪碱适用于频繁惊厥伴呼吸衰竭者。如病情无改善，应分析原因考虑增加或换用其他药物。

(二)急性细菌性痢疾

1.一般治疗

急性期需要隔离，卧床休息，注意饮食调理，进食无渣或少渣流质饮食或半流质饮食，避免产气、油腻、富刺激性和不易消化的饮食。高热、呕吐、不能进食和失水者应予适当补液，以保证必需的热量和维持电解质平衡，防止酸中毒。

2.消毒隔离

患儿应按消化道传染病隔离，隔离时间以黏液脓血便消失，粪便培养阴性时为止。

(三)慢性细菌性痢疾

应采取综合性措施，多注意生活规律性、饮食和胃肠功能的调理，经常保持适量、少渣、易消化、少刺激、富营养的饮食，避免过冷、过热和过度疲劳。有情绪紧张、肠道功能紊乱者，应酌情给予镇静药、解痉药和收敛药。对痢疾杆菌培养阳性者，应根据药敏试验选药或使用急性期有效的药物，适当延长疗程至 10～14d，对确无病原学依据者，不应滥用抗生素，以免造成肠道正常菌群失调。必要时还可进行中医辨证，辅以中医治疗。

第十二章　遗传性疾病

第一节　苯丙酮尿症

一、病因与发病机制

苯丙酮尿症分典型(约占 99%)和非典型(约占 1%)两型。本节重点介绍典型苯丙酮尿症,病因是由于基因突变致苯丙氨酸羟化酶缺陷而引起苯丙氨酸代谢障碍,使苯丙氨酸不能转变为酪氨酸,从而在体内蓄积并转化为过多苯丙酮酸、苯乳酸及苯乙酸等旁路代谢产物并从尿液中排出,从而出现一系列临床症状:①过量苯丙酮酸由尿排出形成苯丙酮尿。②由于酪氨酸生成减少以及血中过量苯丙氨酸对酪氨酸羟化酶起抑制作用,使酪氨酸转变为黑色素的过程受阻,患儿毛发色素减少。③高浓度的苯丙氨酸及其旁路代谢产物导致脑细胞受损,此外,多巴胺及 5-羟色胺缺乏,使脑的发育和功能受到显著影响,导致患儿智能落后,并出现神经系统症状。

二、临床表现

患儿出生时正常,3~6 个月时开始出现症状,1 岁时症状明显。

(一)神经系统

智能低下为本病最主要症状。可伴行为异常和抽搐等,严重者可出现脑性瘫痪。

(二)外观

患儿出生数月后因黑色素合成不足,患儿毛发逐渐变为棕色或黄色,皮肤白嫩,虹膜色素变淡。

(三)其他

呕吐和皮肤湿疹常见,尿和汗液有特殊的鼠尿臭味。

三、治疗

本病为少数可治性遗传代谢病之一,应力求早诊断、早治疗。一经确诊,立即给予低苯丙氨酸饮食,以预防脑损害及智能低下的发生。对于婴儿可喂低苯丙氨酸奶粉,幼儿添加辅食时应给以淀粉类、水果和蔬菜等低蛋白饮食。对于非典型病例除饮食控制外,还应给予四氢生物蝶呤(BH4)、5-羟色氨酸和左旋多巴 L-DOPA 等药物。

第二节　染色体病

染色体病是由于各种原因引起的染色体的数目和(或)结构异常的疾病,又称染色体畸变综合征,分为常染色体病和性染色体病两大类。在新生儿中的总发生率约为 0.6%,其中性染色体异常占 0.22%，常染色体异常占 0.40%。由于染色体畸变往往发生在亲代生殖细胞形成过程中，因而父母染色体大多正常，个体畸变的染色体也可在产前染色体检查中加以确诊。

一、21-三体综合征

21-三体综合征又称唐氏综合征、先天愚型，是人类最早被确定的染色体病，在活产婴儿中发生率约为 1∶600～1∶1000，它是人类最早发现、最为常见的染色体畸变，占小儿染色体病的 70%～80%。本病发病率随孕妇年龄增高而增加。临床主要特征为智能障碍、特殊面容和体格发育落后，并可伴有多发畸形。

(一)发病机制

细胞遗传学特征是第 21 号染色体呈三体征(trisomy 21)，其发生主要是由于亲代之一的生殖细胞在减数分裂形成配子时，或受精卵在有丝分裂时，21 号染色体发生不分离。由于单体型患儿多不能存活，故一般只能出生三体型后代。胚胎体细胞内存在一条额外的 21 号染色体。发病机制多数与孕妇高龄导致卵细胞老化有关；父源之因者占 5%。仅有极少数为家族遗传(父母之一是唐氏综合征患者)，其生殖细胞在减数分裂时形成次级不分离。由于本病男性患儿不能生育，故不存在遗传子代的问题。

(二)临床表现

本病主要特征为智能落后、特殊面容和生长发育迟缓，并可伴有多种畸形。临床表现的严重程度随正常细胞核型所占百分比而定。

1.特殊面容

出生时即有明显的特殊面容，表情呆滞。眼裂小，眼距宽，双眼外眦上斜，可有内眦赘皮，鼻梁低平，外耳小，硬腭窄小，常张口伸舌，流涎多，头小而圆，前囟大且关闭延迟，颈短而宽，常呈现嗜睡和喂养困难。

2.智能落后

这是本病最突出、最严重的临床表现。绝大部分患儿有不同程度的智能发育障碍，随年龄的增长日益明显。嵌合体型患儿若正常细胞比例较大则智能障碍较轻。其行为动作倾向于定型化，抽象思维能力受损最大。

3.生长发育迟缓

患儿出生的身长和体重均较正常儿低，出生后体格、动作发育均迟缓，身材矮小，骨龄落后于实际年龄，出牙迟且顺序异常；四肢短，韧带松弛，关节可过度弯曲；肌张力低下，腹膨隆，可伴有脐疝；手指粗短，小指尤短，中间指骨短宽，且向内弯曲。

(三)诊断与鉴别诊断

典型病例根据特殊面容、智能与生长发育落后、皮纹特点等不难作出临床诊断，但应做染色体核型分析以确诊。新生儿或症状不典型者更需进行核型分析确诊。

本病应与先天性甲状腺功能减低症鉴别，后者有颜面黏液性水肿、头发干燥、皮肤粗糙、喂养困难、便秘腹胀等症状，可测血清 TSH、FT4 和染色体核型分析进行鉴别。

(四)治疗

目前尚无有效治疗方法。要采用综合措施，包括医疗和社会服务，对患儿进行长期耐心的教育。要训练弱智儿体能训练，促进智能发育，掌握一定的工作技能。患儿要注意预防感染，如伴有先天性心脏病、胃肠道或其他畸形，可考虑手术矫治。

二、先天性卵巢发育不全

先天性卵巢发育不全又称特纳综合征（Turner syndrome，TS）是人类唯一能生存的单体综合征。TS 的主要临床特征是身材明显矮小、特殊体型、性发育呈幼稚型和（或）原发性闭经。

（一）发病机制

TS 的发生是由于亲代生殖细胞在减数分裂过程中或早期合子分裂期中性染色体不分裂、合子卵裂中姐妹染色单体不分离或染色体在有丝分裂中部分缺失（嵌合体）所致，故临床可见多种染色体核型：单体型、嵌合型及结构变异型，其中以 X 染色体单体型最为常见（约占95％）。结构变异型包括等长臂染色体、短（长）臂缺失及少数病例存在 Y 染色体（物质）或小标记染色体。患儿可存在 Y 染色体/常染色体易位而致部分常染色体丢失，可见精神发育迟缓和（或）多种先天异常。

（二）临床表现

TS 患儿呈女性表型，临床表现多样。典型的 TS 综合征患儿在出生时即呈现身高、体重落后，在新生儿时期可见颈后皮肤过度折叠以及手、足背发生水肿等特殊症状。患儿多因身材矮小、青春期无性征发育、原发性闭经等就诊。

（三）治疗

本病治疗以改善其成人期最终身高、促进性征发育、辅助生殖技术、社会心理治疗及相关疾病防治。

1.矮身材治疗

治疗目的在于提高患儿生长速率，改善成年身高。重组人生长激素对 TS 患儿身高改善有一定作用，明确诊断后每晚临睡前皮下注射 0.15U/kg。影响生长激素疗效的因素包括开始治疗年龄及骨龄、生长激素用药剂量及疗程、遗传靶身高、雌激素替代治疗的时间等。

2.雌性激素替代治疗

在青春期可用雌激素替代疗法，一般从 12～14 岁开始，先用小剂量结合雌激素片治疗6～12 个月，逐步增加到成年人替代治疗剂量，以促使乳房及外阴发育。2 年后可进行周期性的雌激素－孕激素疗法（人工周期治疗），有助于患儿的第二性征发育及提高生活质量。由于性激素具有促进骨骺愈合，限制骨骼生长，故在青春期前忌用，12 岁后方可考虑使用。诱导患儿性发育须遵循个体化原则。极少数嵌合型患儿可能有生育能力，但其流产或者死胎率极高，30％后代患有染色体畸变。

第三节　肝豆状核变性

肝豆状核变性（HLD）由 Wilson 于 1912 年系统描述，又称 Wilson 病，是一种遗传性铜代谢缺陷病，属常染色体隐性遗传。其特点是由于铜沉积在肝、脑、肾和角膜等组织，而引起一系列临床症状，发病率为 1/50 万～1/100 万。

一、发病机制

铜是人体所必需的微量元素之一。人体内总铜量(约 100mg)的 8%储存于肝内,居各脏器之首,其次为脑、心、肾等组织。正常成人肝铜中约 80%的与金属硫蛋白(一种小分子蛋白)相结合而储存于细胞质内,其余则与各种肝酶结合存在。许多重要的酶,如过氧化物歧化酶、细胞色素 C 氧化酶、酪氨酸酶、赖氨酸氧化酶和铜蓝蛋白等,都需铜离子的参与合成。但机体内铜含量过多,高浓度的铜会使细胞受损和坏死,导致脏器功能损伤。其细胞毒性可能是铜与蛋白质、核酸过多结合,或使各种膜的脂质氧化,或是产生了过多的氧自由基,破坏细胞线粒体、过氧化物小体、溶酶体等。因此,铜缺乏或过量贮积都会造成疾病。人体内铜的稳定是通过肠道吸收和胆汁排出两者间的动态平衡维持的。肝是铜代谢的主要器官,食物中的铜40%~60%的在小肠上段被吸收,经门静脉进入肝。肝细胞靠其溶酶体合成铜蓝蛋白,每日有0.5~1mg 铜合成铜蓝蛋白,并分泌入胆汁由大便排出。每日由胆汁排出铜 1.2~1.7mg,尿中排出量约为 0.07mg。

当上述机制发生缺陷时,铜与铜蓝蛋白的结合力下降,以致自胆汁中排出铜量减少,而肠道吸收铜功能正常,大量铜贮积在肝细胞中,最终导致肝功能异常和肝硬化。同时由于肝合成铜蓝蛋白速度减慢,血液中铜蓝蛋白降低,而非铜蓝蛋白铜增高,致使由尿中排出增加。同时铜由血液循环再转移到体内其他各组织中,逐渐沉积在脑、心、肾和眼等组织中,造成细胞损伤,临床出现各系统被累及的复杂的相应症状。

二、病理

肝细胞最初呈现脂肪浸润改变,以门静脉区周围为显著。在电镜下可见线粒体形状、大小不一,基质密度增加,内、外层膜分离,嵴间距增宽,同时可见基质内有空泡状或结晶状包涵体。溶酶体内含有脂质颗粒,过氧化酶体形态不一,且其基质呈颗粒状或絮状。随病程进展,肝组织出现纤维化和肝硬化改变。脑的病变主要位于基底神经节的豆状核及尾状核,脑胶质细胞内及毛细血管周围可见铜沉积。肾可见肾小管上皮细胞变性,胞浆内有铜沉积。角膜铜颗粒主要沉积于周边部分,形成环状,称为 K-F 环。

三、临床表现

该病的发病年龄为 3~60 岁,以 7~12 岁最多见。男女发病率几乎相等。临床表现有明显的个体差异,与地理环境、饮食结构、基因突变在不同组织的表达不同等有关。50%以上的病例以肝病的症状开始,约 20%的以神经系统异常为首发症状,其余约 30%的以肝病合并神经系统异常开始。少数病例以溶血性贫血、骨关节症状、血尿或精神障碍等疾病。患儿肝内铜的贮积在婴儿期即已开始,大多在学龄期发病,但也有早在 3 岁或晚至成人期发病的。

四、诊断

对具有典型症状和 K-F 环、血清铜蓝蛋白低下的患儿即可做出诊断。对早期无症状的患儿,可选择相应的实验室检查以助诊断。

五、治疗

本病是可治性的,治疗越早,预后越好。治疗原则是减少铜的摄入和增加铜的排出,避免铜在体内的沉积,以恢复和改善正常功能。

（一）低铜饮食

每日食物中含铜量不应大于 1mg，不宜进食动物内脏、鱼虾海鲜、坚果、巧克力和蘑菇等含铜量高的食品。

（二）减少铜吸收

口服锌制剂可促进肝和肠黏膜细胞合成分泌金属硫蛋白，与铜离子结合后减少肠道对铜离子的吸收。常用硫酸锌（每 100mg 含元素锌 20mg），每日口服量以相当于 50mg 锌为宜，分 2～3 次，餐间服用。对轻症或病情改善后可单用锌剂；对病情较重开始治疗时，与青霉胺联合使用，但两药须间隔 2～3h，以免疗效降低。

第四节　软骨发育障碍

软骨发育不全是遗传性软骨发育障碍中最常见的一种，属常染色体显性遗传，发病率为 1/25000，80%～90% 患儿属新的基因突变型。本病主要为软骨内成骨障碍，长骨骨骺板软骨细胞增殖及成熟不良，软骨基质缺乏，不能形成正常的钙化带，长骨纵向生长不良，但长骨横向生长（膜内成骨）正常，因此长骨（主要为四肢骨）粗而短，临床上则表现为非匀称性、短肢性矮小。

一、诊断

本病的诊断主要依靠典型的临床表现。

（一）临床表现

主要表现为非匀称性、短肢性矮小。

（1）四肢短小：肢体短小在出生时即可见，而躯干正常。随年龄增长，四肢与躯干的比例不匀称越加明显，成年后的身材被形容为"成人的躯干，小孩的四肢"。因肢短而呈现不对称性矮小，成人平均身高男性为 131.5cm，女性为 125cm。

（2）手指改变：手指短而宽，拇指一组，示指与中指一组，环指与小指一组成三叉形状，即所谓"三叉戟手"。肘关节伸展、旋前受限。

（3）弓形腿，走路呈滚动步态或鸭步。

（4）1 岁前常胸腹段脊柱后凸畸形，以后则渐变为腰椎前凸、臀部后翘。

（二）X 线检查

几乎所有软骨内成骨的部位均可见异常，但四肢骨（尤其股骨、肱骨）最明显。长管状骨骨短、弯曲，骨皮质变厚，骨松质与骨髓腔结构正常。干骺端变宽，呈喇叭口状，轮廓光整，干骺端改变是本病特征，也是与佝偻病等鉴别的要点。肋骨短厚，胸腔扁小。椎体较小，有时呈楔形。从第 1 至第 5 腰椎可见椎间隙逐渐变小。腰骶角变小，甚至骶骨呈水平位。骨盆小，盆腔扁窄，髂嵴上缘和侧缘弧度变平，髂翼呈方形。髋臼顶变宽、变平，呈水平状。颅底短小，颅盖相对较大，前额、后枕凸出，蝶鞍正常。

（三）特殊检查

突变基因检测，症状典型的患儿，可能检出 FGFR3 基因突变，本病依靠临床特征一般可诊断，不必常规做基因检测。

二、治疗

本病目前无特异性治疗方法。对下肢严重畸形者，可在进入青春期后行外科手术切骨、牵拉。有试用药理剂量的基因重组人生长激素（rhGH）治疗，以改善矮身材，但效果待定，且价格昂贵。

第五节　糖代谢障碍

一、糖原贮积病

糖原贮积病（GSD）是一组由酶缺失引起糖代谢过程异常而导致糖原积聚的先天性疾病。糖原（正常或异常结构）主要贮积在肝、肌肉、心、肾等组织而造成一系列的临床症状。糖原贮积病有很多类型，其中Ⅰ、Ⅲ、Ⅵ、Ⅸ型以肝脏病变为主，Ⅱ、Ⅴ、Ⅶ型以肌肉受损为主。

（一）临床表现

临床表现轻重不一，大多数起病隐袭，婴儿期除肝大外，其他表现往往不典型。重症：在新生儿期发病，表现为严重低血糖（出汗、苍白，甚至抽搐、昏迷，多在空腹或饥饿状态下出现，血糖最低可至 0.5mmol/L）、酸中毒、呼吸困难、肝大。轻症，婴幼儿期发病，常因生长迟缓、腹部鼓胀等就诊。

主要的临床表现有以下几种。

1.生长发育落后

由于慢性乳酸酸中毒和长期胰岛素/胰高糖素比例失常以及肝的损害，使蛋白分解过度、合成障碍及生长介质降低，患儿身材矮小，骨龄落后，骨质疏松，但身体各部比例和智能正常。向心性肥胖，皮下脂肪堆积，可有脂肪泻。

2.腹部膨胀

肝持续增大而坚实，常占据右腹的大部，表面光滑，无触痛，不伴黄疸或脾大，少数可有肝功能不全表现，如 GPT 增高、低蛋白血症。

3.肾肿大

一般不引起临床症状。常因肝大不易触及，但在 X 线下可见其增大的阴影。肾功能检查一般正常，但严重患儿可有肾小球滤过率下降、肾小管功能障碍，出现肾小管酸中毒的临床表现。

（二）治疗

本病的病理生理基础是在空腹低血糖时，由于胰高血糖素的代偿分泌促进肝糖原分解，导致患儿体内 6-磷酸葡萄糖累积和由此生成过量的乳酸、三酰甘油和胆固醇等一系列病理生化过程。因此，维持正常血糖水平可阻断这种异常的生化过程，减轻临床症状。

1.饮食治疗

少量多餐,高糖饮食。饮食中蛋白质含量不宜过多,脂肪应少,以高碳水化合物为主。

2.其他治疗方法

(1)肝细胞或肝移植:如果患儿存在难以控制的低血糖、肝衰竭或肝腺瘤,可行肝细胞或肝移植。如合并肾衰竭可行肝、肾联合移植。

(2)骨髓移植:也成功应用于Ⅰb型(G-6-9微粒体转移酶缺乏)患儿中。

(3)酶替代治疗:近几年利用重组 α-葡糖苷酶治疗晚发型 Pompe 病获得成功。

二、黏多糖贮积症

(一)临床表现

各型黏多糖贮积症(MPS)的病程都是进行性的,病变常累及多器官,有相似的临床表现,大多在1周岁左右发病。但各型的病情轻重不一,且有各自的临床特征。虽然各型 MPS 的病程进展与病情严重程度差异较大,但患儿在临床表现上有以下共同特征。

1.体格发育障碍

患儿大多在1周岁以后呈现生长落后,身材矮小并具有特殊面容:头大呈舟状,面部丑陋,前额和双颧突出,毛发多而发际低,眼裂小、眼距宽、鼻梁低平、鼻翼肥大、鼻孔大、下颌小、唇厚外翻、舌大外突等。

2.智能障碍

精神神经发育在1周岁后逐渐迟缓,表现为反应迟钝、语言落后、表情呆板等,常进行性加重。

3.其他

常见耳聋、心瓣膜损伤、动脉硬化,还有皮肤水肿、增厚、粗糙等。随着病情进展,可发生肺功能不全、颈神经压迫症状和交通性脑积水等继发病变。

(二)诊断与鉴别诊断

本病患儿的临床表现有共同特征,根据临床特征和 X 线检查可提示本病。尿筛查和黏多糖定性可以诊断,但确诊则需进行酶活性测定。

1.骨骼 X 线检查

骨质普遍疏松且有特殊形态改变:颅骨增大,蝶鞍浅长;脊柱后、侧凸,椎体呈楔形,胸、腰椎体前下缘呈鱼唇样前突;肋骨的脊柱端细小而胸骨端变宽,呈飘带状;尺、桡骨粗短,掌骨基底变窄,指骨远端窄圆。

2.尿液黏多糖检测

尿液的黏多糖定性、定量检查。甲苯胺蓝呈色法为本病的筛查试验,也可用醋酸纤维薄膜电泳来区分尿中排出的黏多糖类型,协助分型。

3.酶学分析

各型支原体的确切诊断都应依据酶活性测定为准,可以采用外周血白细胞、血清或培养成纤维细胞进行。本病应与佝偻病、先天性甲状腺功能减低症、骨、软骨发育不良和黏脂病等相鉴别。

(三)治疗与预后

1.酶替代治疗

酶替代治疗在黏多糖贮积症Ⅰ、Ⅱ、Ⅲ型中已经取得成功。通过酶替代治疗,患儿尿中黏多糖明显减少,肝、脾明显缩小,生长发育速度加快,关节活动能力提高。

2.骨髓移植

骨髓移植可改善部分临床症状。黏多糖贮积症I-H型经骨髓移植后,智力改善,末梢组织的黏多糖消失,角膜清亮,肝、脾缩小,上肢关节的活动性好转,但不能改变Hurler综合征骨骼异常的自然病程,对于已经形成的骨骼畸形无改善。

3.造血干细胞移植、脐血移植

早期造血干细胞移植、脐血移植可使Hurler综合征患儿病情停止恶化,延长寿命。

第十三章 营养和营养障碍性疾病

第一节 维生素缺乏症

一、维生素 A 缺乏症

维生素 A 又称为视黄醇,主要存在于各种动物的肝中,乳类及蛋类中含量也较多。胡萝卜素在人体内可转化为维生素 A,故含胡萝卜素丰富的食物如胡萝卜、番茄、红薯、南瓜、豆类及深绿色蔬菜也是维生素 A 的重要来源。如果小儿摄入上述食物较少或者由于消化吸收等障碍而引起维生素 A 缺乏则称为维生素 A 缺乏症。

(一)诊断

1.病史

婴幼儿多见,男孩多于女孩。长期食用脱脂牛奶、豆浆、大米粥等喂养而未能及时增加辅食,膳食中脂肪含量过低;小儿长期患消化不良、肠结核等慢性疾病引起低蛋白血症。较大儿童可述眼干不适,结膜、角膜干燥。

2.体格检查

维生素 A 缺乏数周或数月后,可出现以下症状及体征。

(1)眼部表现:夜间视物不清(夜盲症),眼泪减少,自觉眼干不适,眼部检查可见角膜边缘处干燥起皱褶,角化上皮堆积形成泡沫状白斑,称为结膜干燥斑。继而角膜发生干燥、浑浊、软化、溃疡、坏死,眼部疼痛,畏光,经常眨眼或用手揉搓导致感染。严重者出现角膜穿孔、虹膜脱出乃至失明。

(2)皮肤表现:全身皮肤干燥,鳞状脱屑,角化增生,常发生丘疹样角质损害,触之有粗沙砾样感,以四肢伸侧、两肩及臀区为著。毛囊角化引起毛发干燥,失去光泽,易脱落。指甲多纹,失去光泽,易折裂。

(3)生长发育障碍:严重者身高落后,牙质发育不良,易发生龋齿。

3.辅助检查

(1)小儿血清维生素 A 浓度降至 $200\mu g/L$ 即可诊断。

(2)血清视黄醇结合蛋白水平低于正常范围则有维生素 A 缺乏的可能。

(3)取 10mL 新鲜中段尿,加 1‰甲紫溶液数滴,摇匀后在显微镜下进行上皮细胞计数。除泌尿系统感染外,若每立方毫米中上皮细胞超过 3 个,提示维生素 A 缺乏;高倍镜检查尿沉淀,如有角化上皮细胞更有助于诊断。

(4)用暗适应对视网膜电流变化进行检查,如发现暗光视觉异常则有助于诊断。

4.诊断要点

有维生素 A 摄入不足史或慢性消化吸收障碍史,加上眼部和皮肤症状体征可以做出诊断。

(二)治疗

1.改善饮食

增加富含维生素 A 及类胡萝卜素的食物,积极治疗原发病如消化道疾病。

2.维生素 A 治疗

早期可口服维生素 A 制剂,每日总量 10000～25000U,分 2～3 次服。一般数日后眼部症状改善,逐渐减量至完全治愈。对重症或消化吸收障碍者,可肌内注射维生素 A,每次 25000U/d,一般 2～3 次见效,眼部症状消失后改为预防剂量,不宜长期大量服用以防中毒。

3.眼病局部疗法

早期局部用硼酸溶液洗眼,涂抗生素眼膏或滴眼液防治感染。对重症患儿用 1％阿托品扩瞳,以防虹膜粘连。检查和治疗时切勿压迫眼球,防止角膜溃疡穿孔。

治疗后,夜盲改善最快,数小时即可见效。注意防止维生素 A 中毒。

(三)预防

注意平衡膳食,经常食用富含维生素 A 的食物。孕妇、乳母应食富含维生素 A 及类胡萝卜素的食物,婴儿时期最好以母乳喂养。人工喂养儿应给维生素 A 较多的食物,推荐每日维生素 A 摄入量 1500～2000U。如有消化道功能紊乱或慢性疾患儿,应及早补充维生素 A,必要时肌内注射。

二、B 族维生素缺乏症

B 族维生素包括维生素 B_1、维生素 B_2、维生素 B_6、维生素 B_{12}、烟酸(维生素 B_3)及叶酸。它们不是组成机体结构的物质,也不是供能物质,但参与体内辅酶的组成,调节物质代谢。有溶于水的特性,不能在体内合成,必须由食物提供,过剩则由尿排泄,不存储体内,故须每日供给,过量无毒性,若缺乏迅速出现临床症状。

(一)维生素 B_1 缺乏病

维生素 B_1 是嘧啶噻唑化合物,其中含硫及氨基,故又称硫胺素。体内以焦磷酸硫胺素的形式存在,作为辅酶参与糖代谢及 α-酮酸的氧化脱羧反应,维持神经、心肌的活动功能,调节胃肠蠕动,促进生长发育。若饮食中缺乏维生素 B_1 3 个月以上,即会出现临床症状。

1.病因与病理生理

(1)病因:乳母缺乏维生素 B_1,婴儿未加辅食,可发生缺乏维生素 B_1。在以精白米为主食地区,习惯淘洗米过多或弃去米汤或加碱煮粥等,使维生素 B_1 损失多而致摄入不足。儿童生长发育迅速时期,维生素 B_1 需要量增加而不补充,也易引起缺乏。长期腹泻或肝病是导致维生素 B_1 吸收利用的障碍,临床可出现缺乏症状。

(2)维生素 B_1 缺乏的病理生理:维生素 B_1 在小肠内吸收后,在肝、肾等组织中磷酸化,转为焦磷酸硫胺素,是丙酮酸脱氢酶的辅酶,参与 α-酮酸的氧化脱羧作用;又是转酮酶的辅酶,参与磷酸戊糖旁路代谢,在三羧酸循环中使糖代谢得以正常进行,也可促进脂肪和氨基酸代谢。缺乏时引起糖代谢障碍,使血和组织中丙酮酸和乳酸堆积,损害神经组织、心肌和骨骼肌。维生素 B_1 又能抑制胆碱酯酶对乙酰胆碱的水解作用,缺乏时使乙酰胆碱的量降低,从而影响神经传导,引起脑功能障碍。

2.临床表现

维生素 B_1 缺乏症又称脚气病,早期只出现踝部水肿。婴儿脚气病常发病突然,以神经症状为主者称为脑型,以突发心力衰竭为主者称为心型。年长儿常以周围神经炎和水肿为主要表现。一般症状常有乏力无神、食欲不振、腹泻、呕吐、生长滞缓等。脑型维生素 B_1 缺乏症脚气病常表现为烦躁、反应迟钝、嗜睡,甚至昏迷、惊厥、肌张力低下、深浅反射消失,但脑脊液检查正常。年长儿的周围神经炎,先从下肢开始,有蚁走样感觉或感觉麻木至消失,呈上行性对称性发展,肌无力,行为困难,伴腓肠肌压痛,跟腱及膝反射消失等。心型维生素 B_1 缺乏症多见于婴儿,突发呛咳、气急、缺氧发绀、心率快、心音弱,可出现奔马律,心脏扩大,肝脾进行性肿大,重症很快以急性心力衰竭死亡,心电图呈低电压、ST 段压低、QT 延长、T 波平或倒置,须紧急抢救。

3.诊断与辅助检查

当有维生素 B_1 摄入缺乏的饮食史及典型临床表现时,诊断不难,但早期和不典型患儿常易漏诊或误诊,尤其暴发脑型或心型,因病情发展迅速,危及生命,必须警惕此症,对可疑患儿可用大剂量维生素 B_1(每次 $50\sim100\text{mg}$)行试验性治疗诊断,效果显著,常于 $1\sim2\text{d}$ 内迅速好转。

4.防治

(1)预防:加强孕母、乳母营养,应摄食含维生素 B_1 丰富的食物,如糙米粗粮、豆制品、肉、肝类等。婴儿应及时添加辅食,儿童必须食物多样化,不偏食,乳母每日需维生素 $B_1 3\sim4\text{mg}$,婴儿每日 0.5mg,儿童每日 $1\sim2\text{mg}$。

(2)治疗:一般患儿口服维生素即可,每日 $15\sim30\text{mg}$。哺乳婴儿患脚气病时,乳母应同时治疗,每日 $50\sim60\text{mg}$。重者或消化吸收障碍者可肌内注射维生素 B_1,每次 10mg,每日 $1\sim2$ 次,或静脉注射 $50\sim100\text{mg/d}$,但避免用葡萄糖注射液冲配。当出现脑型或心型症状时,应同时对症治疗,但不宜用高渗葡萄糖液、肾上腺皮质激素、洋地黄制剂等。

(二)维生素 B_2 缺乏病

维生素 B_2 是核醇与黄素的结合物,故又称核黄素,它具有可逆的氧化还原特性,在组织中参与构成各种黄酶的辅酶,发挥其生物氧化过程中的递氢作用,维持皮肤、口腔和眼的健康。维生素 B_2 不易在体内储存,故易发生缺乏,常与烟酸或其他 B 族维生素缺乏同时存在。

1.病因

维生素 B_2 溶于水,呈黄绿色荧光,虽对热和酸稳定,但易被光及碱破坏。饮食中缺乏维生素 B_2,或烹调不当,即易发病。胆管闭锁、肝炎等可影响维生素 B_2 的吸收,光疗时可被破坏而出现缺乏症状。

2.临床表现与诊断

(1)临床表现:主要为口腔病变,表现有唇炎、口角炎和舌炎。眼部症状有畏光、流泪、角膜炎、结膜炎、眼睑炎等。皮肤可有脂溢性皮炎,好发于鼻唇沟、眉间、耳后等处。

(2)诊断:根据临床表现,结合饮食史,诊断不难,有条件时可进行实验室检查。①尿中维生素 B_2 的排出量,正常 24h 尿维生素 B_2 的排出量为 $150\sim200\mu\text{g}$,若 $<30\mu\text{g/d}$ 即可确诊。②红细胞中谷胱甘肽还原酶活力测定,当维生素 B_2 缺乏时,该酶活力下降。

3.防治

(1)预防：多进食富含维生素 B_2 的食物，如乳类、肉、蛋和蔬菜等。婴儿需要维生素 B_2 0.6mg/d，儿童及成人为 $1\sim2$mg/d。

(2)治疗：口服维生素 B_2 $5\sim10$mg/d 即可，若疗效不显，可肌内注射，每次 2mg，每日 $2\sim3$ 次。同时应口服复合维生素 B，并改善饮食。

(三)维生素 B_6 缺乏病

维生素 B_6 有三种形式：吡多醇、吡多醛及吡多胺，易互相转换，食物中以吡多醇为主。维生素 B_6 是氨基酸转氨酶、脱羟酶及脱硫酶的组成成分，参与蛋白质和脂肪代谢。动物性食物及谷类、蔬菜、种子外皮等均含维生素 B_6，也能由肠道细菌合成，故很少发生维生素 B_6 缺乏症。维生素 B_6 易溶于水和乙醇，稍溶于脂溶剂，对光和碱敏感，高温下易被破坏。

1.病因与病理生理

(1)病因：易发生于消化吸收不良的婴儿，或食物烹调加热时间过多致维生素 B_6 被破坏，或长期服抗生素引起肠道菌群失调使维生素 B_6 合成障碍等而引起维生素 B_6 缺乏。当应用异烟肼、青霉胺等维生素 B_6 拮抗剂时，维生素 B_6 被破坏而引起缺乏。

(2)病理生理：维生素 B_6 在体内经磷酸化后转变为 5-磷酸吡多醛和 5-磷酸吡多胺，作为氨基酸代谢中各种酶的辅酶而起生理作用，也在糖原及脂肪酸代谢中起调节作用，例如，可使 5-羟色氨酸脱羟为 5-羟色胺；可促进谷氨酸脱羟，有利于 γ-氨基丁酸形成等。γ-氨基丁酸为脑细胞代谢所需，与中枢神经系统的抑制过程有关，若维生素 B_6 缺乏，即易出现惊厥及周围神经病变。也有少数是由于某些氨基酸酶结构异常，维生素 B_6 与其结合力低，临床可出现症状，例如，维生素 B_6 依赖性惊厥，因谷氨酸脱羟酶异常，维生素 B_6 难以有活性，引起婴儿期维生素 B_6 依赖性贫血，因 δ-氨基己酸、丙酸合成酶的异常，不能与维生素 B_6 结合发挥作用，引起临床小细胞低色素性贫血，必须给予大剂量维生素 B_6，才能缓解。

2.临床表现与诊断

(1)临床表现：维生素 B_6 缺乏症较少见，主要为脑神经系统症状。婴儿缺乏维生素 B_6 时出现躁动不安或惊厥，周围神经炎等。其他症状有唇炎、舌炎、脂溢性皮炎等，常与其他 B 族维生素缺乏合并存在。当有顽固性贫血时，免疫抗体下降，易反复合并感染。少数维生素 B_6 缺乏性惊厥的小儿，脑电图有改变。

(2)诊断：临床常可用维生素 B_6 试验性治疗来辅助诊断，尤其婴儿惊厥在排除常见原因后，可立刻肌内注射维生素 B_6 100mg，以观疗效而确诊。实验室检查有：①色氨酸负荷试验，给维生素 B_6 缺乏者口服色氨酸 100mg/kg，尿中排出大量黄尿酸，可助诊断(正常小儿为阴性)。②红细胞内谷胱甘肽还原酶减少，反映体内维生素 B_6 缺乏。

3.防治

(1)预防：一般饮食中含有足够的维生素 B_6，提倡平衡饮食、合理喂养。维生素 B_6 的需要量为：婴儿为 $0.3\sim0.5$mg/d，儿童为 $0.5\sim1.5$mg/d，成人为 $1.5\sim2.0$mg/d。当小儿在用拮抗剂(如异烟肼)治疗时，应每日给予维生素 B_6 2mg，以预防缺乏。

(2)治疗：一般患儿每日口服 10mg 维生素即可，重者可肌内注射维生素 B_6，每次 10mg，每日 $2\sim3$ 次。维生素 B_6 缺乏的惊厥患儿，可肌内注射，每次 100mg。维生素 B_6 依赖患儿可口

服维生素 B_6 10～100mg/d 或肌内注射 2～10mg/d。

（四）其他 B 族维生素的缺乏

1.烟酸

烟酸（又称维生素 PP）是体内脱氢酶的辅酶 Ⅰ、Ⅱ 的重要组成部分，是氧化过程所必需的；其生理功能为维持皮肤、黏膜和神经的健康，促进消化功能。缺乏时可发生糙皮病，故又称其为抗糙皮病因子。因奶中富含烟酸，故婴幼儿少见缺乏者，但以粮食（尤为粗粮）为单一饮食者易发生缺乏，因谷类可影响烟酸的吸收。临床症状多见为皮炎、腹泻，也可有神经炎的表现。烟酸在乳类、肉类、肝、花生和酵母中较多，只要进食多样化的平衡膳食，很少缺乏。需要量每日为 15～30mg。

2.维生素 B_{12}

维生素 B_{12} 是一种含钴的衍生物，故又称钴胺素。作为辅酶参与核酸蛋白质等的合成过程，促进叶酸的利用和四氢叶酸的形成，促进红细胞发育成熟，对生血和神经组织的代谢有重要作用。维生素 B_{12} 水溶液较稳定，但易受日光、氧化剂、还原剂、强碱等作用而破坏。维生素 B_{12} 须在胃内与内因子结合后才能被吸收，若胃内因子缺乏，可使其吸收障碍。维生素 B_{12} 缺乏时会发生巨幼红细胞贫血，青年可发生恶性贫血。动物性食物中均富含维生素 B_{12}。

3.叶酸

叶酸以其存在于草及蔬菜叶子中而得名。体内以活动形式四氢叶酸作为碳基团转移的辅酶，参与核苷酸及氨基酸代谢，特别是胸腺嘧啶核苷酸的合成，促进骨髓造血功能。缺乏时，DNA 合成受抑制，临床发生巨幼红细胞贫血；妊娠早期缺乏叶酸可引起胎儿神经管畸形。绿色蔬菜中含量多，动物性食物中也含有，但各种乳类少有叶酸。每日叶酸需要量为 $400\mu g$。

三、维生素 C 缺乏症

维生素 C 是水溶性维生素，由于人体缺乏合成维生素 C 所必需的古罗糖酸内酯氧化酶，故不能自身合成，必须由食物供给。维生素 C 遇热、碱或金属后，极易被破坏，在胃酸帮助下，维生素 C 迅速被胃肠道吸收，储存于各组织细胞中。若长期摄入不足，即出现维生素 C 缺乏症，又名坏血病。

（一）病因与病理生理

1.病因

维生素 C 摄入不足是主要原因，若缺乏 3～6 个月即出现症状。当需要量增加，如小儿生长发育快速期或患感染性疾病时，维生素 C 需要量大而供给不足即可患病。当长期消化功能紊乱影响维生素 C 的吸收时也导致缺乏。

2.病理生理

维生素 C 是一种较强的氧化还原剂，参与和调节体内大量氧化还原过程及羟化反应，如在肠道内将三价铁（Fe^{3+}）还原为二价铁（Fe^{2+}），促进铁的吸收；体内将叶酸转变为四氢叶酸，促进红细胞核成熟；调节脯氨酸、赖氨酸的羟化，有利于胶原蛋白的合成等。缺乏时导致毛细血管通透性增加，引起皮肤、黏膜、骨膜下、肌肉及关节腔内出血，并阻碍骨化过程，造成典型的维生素 C 缺乏的骨骼病变。维生素 C 在体内还参与肾上腺皮质激素、免疫抗体和神经递质（如去甲肾上腺素）的合成，缺乏时免疫力低下、应激反应差，易受感染，伤口愈合慢等。维生素

C还有抗细胞恶变、解毒和降低胆固醇的作用,长期维生素C不足对身体健康不利。

(二)临床表现

维生素C缺乏症多见于6个月至2岁的婴幼儿,3岁后随年龄增大而发病减少,近年已比较少见。

1.一般症状

起病缓慢,表现为食欲差,面色苍白,烦躁或疲乏,生长发育迟缓,常伴腹泻、呕吐、反复感染等,往往易忽略有维生素C缺乏的存在。

2.出血

出血表现开始常见皮肤小出血点或瘀斑,牙龈肿胀或出血,严重者可有鼻出血、血尿、关节腔出血等。

3.骨骼病变

骨骼病变典型病变为骨膜下出血、骨干骺端分离,表现为下肢疼痛,大多在膝关节附近,局部肿胀有压痛,不愿被挪动,呈假性瘫痪。肋骨、软骨交界处有尖锐状突起,移动胸廓时疼痛,使呼吸浅速。骨骼X线摄片有典型维生素C缺乏病的特点。①骨干骺端临时钙化带增厚致密,骨干骺分离脱位。②骨质疏松,密度减低呈毛玻璃状,骨小梁不清。③骨膜下血肿等。

(三)诊断与辅助检查

根据维生素C摄入不足史、临床表现及骨骼X线摄片特征,诊断不难。对可疑患儿,可进行临床治疗试验:给予大剂量维生素C治疗后,症状1周内消失而确诊。必要时可做以下辅助检查。①毛细血管脆性试验阳性。②测血清维生素C含量降低(正常为5~14mg/L或28.4~79.5mol/L),当<2mg/L时即可出现症状。③测维生素C24h尿排出量,正常24h尿中维生素C排出量为20~40mg,若排出量<20mg/d即提示有维生素C缺乏。④维生素C负荷试验,若尿维生素C排出量小于正常的50%,即表示缺乏,也有人用4h尿维生素C排出的负荷试验来诊断其缺乏。

(四)防治

1.预防

维生素C每日需要量为50~60mg。只要膳食中有富含维生素C的食物,乳母的乳汁所含维生素C已足够,故鼓励母乳喂养,以后添加绿叶蔬菜和水果,当患病时增补维生素C100mg,即可预防维生素C缺乏症。

2.治疗

口服维生素C300~500mg/d即可,重症可采用静脉滴注500~1000mg/d。对症治疗出血和骨骼病变,一般治疗1周后症状逐渐消失,预后良好。

四、维生素D缺乏症

(一)维生素D缺乏性佝偻病

维生素D缺乏性佝偻病是由于维生素D缺乏,致使体内钙、磷代谢失常,从而引起以骨骼生长障碍为主的全身性疾病,是我国重点防治的四病之一。该病多见于婴幼儿,可致生长发育障碍,免疫功能降低,易并发肺炎及腹泻等。近年来的调查表明,佝偻病的患病率逐渐下降,重症佝偻病已明显减少。但在某些偏远地区,佝偻病的患病率仍较高。我国北方地区佝偻病患病率高于南方,可能与日照时间短、寒冷季节户外活动少有关。

1.维生素 D 的来源和代谢

维生素 D 是一种脂溶性维生素。人体维生素 D 主要来源于皮肤中的 7-脱氢胆固醇,经日光中的紫外线照射转化为胆固化醇,也就是内源性维生素D_3。外源性维生素 D 由食物中获得,动物肝、蛋黄、乳类都含有维生素 D_3,植物(绿叶蔬菜等)含有麦角固醇,经紫外线照射后能转化为可被人体利用的维生素 D_2。内源性和外源性维生素 D 均无生物活性,需经人体进一步羟化后方有抗佝偻病活性。

维生素 D3 经肝羟化为 25-羟基胆固化醇[25-$(OH)D_3$],然后在肾近曲小管上皮细胞内经 1-羟化酶系统作用进一步羟化为 1,25-二羟胆固化醇[1,25-$(OH)_2D_3$],其生物活性大大增强,可通过血液循环作用于靶器官而发挥生理作用。

2.钙磷代谢的调节

(1)维生素 D 的作用:①促进肠道钙磷的吸收,促进小肠黏膜对钙、磷的吸收,使血钙血磷升高,有利于骨的钙化。②对骨骼的作用,促进旧骨脱钙以维持血钙浓度,在新骨形成处促进钙向骨内转移,促进新骨形成。③促进肾小管对钙磷的重吸收,促进肾近曲小管对钙磷的重吸收,尤其是促进磷的重吸收,减少尿钙磷的排出,提高血钙磷的浓度。

(2)甲状旁腺素(PTH)的作用:甲状旁腺素促进小肠对钙磷的吸收,促进破骨细胞形成,使骨盐溶解,血钙、磷浓度增加,促进肾近曲小管对钙的重吸收,使尿钙降低,血钙上升,同时抑制对磷的重吸收,使尿磷增加。

(3)降钙素(CT)的作用:降钙素可抑制肠道及肾小管对钙、磷的重吸收,抑制破骨细胞形成,阻止骨盐溶解。促进破骨细胞转化为成骨细胞,使血钙降低。

3.病因

(1)日光照射不足:维生素 D_3 由皮肤 7-脱氢胆固醇经紫外线照射而产生,小儿户外活动减少,则易患佝偻病,另外城市高层建筑增多,空气中烟雾、粉尘增多,均可阻挡紫外线的通过,使小儿易患佝偻病,冬季日照时间短,紫外线弱,户外活动少,故本病冬、春季节多见。

(2)维生素 D 摄入不足:人乳及其他乳类中维生素 D 的含量很少,不能满足小儿生长发育的需要,因此如果不补充维生素 D 或晒太阳不足,则易患佝偻病。另外牛乳中钙磷比例不当,不利于钙磷的吸收,所以牛乳喂养儿更易患佝偻病。

(3)维生素 D 的需要量增加:骨骼生长越快,需维生素 D 越多。婴儿生长速度快,维生素 D 的需要量大,佝偻病的发病率也高。2 岁后生长速度减慢,户外活动逐渐增多,佝偻病的发病率减低。早产儿因体内钙和维生素 D 含量不足,生长速度较足月儿快,易患佝偻病。

(4)疾病的影响:肠道及胆管慢性疾病可影响维生素 D 及钙磷的吸收和利用。肝肾疾病时会影响维生素 D_3 的羟化过程,1,25-$(OH)_2D_3$ 不足而引起佝偻病。长期服用抗癫痫药物可干扰维生素 D 的代谢而导致佝偻病。

4.发病机制与病理变化

维生素 D 缺乏时,肠道钙磷吸收减少,血钙浓度降低,低血钙可刺激甲状旁腺激素分泌增多,促进骨盐溶解,增加肠道及肾小管对钙的吸收,维持血钙在正常或接近正常水平。同时甲状旁腺激素抑制肾小管对磷的重吸收,尿磷排出增加,血磷降低,钙磷乘积下降(正常值大于

40），造成骨样组织钙化障碍，成骨细胞代偿性增生，骨样组织堆积在骨骺端，碱性磷酸酶分泌增多，产生一系列症状、体征及生化改变。

佝偻病时血钙乘积下降，成熟软骨细胞和成骨细胞不能钙化而继续增殖，形成骨样组织堆积于干骺端，使临时钙化带增宽而不规则，骨骺膨大，形成手镯、脚镯、肋串珠等临床体征，骨的生长停滞。骨干、骨膜下的成骨活动同样发生障碍，骨皮质逐渐被不坚硬的骨样组织代替，颅骨软化，骨质稀疏，使骨干在负重及肌肉韧带牵拉下发生畸形，甚至导致病理性骨折。

5.临床表现

佝偻病主要表现是生长中的骨骼改变、肌肉松弛和非特异性神经、精神症状。多见于 3 个月~2 岁小儿。临床上可分为初期、激期、恢复期和后遗症期四期，初期和激期统称为活动期。

（1）初期：多数于 3 个月左右发病，主要表现为神经精神症状。患儿易激惹、烦躁、睡眠不安、夜间啼哭、多汗，常与季节无关，由于多汗刺激头部皮肤发痒，摇头刺激枕部，致使枕部有秃发区，称为枕秃。此期骨骼常无明显改变，骨骼 X 线检查可无异常或仅见长骨钙化稍带模糊、血生化改变轻微，血钙正常或稍低，血磷正常或稍低，钙磷乘积稍低（30~40），血碱性磷酸酶多稍增高。

（2）激期：除原有初期症状外，主要表现为骨骼改变和运动功能发育迟缓。

骨骼系统的改变：骨骼的改变在生长快的部位最明显。因小儿身体各部位骨骼的生长速度在各个年龄阶段不相同，故不同年龄有不同的骨骼改变。

头颅：①颅骨软化，最常见于 3~6 个月婴儿，是活动期佝偻病的表现。最常见部位是顶骨或枕骨的中央部位，用手指轻压该部位颅骨时可感觉到颅骨内陷，放松后弹回，犹如按压乒乓球的感觉。②方颅，多见于 8 个月以上的患儿，因两侧额顶骨骨膜下骨样组织堆积过多而形成，表现为前额角突出，形成方颅。严重者呈马鞍状或十字状头。③前囟过大或闭合延迟，严重者 2~3 岁前囟尚未闭合。④出牙延迟，可迟至 10 个月或 1 岁方萌牙，萌出牙齿顺序颠倒，缺乏釉质，易患龋齿。

胸廓：胸廓畸形多见于 1 岁左右小儿。①肋骨串珠：因肋骨和肋软骨交界处有骨样组织堆积而膨出，可触到或看到明显的半球状隆起，以两侧第 7~第 10 肋最明显。由于肋串珠向内压迫肺组织，患儿易患肺炎。②肋膈沟（赫氏沟）：膈肌附着处的肋骨因被牵拉而内陷，同时下部肋骨则常因腹大而外翻，形成一条横沟样的肋膈沟。③鸡胸或漏斗胸：肋骨骨骺部内陷，胸骨向外突出，形成鸡胸。胸骨剑突部向内凹陷，则形成漏斗胸。鸡胸或漏斗胸均影响小儿呼吸功能。该类畸形多见于 1 岁左右小儿。

四肢：①腕踝畸形，多见于 6 个月以上佝偻病患儿。腕和踝部骨骺处骨样组织增生使局部形成钝圆形环状隆起，称为佝偻病手镯或脚镯。②下肢畸形，由于长骨钙化不足，下肢常因负重而弯曲，形成"O"形腿或"X"形腿，见于 1 岁以后开始行走的患儿。"O"形腿检查时，患儿立位，两足跟靠拢，两膝关节间距<3cm 为轻度，3~6cm 为中度，>6cm 为重度。"X"形腿检查时，两膝关节靠拢，两踝关节相距<3cm 为轻度，3~6cm 为中度，>6cm 为重度。

脊柱及骨盆：佝偻病小儿会坐后可致脊柱后突或侧弯，重症者骨盆前后径变短形成扁平骨盆，女婴成年后可致难产。

肌肉松弛：血磷降低妨碍肌肉中糖的代谢，患儿肌发育不良，全身肌张力低下，关节韧带松弛,腹部膨隆如蛙腹状,坐、立、行等运动发育落后。肝、脾韧带松弛常致肝、脾下垂。

血液生化改变:血钙稍降低,血磷明显降低,钙磷乘积常小于30,血碱性磷酸酶明显升高。

骨骼X线改变,干骺端临时钙化带模糊或消失,呈毛刷状,并有杯口状改变,骨干骨质疏松,密度降低,可发生弯曲和骨折。

其他:因免疫功能低下,易发生反复呼吸道感染;条件反射及发育缓慢,语言发育迟缓。

(3)恢复期:经合理治疗后上述症状和体征逐渐好转或消失,血清钙、磷恢复正常,钙磷乘积逐渐恢复正常,血碱性磷酸酶4～8周可恢复至正常。骨骼X线改变2～3周后有所改善,临时钙化带重新出现,骨密度增浓,逐步恢复正常。

(4)后遗症期:多见于3岁以后小儿临床症状消失,血液生化及X线检查均恢复正常。仅遗留不同程度和部位的骨骼畸形;如"O"形腿或"X"形腿、鸡胸或漏斗胸等。

(5)先天性佝偻病:除上述典型佝偻病外,还应注意先天性佝偻病。因母亲患严重的软骨病或孕妇食物中维生素D严重缺乏,新生儿期即可有典型症状和体征,前囟大,前囟与后囟相通,颅缝增宽,常伴低钙惊厥。血钙、血磷降低,碱性磷酸酶升高。骨骼X线检查可见典型佝偻病改变。

6.诊断与鉴别诊断

(1)诊断:根据病史、临床表现,结合血液生化改变及骨骼X线变化,佝偻病的诊断并不困难。碱性磷酸酶多在骨骼体征和X线改变之前已增高,有助于早期诊断。血清 $25-(OH)D_3$ (正常值为 $10～80\mu g/L$)和 $1,25-(OH)_2D_3$ (正常值为 $0.03～0.06\mu g/L$)水平在佝偻病初期已明显降低,是本病诊断的早期指标。

(2)鉴别诊断:佝偻病应与以下疾病鉴别。

先天性甲状腺功能减低症:因先天性甲状腺发育不全,多在出生后2～3个月出现症状。表现为生长发育迟缓,前囟大且闭合晚、身材矮小而与佝偻病相似。本病患儿智力明显低下,有特殊面容。血清TSH测定有助于鉴别诊断。

软骨营养不良:临床表现为头大、前额突出、长骨骺端膨出、肋串珠和腹胀。上述症状与佝偻病相似。但患儿四肢及手指粗短,五指齐平,腰椎前凸,臀部后凸。血清钙磷正常。X线检查可见长骨粗短和弯曲,干骺端变宽,部分骨骺可埋入扩大的干骺端中。

抗维生素D佝偻病:①低血磷性抗维生素D佝偻病。该病为遗传性疾病,常有家族史。由于肾小管及肠道吸收磷有缺陷而致病。本病多在1岁以后发病,2～3岁后仍有活动性佝偻病的表现。骨骼变形较严重,血生化检查血钙正常而血磷低,尿磷排出增加。对一般剂量的维生素D治疗无效,需服用大剂量维生素D制剂并同时服用磷才起作用。②远端肾小管性酸中毒。远端肾小管排泌氢离子功能缺陷,从尿中丢失大量钠、钾、钙,继发甲状旁腺功能亢进,骨质脱钙,出现佝偻病症状。临床表现为多尿、碱性尿、代谢性酸中毒、低血钙、低血磷、低血钾和高血氯。维生素D治疗无效。③维生素D依赖性佝偻病。该病为常染色体隐性遗传性疾病,由于肾缺乏1-羟化酶使 $25-(OH)D_3$ 不能转化为 $1,25-(OH)_2D_3$,或靶器官对 $1,25-(OH)_2D_3$ 无反应而发病。发病多较早,有严重的佝偻病症状,可出现低钙血症引起惊厥或手足搐搦。一般维生素D治疗量无效, $1,25-(OH)_2D_3$ 治疗有效。④肾性佝偻病。各种原因所致的慢性肾功能障碍,影响维生素D和钙磷的代谢,血钙低,血磷高,导致继发性甲状旁腺功能亢进,骨质脱钙而发生佝偻病改变,治疗重点在于改善肾功能,并用大剂量维生素 D_3 或 $1,25-(OH)_2D_3$ 治疗。⑤肝性佝偻病。肝功能障碍使 $25-(OH)D_3$ 的生成障碍。伴有胆管阻塞时还可影响维生素 D 的吸收,出现佝偻病症状。治疗用 $25-(OH)D_3$ 较为理想。

7.治疗

(1)一般治疗:加强护理,尽量母乳喂养,及时添加富含维生素 D 的辅食,增加户外活动,但不要久坐、久站以防骨骼畸形。

(2)维生素 D 疗法:具体如下。①口服法:活动早期给予维生素 D 每日 0.5 万～1 万 U,连服 1 个月后改为预防量。激期给予维生素 D 每日 1 万～2 万 U 口服,持续 1 个月后改为预防量。恢复期可用预防量维生素 D 口服维持。如需长期大量应用,宜用纯维生素 D 制剂,不宜用鱼肝油,以免发生维生素 A 中毒。②突击疗法:重症佝偻病伴有急慢性疾病,不宜口服患儿可采用突击疗法。初期或轻度佝偻病患儿可肌内注射维生素 D_3 30 万 U,或维生素 D_2 40 万 U,一般肌内注射一次即可。激期给予维生素 D_3 60 万 U 或维生素 D_2 80 万 U 分两次注射,间隔 2～4 周。第 2 次肌内注射 1 个月后改用预防量。重度佝偻病给予维生素 D_3 90 万 U 或维生素 D_2 120 万 U,分 3 次肌内注射,间隔 2～4 周,末次肌内注射后 1 个月改用预防量口服,直至 2 岁。

(3)钙剂:应用维生素 D 治疗的同时给予适量钙剂,可用 10%氯化钙或葡萄糖酸钙口服,每日 1～3g 或元素钙 200～300mg,有手足搐搦症病史的患儿,可在肌内注射维生素 D 制剂前口服钙剂 2～3d。

(4)手术矫形:轻度骨骼畸形多能自行矫正,严重畸形需外科手术矫正。

8.预防

佝偻病的预防重点在于多晒太阳及补充维生素 D 制剂。小儿应增加户外活动,不宜久居室内,应多晒太阳。母乳中维生素 D 含量低,出生后 1 个月左右应给予维生素 D 预防。预防剂量为每日 400U,早产儿应在出生后 2 周左右补充维生素 D,前 3 个月每日给予 800U,以后改用 400U,2 岁以后户外活动增多,生长速度减慢,一般不易发生佝偻病,可不用维生素 D 预防。长期服用苯妥英钠及苯巴比妥治疗的患儿,每日应给 500～1000U 的维生素 D。

(二)维生素 D 缺乏性手足搐搦症

维生素 D 缺乏性手足搐搦症又称为佝偻病性低钙惊厥或婴儿手足搐搦症,多见于 2 岁以下小儿。因维生素 D 缺乏,同时甲状旁腺代偿不足,导致血清钙离子浓度降低,神经肌肉兴奋性增高。临床表现为手足搐搦、喉痉挛,甚至全身惊厥。

1.病因与发病机制

本病的发生与血清钙离子浓度降低有直接关系。正常小儿血清总钙浓度稳定在 2.25～2.75mmol/L(9～11mg/dL),血清游离钙为 1.25mmol/L(5mg/dL)。当血清总钙降至 1.75～1.88mmol/L(7～7.5mg/dL)或游离钙低于 1.0mmol/L(4mg/dL)时即可引起惊厥。

引起血钙降低的主要原因有:①春、夏季阳光照射增多,或在维生素 D 治疗的初期,血清钙大量沉积于骨骼,旧骨脱钙减少,经肠道吸收钙相对不足而致血钙下降。②患儿在感染、发热或饥饿时,组织分解使血磷升高而引起血钙降低。③长期腹泻或慢性肝胆疾病使维生素 D 和钙的吸收减少。

2.临床表现

(1)典型发作:①惊厥。一般为无热惊厥,常突然发作,轻者双眼上翻,面肌痉挛,意识清楚。重者表现为肢体抽动,口吐白沫,意识丧失。每日发作数次到数十次,持续时间数秒到数分钟。发作停止后多入睡,醒后活泼如常,多见于婴儿期。②手足搐搦。见于较大婴幼儿。发作时两手腕屈曲,手指伸直,拇指内收贴紧掌心。双下肢伸直内收,足趾向下弯曲,足底呈弓状。③喉痉挛。多见于婴儿。喉部肌肉及声门突发痉挛,引起吸气性呼吸困难和喉鸣,严重者可突然发生窒息、缺氧而死亡。

(2)隐性休征:没有典型的发作,但局部给予刺激可引出的体征称为隐性体征。

面神经征(Chvostek 征):用指尖或叩诊锤轻叩颧弓与口角间的面颊部,出现口角或眼睑抽动为阳性。正常新生儿可呈假阳性。

腓反射:用叩诊锤上部击膝下外侧腓神经处可引起足向外侧收缩为阳性。

陶瑟征(Trousseau 征):血压计袖带绑在上臂,充气使其压力维持在收缩压与舒张压之间,5min 内出现手痉挛者为阳性。

3.诊断与鉴别诊断

婴幼儿突发无热惊厥,反复发作,发作后神志清楚,无神经系统阳性体征者应首先考虑本病。血清钙低于 1.88mmol/L(7.5mg/dL)或离子钙低于 1.0mmol/L(4mg/dL)则可确诊。应与下列疾病鉴别。

(1)低血糖症:常发生于清晨空腹时,常有进食不足或感冒、腹泻病史,可出现惊厥、昏迷,血糖常低于 2.2mmol/L(40mg/dL),口服糖水或静脉注射葡萄糖后立即好转或恢复。

(2)婴儿痉挛:90％以上在 1 岁以内发病,突然发作,头及躯干、上肢均屈曲,手握拳。下肢屈曲至腹部,常伴意识障碍,每次发作数秒至数十秒,反复发作,常伴智力异常。血钙正常,脑电图有高幅异常节律。

(3)低镁血症:多见于新生儿及幼婴儿,多为人工喂养,血清镁低于 0.58mmol/L(1.4mg/dL),表现为知觉过敏,触觉和听觉的刺激可引起肌肉颤动,甚至惊厥及手足搐搦。用硫酸镁深部肌内注射有效。

(4)原发性甲状旁腺功能减退症:多见于较大儿童。表现为间歇性惊厥及手足搐搦,间歇数日或数周发作 1 次;血钙降低,血磷升高,碱性磷酸酶正常或降低。

(5)急性喉炎:多有上呼吸道感染症状,声音嘶哑,呈犬吠样咳嗽,常夜间发作,无低钙症状和体征,钙剂治疗无效。

4.治疗

(1)急救处理:惊厥发生时应用镇静止痉剂治疗,地西泮 0.1～0.3mg/kg 肌内注射或静脉注射。也可选用苯巴比妥,同时保持呼吸道通畅,给予氧气吸入,喉痉挛者应立即将舌头拉出口外,行人工呼吸或加压给氧,必要时行气管插管术。

(2)钙剂治疗:可用 10％葡萄糖酸钙溶液 5～10mL 加入 10％葡萄糖注射液 10～20mL 中缓慢静脉注射(10min 以上)。注射过快可引起血钙骤升,发生呕吐甚至心搏骤停。惊厥反复发作者,可每日应用钙剂 2 次治疗,直至惊厥停止后改为口服。轻症手足搐搦患儿可口服 10％氯化钙,每日 3 次,每次 5～10mL 稀释后口服。

（3）维生素 D 治疗：应用钙剂治疗后同时给予维生素 D 治疗，用法同维生素 D 缺乏性佝偻病。

五、维生素 D 过多症

维生素 D 作为机体很重要的维生素，在维持体内钙、磷水平，促进骨骼正常发育方面，有着重要的作用。但机体对维生素 D 的需要是有限的，如果一次性摄入超大剂量的维生素 D 或者持续性地摄入过量的维生素 D，将导致维生素 D 中毒症状。对于具体的剂量，由于个体对中毒剂量不同，差异很大。但一般每日 2 万～5 万 U、持续数周或数月，将导致中毒。

（一）病因

其主要是一次摄入超大剂量的维生素 D 或者持续服用过量的维生素 D 所致。有时用维生素 D 来治疗某些疾病时，易导致中毒症状。

（二）病理

其主要是维生素 D 增多后导致机体对钙、磷的吸收增多，出现高血钙和高尿钙，从而使机体内血钙、磷的乘积增大，达到饱和状态后出现异常钙化，由于肾排泄钙较多，肾钙化最为明显，其次有心脏、血管、甲状腺、胰腺等。对骨骼系统影响主要是长骨干骺端临时钙化带致密、增厚、增宽，部分骨皮质增厚、骨硬化。

（三）临床表现

根据中毒症状出现的快慢，可分为急性中毒和慢性中毒。急性中毒症状主要是高血钙引起，恶心、呕吐、烦躁不安、低热，继而出现腹泻、酸中毒等；严重者有惊厥、昏迷，甚至急性死亡。慢性中毒症状，有全身乏力、厌食、多尿、便秘等。局部由于异常钙化，可有不同的器官损伤表现。如肾钙化出现肾小管坏死和蛋白尿、血尿，长时间出现慢性肾功能不全，甚至肾衰竭。肺钙化出现局部上皮细胞坏死，容易导致反复感染等。在脑、心、血管钙化，也有相应的器官损伤表现。

（四）实验室检查

血钙明显升高。血磷可正常或升高，AKP 多降低，氮质血症，电解质紊乱酸中毒，Sulkowitch 尿钙实验阳性。

（五）影像学检查

其主要是骨骼系统的改变，同时可有器官的异常钙化点表现。骨骼系统可见长骨的干骺端临时钙化带致密、增深，骨皮质增厚，部分可有骨质疏松和骨硬化等改变。扁骨如颅骨出现边缘增厚的环状密度增深带，少数可有前囟和骨缝的早闭。

（六）诊断与鉴别诊断

如果有长期服用过量维生素 D 的病史或者一次性超大量的摄入，结合临床症状和血钙、尿钙及影像学检查，可确诊。临床上极少误诊。

（七）治疗与预后

一旦诊断明确，首先要停止一切维生素 D 的摄入。如果机体有高血钙症状，还要控制钙盐的摄入，同时采用利尿剂等方法促进钙的排泄，每日口服泼尼松 2mg/kg，可抑制肠道对钙的吸收。

也有文献记载应用皮质酮可治疗维生素 D 中毒，具体机制不明确，在上述排钙、激素应用同时,注意机体水电解质平衡。早期发现、早期治疗,可使异常的钙化灶逐渐减少或吸收,一旦形成陈旧性的钙化点,可能导致不同脏器永久性损害。

第二节　蛋白质－能量营养不良

营养不良是一种慢性营养缺乏病,是由于蛋白质和热能的摄入不足或消化吸收不良而引起的。主要表现为体重明显减轻、皮下脂肪减少和皮下水肿,严重者可使儿童生长停滞,各组织器官功能紊乱,易合并感染等疾病。

一、诊断

(一)病史

1.喂养不当史

如母乳不足而未添加其他食物、人工喂养奶液配置过稀、未及时添加过渡期食物、停奶时对替代食物不适应或长期以淀粉类食品喂养。

2.疾病史

如迁延性腹泻、慢性传染性疾病、肠寄生虫病等直接影响各种营养素的消化吸收;先天性畸形,如唇裂、腭裂、先天幽门狭窄、贲门松弛可造成喂养困难和反复呕吐;脑瘫、智力低下伴严重运动障碍和进食困难。

3.不良饮食习惯

不良饮食习惯如饮食时间不规律,过多吃零食、偏食、挑食、不吃早餐等。

(二)体格检查

最早出现体重不增,随后体重开始下降。患儿主要表现为消瘦,皮下脂肪消耗的顺序依次为腹部、躯干、臀区、四肢,最后为面颊。当皮下脂肪逐渐减少以至消失后,皮肤松弛、干燥、失去弹性,毛发干枯、肌肉松弛、萎缩。轻度营养不良不影响身高,也没有精神状态及各器官的影响,严重营养不良患儿可出现身高增长迟缓,精神萎靡、反应迟钝,智力发育落后,甚至出现重要器官的损伤,如心功能下降等。

(三)辅助检查

血清蛋白浓度降低,血清淀粉酶、脂肪酶、胆碱酯酶、转氨酶、碱性磷酸酶、胰酶等活力下降,胆固醇、各种电解质及微量元素可下降。

(四)诊断

根据小儿营养缺乏的病史及体重减轻、皮下脂肪减少、全身各系统功能紊乱及其他营养素缺乏等临床表现,诊断多不困难。早期营养不良需通过生长发育监测、随访才能发现。还需详细了解病因,以综合分析判断。5岁以下营养不良的体格测量指标和分型分度如下所述。

1.体重低下

儿童的年龄别体重低于同年龄、同性别参照人群值的正常变异范围,为体重低下。低于正常值的均数减2个标准差,但高于或等于均数减3个标准差为中度;低于均数减3个标准差为重度。此指标反映儿童是否有营养不良,但不能区分急、慢性。

2.生长迟缓

儿童的年龄与身高低于同年龄、同性别参照人群值的正常变异范围,为生长迟缓。低于正常值的均数减 2 个标准差,但高于或等于均数减 3 个标准差为中度;低于均数减 3 个标准差为重度。此指标反映儿童长期或慢性营养不良。

3.消瘦

儿童的身高与体重低于同年龄、同性别参照人群值的正常变异范围,为消瘦。低于正常值的均数减 2 个标准差,但高于或等于均数减 3 个标准差为中度;低于均数减 3 个标准差为重度。此指标反映儿童近期或急性营养不良。

二、治疗

(一)调整饮食,补充营养物质

根据儿童的年龄和饮食特点进行有针对性的调整饮食,营养素的供给与增加,切忌贪多求快。轻度营养不良可从 250～330kJ/(kg·d)[60～80kcal/(kg·d)]开始,中、重度可参照原来的饮食情况,从 165～230kJ/(kg·d)[40～55kcal/(kg·d)]开始,逐步增加至 500～727kJ/(kg·d)[120～170kcal/(kg·d)],并按实际体重计算热能需要。母乳喂养儿可根据患儿的食欲哺乳,人工喂养儿从给予稀释奶开始,逐渐增加奶量和浓度,除乳制品外可给予蛋类、肝泥、肉末等,在患儿排便正常,对食物耐受良好,无不良反应的前提下,由少到多,由简到繁,逐渐增加糖类、蛋白质、脂肪和绿叶蔬菜等,以满足儿童生长发育所需。伴有其他营养素缺乏时应适当补充。经数周治疗后,多数患儿恢复正常。

(二)积极治疗原发疾病

及时治疗消化道疾病和各种慢性疾病,矫治先天性畸形。

(三)中医中药治疗

如捏脊疗法,服用开胃健脾、补气、利水的中药。

需根据患儿的实际年龄和具体情况酌情添加食物,循序渐进,切勿操之过急。

三、预防

大力推广科学育儿法,宣传正确的喂养知识,进行营养指导和积极防治疾病。培养良好的生活习惯。加强户外活动,以增加食欲。按时定量进餐,并注意纠正偏食、挑食的不良饮食习惯。进行定期的体格检查,以便早期发现体重不增等产生营养不良的潜在危险因素。

第三节　微量元素缺乏症

一、锌缺乏症

锌为人体重要的必需微量元素之一,在体内的含量仅次于铁。锌缺乏可导致机体多系统功能紊乱,直接影响小儿生长发育。

(一)诊断

1.病史

锌缺乏症多发生于生长发育速度较快的儿童,恢复期的营养不良儿,以及外科手术、外伤后恢复期的患儿;长期素食或不喜食动物性食物,多有腹泻史,长期纯牛乳喂养,反复出血,溶血,长期多汗,大面积烧伤,蛋白尿等患儿也易发生缺锌,表现为食欲差、厌食、异食癖、生长发育减慢、经常发生呼吸道感染。青春期缺锌可有性成熟障碍,智能迟缓,注意力不集中等表现。

2.体格检查

舌黏膜增生、角化不全,生长发育停滞,体格矮小,性发育延迟,第二性征发育不全、女子无月经等。部分患儿出现毛发脱落、游走性舌炎、反复口腔溃疡、创伤愈合迟缓。

3.辅助检查

(1)血清锌:低于 $11.47\mu mol/L(75\mu g/dL)$ 常提示锌缺乏。

(2)餐后血清锌浓度反应试验(PZCR):测空腹血清锌浓度(A0)作为基础水平,然后给予标准饮食(按全天总热量的 20% 计算,其中蛋白质为 10%~15%,脂肪为 30%~35%,糖类为 50%~60%),根据临床表现,结合实验室检查结果进行诊断。

(二)治疗

1.病因治疗

及时治疗原发病。

2.饮食治疗

多进食富含锌的动物性食物如动物性食品、海产品及干果等。初乳含锌丰富。

3.锌剂治疗

常用葡萄糖酸锌或硫酸锌制剂口服,按元素锌计算每日剂量为 0.5~1mg/kg,相当于 3.5~7mg/kg 的葡萄糖酸锌或 2.5~4.5mg/kg 的硫酸锌。疗程一般为 1~3 个月。锌剂治疗 1 个月若无症状改善则说明与缺锌无关,可以停药。

锌剂的毒性较小,但剂量过大也可引起恶心、呕吐、胃部不适等消化道刺激症状,甚至脱水和电解质紊乱。长期服用高浓度锌盐可抑制铜的吸收而造成贫血、生长延迟、肝细胞中细胞色素氧化酶活力降低等中毒表现。

(三)预防

提倡母乳喂养。平时应平衡膳食,杜绝挑食、偏食、吃零食的习惯。对可能发生缺锌的情况如早产儿、人工喂养者、营养不良儿、长期腹泻、大面积烧伤等,均应适当补锌。锌的每日供给量:0~6 个月为 3mg;7~12 个月为 5mg;1~10 岁为 10mg;>10 岁为 15mg。

二、碘缺乏症

碘是人体必需的微量元素之一,是甲状腺激素不可缺少的组成部分。碘缺乏或过多所致的营养性疾病有地方性甲状腺肿、地方性克汀病及高碘性甲状腺肿,均严重危害儿童的生长发育。自 1983 年起,将与碘有关的疾病总称为缺碘性疾病(IDD)。

(一)流行病学情况

人体每日所需的碘主要从食物(80%~90%)和水(10%~20%)中获得,而食物中碘的含量因土壤、水源和空气中的碘含量而定。碘在地球上分布相当不均,一般内陆山区大多严重缺碘,而个别沿海低洼地带却积碘过多。外环境缺碘,使土壤、水中缺碘,导致食物缺碘而引起人类的缺碘性疾病。

(二)病因与病理生理

1.病因

地方性甲状腺肿和地方性克汀病的主要病因是缺碘。由于环境中缺碘,人体摄入的碘量不能满足合成甲状腺激素(T_3、T_4)的需要,血中 T_3、T_4 降低,激发反馈性调节机制(下丘脑-垂体-甲状腺轴)而使垂体分泌促甲状腺激素(TSH)增加,长期过多的 TSH 使甲状腺组织增生肿大而临床出现地方性甲状腺肿病。若碘摄入过多,会抑制碘化过程而使 T_3、T_4 合成减少,同样通过反馈调节使 TSH 分泌增加而致甲状腺肿,称为高碘地方性甲状腺肿。

有报道,地方性克汀病有明显的家庭聚集性,患儿的一级亲属患病率显著高于一般群体的患病率,故认为地方性克汀病可能为一种多基因遗传病。此外,先天性克汀病也是甲状腺激素合成不足所致,但其病因不同,主要由于宫内胎儿甲状腺不发育或发育不全,或因甲状腺素合成途径中酶的缺陷而使 T_3、T_4 降低。少数因原发下丘脑或垂体发育不足而使单一的 TSH 缺乏所致。

2.病理生理

病理基础是碘缺乏,甲状腺体无法(缺乏原料)合成甲状腺素。甲状腺素的功能是:①加速细胞内氧化过程,促进新陈代谢。②促进蛋白质合成,增加酶的活力。③促进糖的吸收、糖原分解和组织对糖的利用。④促进脂肪分解和利用。⑤促进钙、磷在骨质中的合成代谢和骨的生长等。由此可见,如缺乏甲状腺素,细胞代谢、组织生长、各系统的生理功能等必将受影响,使小儿基础代谢缓慢、生长发育停滞、生理功能受阻。尤其对中枢神经系统,在其生长发育阶段,甲状腺素缺乏会造成脑组织的严重损害,甚至是不可逆的病变。

(三)临床表现

缺碘性疾病的临床表现取决于患儿的年龄和生长发育阶段、碘缺乏的程度和持续时间。

1.胎儿期

胎儿出生前 6 个月是脑发育的快速增长阶段,若此时孕妇缺碘,可引起早产、死产或先天性听力障碍和智力低下,难以恢复。

2.新生儿期

无论是缺碘或甲状腺发育不全,均可导致甲状腺功能低下,表现为反应迟钝、哭声低、体温不升、喂养困难、腹胀和生理性黄疸延长等。常易忽视而贻误诊断。

3.儿童和青春期

最突出的表现是甲状腺肿大,肿大的腺体可压迫周围气管和食管,引起呼吸及吞咽困难,婴幼儿可表现为发育迟缓,运动不协调,反应迟钝,智力低下,呆小伴有典型克汀病面容。

4.亚临床型克汀病

在低碘地区,常有隐蔽性表现:反应不敏捷,动作缓慢,学习困难,伴黏液水肿或轻度甲状腺肿大,智商偏低,尿碘减少,T4 降低等,通过尿碘测定即可诊断。

(四)诊断与实验室检查

碘缺乏病诊断的必备条件是居住于低碘或缺碘地区,除生长迟缓外,常伴有不同程度智力低下。若具有典型面貌(头大眼距宽、塌鼻梁、唇厚、黏液水肿等)更提示甲状腺功能低下。有助于确诊的实验室检查有以下几种。①血 T_4、TSH 检测：T_4 降低，TSH 升高。②甲状腺 ^{131}I 吸收率升高。③尿碘检查是缺碘的一个重要而又简便的判定指标，当尿碘低于 $100\mu g/L$ 即可诊断。④X 线骨龄摄片可示骨龄延迟。⑤智能测试、脑电图等检查可辅助诊断。

(五)防治

1.预防

任何低碘病区的居民，只要 3 个月不补碘或补碘不足，就可能产生缺碘病患儿。目前推荐每日碘需要量是：0～6 个月儿童为 $40\mu g$，1～6 岁为 $70\mu g$，7～12 岁为 $120\mu g$，少年及成人为 $150\mu g$，孕妇乳母是 $175～200\mu g$，一般每人每日应补碘 $100～200\mu g$。最有效而安全的方法是采用碘盐，每日食用 5～10g 碘盐，就能获碘 $100～200\mu g$。但应注意碘元素易受热、光、潮而挥发，故应合理储存、应用碘盐。平时鼓励多吃含碘丰富的食物，如海带、紫菜、海虾等。对婴幼儿也可采用适量碘化油作为预防。为了及早发现先天性甲状腺功能低下的新生儿，可普遍开展新生儿筛查工作，若能在 3～6 个月内及早诊断、治疗，可以完全正常生长发育。

2.治疗

地方性甲状腺肿患者，首先给服甲状腺片，抑制 TSH 分泌，减轻甲状腺的增生。补碘要注意剂量，以免补碘过多而出现甲亢现象。甲低患儿应补给甲状腺片，必要时为终生替代治疗，以避免复发。若能坚持正确治疗，预后良好。如果胎儿时期即严重缺碘，则智力落后、聋哑等难以逆转，故重在预防碘缺乏。

(六)碘中毒

除对碘过敏以外，一般人均能耐受较大剂量的碘，例如，呼吸道感染患儿，服用含碘的化痰制剂，效果良好，并无毒性反应。但对缺碘并患有结节性甲状腺肿的患儿，进行长期大剂量补碘后，有可能发生甲状腺功能亢进。临床表现有食欲亢进、体重减轻、肌无力、怕热、烦躁等，但突眼并不明显，易被忽视。一旦出现碘中毒症状，应立即停用碘剂，也不用碘盐，并进行相应的对症治疗，预后良好。

三、铁缺乏症

铁是人体最重要的微量元素之一。铁缺乏(IDD)是全世界最主要的营养缺乏性疾病，铁缺乏根据其演进过程分为铁减少期(ID)、红细胞生成缺铁期(IDE)和缺铁性贫血期(IDA)。IDA 是人类最常见的贫血病，前两期未发生贫血又叫隐性缺铁。IDA 是体内储存铁减少，影响红细胞内血红素合成致贫血，为缺铁的晚期表现。IDD 不仅引起贫血，而且由于机体内含铁酶和铁依赖酶活性降低，引起非血液系统表现，对人体智力、体格发育、免疫功能、消化吸收功能、劳动能力均有较大影响，目前认为 IDA 对婴幼儿脑发育造成不可逆损害是铁缺乏的最大危害。我国卫生行政主管部门将 IDA 列为儿童"四防"疾病之一，已被世界卫生组织(WHO)和 UNICEF 列为全球三大微量营养素(维生素 A、铁、碘)缺乏性疾病之一。

(一)流行病学

1.全球 IDD 患病率

IDD 全球患儿数高达 21.5 亿，IDA 为 12.2 亿。发展中国家 4 岁以下儿童 IDD 患病率为 50%，其中 2 岁以下为主。发达国家 7 岁以下儿童 IDD 患病率为 20%～40%。

2.我国 IDD 患病率

我国第三次营养调查发现以 IDD 为主的贫血约占 20%,其中儿童、孕妇和老年人患病率最高。孕妇患病率较高仍停留在 40% 左右,一般城市儿童 IDD 为 20%～40%,边远山区婴幼儿高达 70%～80%,重庆地区 0～14 岁儿童患病率为 20%～40%。

从 IDD 患病规律看,存在着一条链环式的铁缺乏社会群体。这就是孕妇缺铁-婴幼儿铁缺乏-青少年铁缺乏-青春期少女铁缺乏-孕妇铁缺乏,如此周而复始,由于这个链环中存在大量 IDD 的危险因素,从宏观上、流行病学等方面未切断上述铁缺乏的链环,以致铁缺乏防治成效不明显。

(二)铁代谢

1.铁的来源

(1)母体来源:以妊娠后期为主。如果母亲营养好,胎儿储存铁可供其用到出生后 4 个月,但是母亲中度贫血时,不再供给胎儿铁。足月儿出生后高浓度的 Hb 含量下降,释放的铁供其需要。4 个月后小儿体内储存铁因被消耗而亟待饮食补铁。

(2)内源:衰老红细胞及无效生成红细胞被网状内皮系统吞噬而释放铁。

(3)外源:动物类、植物类及铁强化的配方食品是铁的主要来源。含铁高的食物有猪肝、血、肉类、蛋类、豆类。

2.铁的吸收

铁的吸收主要经十二指肠和空肠上段吸收。膳食铁主要有 2 种形式:铁盐(非血红素铁)和血红素铁。铁吸收率的高低与食物种类有关:动物类食物含血红素铁,直接吸收,吸收率为 10%～25%。母乳铁吸收率最高,但其生物利用率高的原因还不清楚。蛋黄铁吸收率低,且 1 个蛋黄仅 17g,占全鸡蛋重的 30%,含铁只有 1.1g。因此蛋黄不是供铁的理想食物。植物类食物含铁盐,吸收率低,大豆例外 7%(含铁量约为 11mg/100g)。

(三)病因

1.先天储铁不足

新生儿体内铁的含量主要取决于血容量和血红蛋白的浓度。血容量与体重成正比,故早产儿、低体重儿、双胎儿易发生贫血。

2.铁摄入不足

婴儿以乳类为主。牛奶由于含酪蛋白多,铁吸收率低;人乳吸收很好,但是含量少,故 4 个月龄后未按时添加含铁的配方食品和动物类食品时,仍会患贫血。

3.生长过快

小儿生长速度越快,血容量增加越快。正常小儿长到 3 个月时体重增加 1 倍,1 岁时体重增加 2 倍;早产儿体重增加更快,1 岁时可增至 6 倍,均易发生贫血。

4.铁吸收障碍

长期慢性腹泻患儿铁的吸收减少。

5.铁丢失过多

鲜牛奶渗透压高,易引起婴儿肠道出血,因此一般不主张婴儿喝鲜奶。年长儿可因患钩虫病引起肠道出血致贫血。

6.储存铁利用障碍

维生素 A 缺乏时,运铁蛋白的合成障碍,使肝储存的铁不能释放到外周血,引起以高储存铁为特征、外周血类似于缺铁性贫血。

(四)临床表现

1.造血系统

(1)贫血:多为轻度贫血,临床可无明显贫血症状。

(2)溶血:轻度,红细胞变形性降低。

(3)中性粒细胞功能改变:吞噬、趋化功能下降。

(4)骨髓外造血:肝脾轻度肿大。

2.非造血系统

(1)消化吸收功能下降,胃酸降低,异食癖。这是由于影响细胞色素 C、细胞色素氧化酶活性降低所致。

(2)中枢神经系统:妊娠 28 周至出生后 2 岁是脑发育的脆弱期。在此期间患缺铁性贫血可导致脑的不可逆性损害。其作用机制目前认为铁影响发育中脑组织结构及髓鞘磷脂合成。表现为精神、运动发育指数下降。年长儿由于单胺氧化酶活性降低,出现注意力不集中,学习成绩下降,智力受影响。

(3)铁缺乏(IDD)致 α-甘油磷酸氧化酶活性降低,使骨骼肌的肌力下降。

(4)IDD 致腺苷脱氧酶活性降低及影响 TH:细胞功能,使免疫功能下降,感染机会增加。

(五)实验室检查与诊断

1.实验室检查

铁的损耗可分为三个阶段。第一阶段为铁减少期(ID),表现为储存铁的下降,血清铁蛋白(SF)浓度降低。第二阶段为红细胞生成缺铁期(IDE),也称功能缺铁期,表现为血清铁蛋白进一步下降,血清铁(SI)减少,转铁蛋白饱和度(TS%)下降,铁结合力(TIBC)上升,红细胞游离原卟啉(FEP)上升。第三阶段则为缺铁性贫血期(IDA),表现为血红蛋白和红细胞比容(HTC)下降。

临床常用诊断的缺铁参数包括:血红蛋白浓度(Hb)、红细胞平均体积(MCV)、血清铁(SI)、总铁结合力(TIBC)、转铁蛋白饱和度(TS)、FEP 等。由于单一指标的局限性,临床上常采用几个指标相结合,综合性地描述铁缺乏状况。泛美卫生组织(PAHO)在阿根廷的铁营养状况调查中采用了 Hb、SF,锌原卟啉(ZPP)作为诊断标准;我国 1988 年洛阳会议制定的铁缺乏诊断标准则应用了 Hb、SF、TS 等指标。

血清可溶性转铁蛋白受体(sTfR)是近年来研究较多的诊断功能性铁缺乏的敏感指标之一。sTfR 的量由幼红细胞的数目以及单个幼红细胞膜表面的 TfR 数目所决定的,因此检测血清 sTfR 可以直接反映红细胞生成速率及体内储存铁情况。

近年来,国外也有采用红细胞分布(RDW)配合 MCV 诊断缺铁性贫血的报道:RDW>0.14,MCV<80fl。

2.诊断缺铁的参数比较

IDD 的常用指标有 Hb、SI、TIBC、TS、SF、FEP 及 EF,由于影响因素多,仍采用多指标综合诊断法。通过诊断试验研究表明各铁参数的诊断功效依次为 EF、SF、TS、FEP 及 FEP/Hb。由于 SI、TIBC 受生理病理影响因素大,SF 虽受各种感染、肝病、肿瘤等因素影响,但对单纯缺铁灵敏度高,放免法已较普及,易开展,而 EF 虽极少受各种非缺铁因素影响,但检测相对烦琐,不易广泛应用。FEP 测定微量血、简易方便,有较高准确性。因此,目前临床最常用 SF、FEP 和 FEP/Hb 比值。

3.小儿缺铁性贫血诊断标准

(1)贫血为小细胞低色素性,MCHC<0.31,MCV<80fl,MCH<26pg。

(2)有明显缺铁病因,如铁供给不足、铁吸收障碍、需要增多或慢性失血等。

(3)血清(浆)铁<10.07μmol/L(60μg/dL)。

(4)总铁结合力(TIBC)>62.7μmol/L(350μg/dL);转铁蛋白饱和度(TS<0.15 有参考意义,Ts<0.1 有确定意义)。

(5)细胞外铁明显减少(0～+),铁粒幼细胞低于 15%。

(6)红细胞原卟啉(FEP)低于 0.9μmol/L(50μg/dL)。

(7)血清铁蛋白(SF)<16μg/L。

(8)铁剂治疗有效,用铁剂治疗 1 周后网织红细胞明显增高,2 周后血红蛋白(Hb)开始上升,6 周后血红蛋白上升 20g/L 以上。

诊断标准:(1)是必须条件,(1)加上(2)～(8)任何一条均可诊断。

(六)治疗

1.病因治疗

病因治疗是根治的关键,如寄生虫感染的治疗,失血原因的治疗等。

2.膳食治疗

增加含铁丰富的食物,合理膳食搭配。

3.铁剂治疗

(1)每日补铁法:采用小剂量[1～2mg/(kg·d)],在 Hb 上升至正常后 2～3 个月后停止。

(2)间断补铁法:每周补铁 1～2 次(3d 补铁)或每周补铁 1 次,1～2mg/kg(元素铁)。疗程同上。

补铁治疗 1 周和 4 周进行随访,掌握治疗效果,缺铁原因是否去除等。

(七)预防

IDD 应采取社区干预防治,采用综合措施,如口服补铁、铁强化食品、社区健康教育、宣传膳食的合理搭配、大力提倡母乳喂养、改善卫生条件等,甚至通过发展经济,政策措施配套,采取多层次、多部门、政府参与的各种干预措施,达到社区防治的目的。

1.铁强化食品

铁强化的谷物,铁和碘强化的食盐,维生素 A 和铁 EDTA 强化的糖,在一些国家已经使用。目前我国已允许在面粉中强化铁。

2.合理膳食搭配

正确膳食搭配有利于非血红素铁中无机铁的吸收,膳食搭配不同,每餐对铁的吸收率也不同。应该宣传母乳喂养，按时添加铁强化谷物及各种辅食。幼儿安排均衡膳食，补充富含铁的动物类新鲜蔬菜或水果以供维生素 C，促进铁的吸收。

第四节　小儿单纯性肥胖症

肥胖症是由于体内脂肪过度积聚、体重超过正常范围的一种营养障碍性疾病。体重超过同性别、同身高参照人群均值的 20％即称为肥胖。肥胖症分为原发性和继发性两种，原发性肥胖又称为单纯性肥胖。儿童肥胖绝大多数为单纯性肥胖，占肥胖的 95％～97％，是由于长期摄入超过机体代谢需要的，能量使体内脂肪过度积聚而造成的。儿童单纯性肥胖在我国呈逐步上升的趋势，目前占儿童人群的 5％～8％。肥胖不仅影响儿童的健康，且儿童期肥胖可延续至成人，容易引起高血压、糖尿病、冠心病等疾病，故应引起足够的重视，以及早防治。

一、诊断

(一)病史

可发生于任何年龄，但最常见于婴儿期、5～6 岁和青春期。肥胖儿童一般食欲旺盛且喜吃甜食和高脂肪食物，进食速度快，活动少。明显肥胖儿童常有疲劳感，用力时气短或腿痛，严重者由于脂肪的过度堆积限制了胸廓和膈肌运动，使肺通气量不足、呼吸浅快，可造成低氧血症、气急、发绀、红细胞增多、心脏扩大或出现充血性心力衰竭甚至死亡。肥胖多有家族遗传倾向，目前认为肥胖的家族性与多基因遗传有关。某些情感、精神因素(如亲人病故或学习成绩低下)、心理异常等可致儿童以过度进食作为精神安慰，导致肥胖。

(二)体格检查

皮下脂肪丰满，分布均匀，腹部膨隆下垂，严重肥胖者可因皮下脂肪过多，使胸腹、臀部及股部皮肤出现皮纹；因体重过重，走路时两下肢负荷过重可致膝外翻和扁平足。女孩胸部脂肪堆积，无乳腺组织硬结。男性肥胖儿因股内侧和会阴部脂肪堆积，阴茎可隐匿在阴阜脂肪垫中。部分患儿性发育常较早，故最终身高常略低于正常小儿。

(三)辅助检查

血三酰甘油、胆固醇大多增高，严重者血清蛋白增高；常有高胰岛素血症，血生长激素水平可减低。

(四)诊断

小儿体重超过同性别、同身高参照人群均值 10％～19％者为超重；超过 20％上者便可诊断为肥胖症；体重超过正常体重 20％～29％者为轻度肥胖；体重超过正常体重的 30％～49％者为中度肥胖；体重超过正常体重 50％以上者为重度肥胖。体质指数(BMI)是评价肥胖的另一种指标。BMI 是指体重(kg)/身长的平方(m²)，小儿 BMI 随年龄性别而有差异，评价时可查阅图表，如 BMI 值在 P85～P95 为超重，超过 P95 为肥胖。

(五)鉴别诊断

需与伴有肥胖的遗传性疾病及内分泌性疾病，如 Prader-Willi 综合征、甲状腺功能减低症、肾上腺皮质功能亢进症等相鉴别。

二、治疗

(一)运动疗法

适当的运动能促使脂肪分解,减少胰岛素分泌,使脂肪合成减少,蛋白质合成增加,促进肌肉发育。肥胖小儿常因动作笨拙和活动后易累而不愿锻炼,可鼓励和患儿选择喜欢、有效、易于坚持的运动,每日坚持至少运动 1h,以长跑为主,配合跳绳、球类、游泳等。要循序渐进,不要操之过急。如果运动后疲惫不堪、心悸气促以及食欲大增提示活动过度。

(二)饮食疗法

在保证小儿基本热量与营养素需要、保持正常生长发育的原则下,减少热量摄入。6 个月内的婴儿,热能摄入量每日不超过 460.2kJ/kg(110kcal/kg),6~12 个月每日不超过 376.6kJ/kg(90kcal/kg),5 岁以下小儿每日限制在 600~900kcal,5 岁以上小儿每日限制在 5021~6276kJ(1200~1500kcal)。推荐低脂肪、低糖类和高蛋白食谱。低脂饮食可迫使机体消耗自身的脂肪储备,但也会使蛋白质分解,故需同时供应优质蛋白质。糖类分解成葡萄糖后会强烈刺激胰岛素分泌,从而促进脂肪合成,故必须适量限制。食物的体积在一定程度上会使患儿产生饱腹感,故应鼓励其多吃体积大而热能低的蔬菜类食品,其纤维还可减少糖类的吸收和胰岛素的分泌,并能阻止胆盐的肠肝循环,促进胆固醇排泄,且有一定的通便作用。白萝卜、胡萝卜、青菜、黄瓜、番茄、莴苣、苹果、柑橘、竹笋等均可选择。

改变不良饮食习惯,合理分配摄入热量。全部食物分为 3 餐及 2~3 次点心,早餐约占总量的 1/3,晚餐不宜过量。不吃夜宵,不吃零食,尤其应禁食巧克力糖、奶油制品、油甜点心,进食时应细嚼慢咽。

根据病史及临床表现诊断并不困难,但要注意除外伴有肥胖的遗传性疾病、内分泌性疾病及颅内肿瘤。治疗成功与否与患儿及家长的信心及是否能长期坚持运动、控制饮食有关。

三、预防

做好宣教,宣传肥胖儿不是健康儿的观点,使家长摒弃"越胖越健康"的陈旧观念。孕妇在妊娠后期要适当减少摄入脂肪类食物,防止胎儿体重增加过重。父母肥胖者更应定期监测小儿体重,以免小儿发生肥胖症。小儿自出生起,就要注意科学喂养,防止过度喂养,牛奶加糖勿过多,少饮糖水及含糖多的饮料,少食油脂食品,每日进食一定的粗粮、蔬菜、水果,注意膳食平衡。每日进行适当的户外活动和运动。

第十四章　儿童精神障碍

第一节　精神发育迟滞

精神发育迟滞（MR）是由生物、心理、社会多种因素引起的智力发育明显落后于正常水平和适应生活能力缺陷为主要特征的发育障碍性疾病。其特征主要包括：智力发育明显低于正常水平[智商（IQ）<70]；影响下述互为相关的两项或更多的适应性技能，如沟通、自我照顾、居家生活、社会交往、使用社区设施、自我引导、健康卫生和安全、学业、娱乐与工作；其年龄发生在 18 岁以前。

一、流行病学资料

有报道称，在发达国家，重度 MR（包括极重度、重度和中度）的患病率为 4％，轻度 MR 高至 30％。我国于 1988～1990 年对 8 省市和 6 个农村地区进行了 0～14 岁儿童智力低下的流行病学调查，调查人数为 85170 人，总患病率为 12％，其中城市患病率 0.7％，农村患病率为 1.41％。重度 MR（包括中度、重度和极重度）占 39.4％，轻度 MR 占 60.6％，轻度：重度为 1.5：1。性别方面，男孩患病率城市为 0.78％，农村 1.43％；女孩患病率城市为 0.62％，农村为 1.39％。

二、病因与发病机制

最近提出了 MR 病因的多元危险因素。包括生物学和心理社会因素，以及该两类因素可能的相互作用，因此，MR 的病因分为以下四类。

生物医学的因素：指与物理学相关的因素，如遗传性疾病或营养等。

社会的因素：指与社会及家庭相关的因素，如成人的应答或刺激等。

行为的因素：指与 MR 有关的行为因素，如有伤害的活动或母亲药物滥用等。

教育的因素：指与获得教育支持、促进智力和适应性技能发展有关的因素。

临床上一般将 MR 的病因归为产前、围生期和产后三个阶段，其因素如下。

(一)产前因素

1.染色体异常

染色体数目或结构异常，如 5P、9P、9P 三染色体，13-三染色体，18-三染色体，21-三染色体，猫叫综合征等；性染色体畸变，如性染色体多一个 X 为先天性睾丸发育不全综合征（Klinefelter 综合征），性染色体丢失一个 X 为先天性卵巢发育不全综合征（Turner 综合征），性染色体为 XXX 或 XO/XXX 嵌合体为超雌。此外，家族性 X 连锁的、脆性位点在 Xq27 或 Xq28 带上的为脆性 X 染色体综合征。

2.各种综合征

神经皮肤异常，如毛细血管扩张运动失调症、先天性角化不良、Ito 综合征、结节硬化症等；

肌肉疾病,如软骨营养不良肌强直病、先天性肌肉萎缩、Duchenne 肌肉萎缩症和萎缩性肌强直病;眼部疾病,如无眼球症、视网膜退化毛囊巨大症等;颅面部疾病,如尖头-唇裂-桡骨发育不全综合征、尖头并指综合征、颅面骨发育不全、多发性骨融合综合征;骨骼疾病,如末端肢骨发育不良、遗传性骨营养不良、骨增生症、骨质石化病、桡骨发育不全-血小板减少综合征;其他,如 Prader-Willi 综合征。

3.先天性代谢异常

氨基酸疾病,如苯丙酮尿症、组氨酸血症、缬氨酸血症、全脱羟酶缺乏症、生物素酶缺乏症;糖类疾病,如半乳糖血症、果糖-1,6-二磷酸酶缺乏症、黏多糖类疾病;核苷酸疾病,如色素沉着干皮症;铜代谢障碍疾病,如 Wilson 病等。

4.脑发育疾病

神经管闭锁不全的无脑症、脊柱裂和脑膨出;大脑成形缺陷,如脑导水管狭窄、多小脑回畸形、裂脑症;脑细胞迁移缺陷,如脑皮质分层异常、大脑灰质错位、大脑皮质微小发育不良;神经细胞内缺陷,如树突异常、微小管异常等。

5.环境影响

宫内营养不良(如孕母营养不良)和胎盘功能不足;药物毒素及致畸药物,如酒精(胎儿酒精综合征)、水杨酸类、碘化物、麻醉药品等;孕母疾病,如水痘、糖尿病、甲状腺功能不足(胎儿碘缺乏症)、肌强直性萎缩、苯丙酮尿症;母亲在妊娠期接受放射线照射。

(二)围生期因素

1.子宫内疾病

急性胎盘功能不足,如胎盘剥离、前置胎盘及流血、母亲低血压、妊娠毒血症或子痫症;慢性胎盘功能不足,如孕母高血压、胎儿宫内生长迟缓、孕母贫血、糖尿病等;异常分娩,如早产、羊水早破、母亲败血症、胎位不正、第二产程延长、脐带绕颈等。

2.新生儿疾病

缺血缺氧性脑病,颅内出血如硬脑膜下、蛛网膜下隙、脑室、小脑和脑干的出血;脑室周围白质软化;新生儿癫痫;呼吸系统疾病,如肺透明膜病、肺气管发育不良、气胸;感染性疾病,如败血症、脑膜炎、脑炎;分娩时头部外伤;代谢性疾病,如高胆红素血症、低血糖症、甲状腺功能低下;营养性疾病,如肠道疾病、蛋白质-能量营养不良。

(三)产后因素

1.头部伤害

包括脑震荡,脑挫伤或裂伤,颅内出血如硬脑膜外、急性或慢性硬脑膜下腔、蜘网膜下腔(广泛伤害)和脑实体内的出血。

2.感染

包括单纯疱疹、麻疹等所致的脑炎,各种致病菌(如肺炎链球菌、结核杆菌、麻疹等)引起的脑膜炎。

3.脱髓鞘疾病

包括感染后的疾病如急性播散性脑脊髓炎、急性出血性脑脊髓炎、百日咳后脑病变等。

4.退化性疾病

包括脊髓灰质营养不良中的进行性肌痉挛癫痫、基底神经节疾病(如 Huntington 疾病、肌张力不足变形)、脑白质营养不良等。

5.癫痫

包括婴儿痉挛症、进行性局灶性癫痫、肌阵挛性癫痫等。

6.中毒性代谢疾病

包括急性中毒性脑病、铅中毒、汞中毒等。

7.营养不良

包括蛋白质－能量营养不良(如极度消瘦和恶性营养不良)、长期静脉营养输入等。

8.环境剥夺

包括不良的心理社会因素的影响,如文化教育的剥夺、儿童受虐待或被忽视、外界刺激少、感觉被剥夺等,从而影响脑的发育。

三、临床表现

世界卫生组织将 MR 分为四级:极重度(IQ 为 0～20)、重度(IQ 为 20～35)、中度(IQ 为 35～50)和轻度(IQ 为 50～70)。不同程度的 MR,其临床表现如下。

(一)极重度

占 MR 的 1％～5％,有明显的神经系统功能障碍,没有语言或仅能偶尔说简单的单词,感知觉明显减退,缺乏防御能力,不知躲避危险,生活不能自理,有的运动功能受阻而不会行走。

(二)重度

约占 MR 的 8％。患儿在出生后不久即被发现发育延迟,包括:运动发育落后;语言理解差;言语含糊不清;难与正常同龄儿童交往;情感幼稚;易冲动;在训练下能学会自己吃饭及基本的卫生习惯,但生活上仍需他人照顾;长大后,可有部分自我照顾能力及防卫能力;在监护下从事最简单的劳动。

(三)中度

约占 MR 的 12％。早年发育落后,说话发音不正确,词汇贫乏,无抽象性思维。对周围环境辨别能力差,只能认识事物的表面和片段现象,经过训练后可学会自我生活照顾,但仍需监护,能学会一些社交及职业技能,学习可达小学二年级水平,长大后可做些技术性劳动维持生存。

(四)轻度

约占 MR 的 75％。这类儿童早年发育与正常儿童相差无几,直至入小学后才发现智力问题造成的学习困难,患儿分析综合能力差,言语发育较好,但理解能力仍差,抽象词汇极少,情感较丰富,但缺乏主动性和积极性,有基本的社交能力,经过强化辅导,能够达到小学六年级水平,长大后能做简单的机械性工作。

四、诊断

精神发育迟滞的诊断标准不断在发生改变,根据世界卫生组织(WHO)的《国际疾病分类》第 10 版(ICD－10)、美国的《精神障碍诊断与统计手册》第 4 版(KDSM－Ⅳ)和《中国精神障碍分类与诊断标准》第 3 版(CCMD－3),一致认为从三方面即智力水平、适应性技能和发生的生理年龄进行诊断。

(一)CCMD-3诊断标准

精神发育迟滞指一组精神发育不全或受阻的综合征,特征为智力低下和社会适应困难,起病于发育成熟以前(18岁以前)。本症可单独出现,也可同时伴有其他精神障碍或躯体疾病。其智力水平(按标准化的智力测评方法得出)低于正常。智商在70~86为边缘智力。精神发育迟滞如查明病因,则应与原发疾病的诊断并列。并且鼓励使用ICD-10的附加编码(如70.3为重度精神发育迟滞,加EOO为先天性缺碘综合征)。

说明:我国常用Wechsler智力测验测评智商,并建议用儿童社会适应行为量表测评社会功能。

1.轻度精神发育迟滞诊断标准

(1)智商在50~69,心理年龄达到9~12岁。

(2)学习成绩差(在普通学校中学习时常不及格或留级)或工作能力差(只能完成较简单的手工劳动)。

(3)能自理生活。

(4)无明显言语障碍,但对语言的理解和使用能力有不同程度的延迟。

2.中度精神发育迟滞诊断标准

(1)智商在50~69,心理年龄达到6~9岁。

(2)不能适应普通学校学习,可进行个位数的加减法计算,可从事简单劳动,但质量低,效率差。

(3)可学会自理简单生活,但需督促、帮助。

(4)可掌握简单生活用语,但词汇贫乏。

3.重度精神发育迟滞诊断标准

(1)智商在20~34,心理年龄达到3~6岁。

(2)表现显著的运动损害或其他相关的缺陷,不能学习和劳动。

(3)生活不能自理。

(4)言语功能严重受损,不能进行有效的语言交流。

4.极重度精神发育迟滞诊断标准

(1)智商在20以下,心理年龄在3岁以下。

(2)社会功能完全丧失,不会逃避危险。

(3)生活完全不能自理,大小便失禁。

(4)言语功能丧失。

(二)智力测定

MR的智力评定往往采取标准化的智力测验方法获得智商。我国自20世纪70年代末陆续引进多种筛查和诊断性智力测验,并进行了标准化,产生了我国的常模。已标准化的筛查性智力测验如图片词汇测试、画人试验、入学准备测验、瑞文测验等;而标准化的诊断性智力测验有盖瑟尔智力量表、学龄前期和学龄初期的韦克斯勒智力量表(WPPSI)、初小儿童及学龄期的韦克斯勒智力量表(WISC-R)等。在我国使用最普遍的诊断性智力测验是韦氏智力量表

WPPSI 和 WISC－R。该量表属于一般能力测验,特点是采用项目分类,获得语言和操作两大能力的智商和总智商,智商的均数定为 100,标准差为 15,智商低于 70 即为 MR。

(三)社会适应测定

我国常用的适应性能力评定工具是 Vineland 社会适应量表。多年来,该量表一直是适应性行为的标准化测试。在诊断 MR 中,通常将智力测验和社会适应量表的结果进行综合评定。

除了用量表反映儿童社会适应性之外,美国精神迟滞协会于 1993 年又对 MR 的社会适应性做了更具体的描述,即除了智力低下之外,至少 2 个或更多的适应技能领域出现问题,如沟通、自我照顾、居家生活、社交技能、社区设施的使用、自我指引、健康与安全、功能学科、休闲与工作。

五、鉴别诊断

(一)儿童孤独症

孤独症儿童大部分有不同程度的精神发育迟滞,还伴有刻板和重复动作,强迫地坚持同一方式的怪异行为,与周围环境没有沟通,与他人无眼神交往,与父母无情感表达,起病于 36 个月内,活动和兴趣范围十分狭窄等特征,这些在智能迟滞儿童中常不明显或缺如。

(二)语言障碍

儿童明显地表现为语言功能低下,如开口迟,词汇贫乏,词不达意;在生活环境中因不能与他人进行有效的沟通而不合群,甚至出现行为问题如易发脾气,有攻击性行为等。在智力测验中,语言智商明显低于操作智商,通常在 1 个标准差以上,但操作智商在正常范围内。而精神发育迟滞儿童是全面能力的落后,不仅仅表现在语言功能上,这就是两者之间的明显差别。

(三)脑性瘫痪

这是指出生前到出生后 1 个月内由各种原因所致的非进行性脑损伤。症状在婴幼儿期出现,主要表现为中枢性运动障碍和姿势异常。由于脑性瘫痪影响运动发育,易误诊为 MR,但脑性瘫痪同时还伴有肌张力异常、反射异常和主动运动减少,且智力发育可以正常。但25%～80%的脑性瘫痪儿童合并有 MR。

(四)Rett 综合征

1 岁半(或 6～18 个月)以前神经精神发育正常;1 岁半以后智力发育倒退,女孩发病,头围小,孤独样行为,手有刻板动作以及阵发性过度换气。

六、治疗

MR 的治疗原则是早期发现、早期诊断、早期干预。WHO 提出对 MR 的康复应采用医学、社会、教育和职业训练的综合措施,使患儿的潜力和技能得到发展,帮助他们成为家庭和社会残而不废的成员。

(一)病因治疗

MR 大部分不能进行病因治疗,只有一部分遗传代谢性疾病如苯丙酮尿症可尽早开始低苯丙氨酸饮食治疗;先天性甲状腺功能减退症可用甲状腺素治疗,并提供充分的蛋白质、维生素、钙及铁质;半乳糖血症患儿及早停止乳类食品,而以米粉、面粉等淀粉类代替,并辅以各种维生素治疗。

(二)对症治疗

MR 儿童经常兴奋、冲动、自伤、伤人。据报道,有 20%～35% 的患儿兼有精神疾病,临床上常因过于强调其智力低下而忽视了精神疾病的诊断,被称为"诊断阴影"。为此,可适当应用一些抗精神病药物,如氯丙嗪、奋乃静、氟哌啶醇、可乐定、维斯通等降低患儿的警觉症状(如烦躁、易激惹、注意力涣散);改善情感症状,如呆滞或易变的情感、焦虑、社交退缩和抑郁;改善行为症状,如重复刻板的动作;改善注意缺陷症状,如多动、注意困难、冲动等。

(三)康复治疗

极重度和重度 MR 往往有躯体畸形和神经系统功能障碍,在大运动和精细运动方面不仅明显功能受阻,而且因不良姿势造成骨骼畸形。目前已主张 MR 的早期诊断和早期干预。针对个体特点,康复治疗包括以下内容。

1.物理治疗

针对大肌肉、大关节运动的训练,使 MR 患儿在抬头、坐、站、走、跑、跳等大运动方面获得正确的技能,避免或纠正因神经功能障碍、不良姿势的形成和代偿而造成畸形,改善生活技能。

2.作业治疗

针对精细运动,特别是手的功能训练,对改善患儿的生活技能如自喂、穿衣、画图、写字、劳动有很大的帮助。目前我国已开展了儿童感觉统合训练,这属于作业治疗中的一部分内容,在训练中着重于前庭、本体和触觉的刺激,促进 MR 儿童的适应性行为。

3.言语和语言治疗

针对儿童说话含混不清、不开口说话、说话不流利等进行治疗。这是一种寓教于乐的训练,基于 MR 的认知水平及其行为特征,制订相应的治疗目标,改善儿童的交流能力。

4.中医治疗

中医学中的针灸、推拿、按摩等对 MR 肌肉神经的刺激及功能的改善起到一定的作用。在康复治疗中,采用物理治疗、作业治疗和中医治疗相结合的方式,可促进 MR 儿童大运动和精细运动能力的改善。

(四)教育训练

我国对 MR 儿童同样实行义务教育,在学前期,MR 儿童即可进行综合性的教育和训练,一些大都市将 MR 儿童与正常儿童放在一起学习,称为"一体化"的教育,对 MR 儿童来说特别有益,这些儿童进入小学后,有的进入正常小学的特殊班级,有的则进入特殊教育学校。目前 MR 的教育训练包括以下六个领域。

(1)运动能力:大运动和精细运动。

(2)感知能力:视觉、听觉、触觉、味觉、嗅觉。

(3)认知能力:分类、配对、数概念、时间概念、基本常识。

(4)语言交流:基本沟通能力、简单结合、语言理解、表达等。

(5)生活自理:吃、穿、如厕、个人卫生等。

(6)社会适应:交往、参与、安全、健康等。

七、预防

解决 MR 的根本问题在于预防,预防措施包括以下三级。

（一）初级预防

消除病因，防止 MR 的发生，措施有禁止近亲婚配，加强计划生育指导，遗传咨询和围生期保健等。

（二）二级预防

早期发现可能引起 MR 的疾病，在其症状尚未出现之前就给予治疗，从而防止脑损伤，如产前诊断；新生儿遗传代谢病筛查，包括苯丙酮尿症、半乳糖血症、先天性甲状腺功能低下等；出生缺陷监测如新生儿听力障碍的筛查；有高危因素儿童的发育监测等。

（三）三级预防

对脑部疾病、损伤、缺陷等采取综合措施，尽力开发儿童的脑功能，提高其生活质量。

第二节　儿童精神分裂症

儿童精神分裂症发生在青春期前，少数可在 10 岁前发病。由于心理年龄特征的影响，本病发生在儿童期时其症状有的又有别于成年精神分裂症的表现，在早期不易识别。临床上有思维歪曲、情绪紧张或不协调、激动、狂躁和抑郁、思维不连贯、内容奇特古怪、幻想、幻觉、恐惧、被害妄想、自杀行为、吃某些特殊的东西、感知明显障碍和孤独性格为特征的儿童精神病。

一、病因与发病机制

（一）遗传学说

精神分裂症是一个精神心理残疾的疾病，具有明确的家族聚集性，提示其遗传因素占重要地位。国外学者关于精神分裂症遗传倾向的研究结果显示，双亲均患精神分裂症者的子女患病相对危险度为 60%。Moldin 等总结 1920～1982 年的有关精神分裂症家系及双生子的文献得出结果；在复发风险方面，由高到低依次排列为同卵双生子、一级亲属、二级亲属、三级亲属；即使是在不同的家庭环境中教养的双生子，同卵双生子的患病一致性平均为 46%，而异卵双生子的患病一致性仅为 14%。一项对家族性精神分裂症患儿的大规模基因扫描发现，NRG1基因可能是精神分裂症的一个易感基因。

（二）免疫功能紊乱

近十几年来，在精神分裂症病因的研究中，对神经系统与免疫系统之间相互作用和调节关系的认识不断深入，以白细胞介素 2（IL－2）、白细胞介素 6（IL－6）为主的细胞因子及免疫球蛋白已成为精神免疫学研究的主要课题之一。

（三）心理环境学说

环境对心理的影响日益受到重视。儿童受到强烈精神创伤，如父母离异、亲人死亡、升学未成等生活事件诱发精神分裂症者较为常见，而且心理社会因素对于病程的延续及预后也有重要影响。

（四）中枢神经系统损伤学说

Golifarb 观察到有 15% 的精神分裂症患儿出现神经系统轻微体征。精神分裂症患儿的脑结构异常,可能是发育受阻或神经系统的退行性变所致。组织学研究提示,脑结构的损伤可能发生于妊娠中期的 3 个月内。发病后随着疾病的进展颞叶出现萎缩、细胞凋亡,使神经元缺失、神经细胞数量减少、细胞体积缩小和细胞压积增大等;随着病程的慢性化,这些变化呈进行性加重,导致患儿的认知损害和社会职业功能衰退等。

二、临床表现

因儿童的大脑发育尚不成熟,临床表现并不明显和典型,但也有个性、情感、思维、感知、运动和意志等方面的症状,因人而异。

(一)早期症状

起病缓慢者不易发现,常被家长看作是坏脾气或思想问题而被忽略。目前将儿童精神分裂症分为四大类。

(1)神经官能症类:表现为精神萎靡、注意力不集中、睡眠障碍。

(2)情绪障碍类:表现为焦虑紧张、害怕恐惧、无故哭闹。

(3)性格改变类:表现为生活懒散、不讲卫生、好发脾气。

(4)行为问题类:表现为不服管教、不守纪律、调皮捣乱、不想上学、逃学、说谎等。

(二)发展期的症状

经过早期阶段后,精神分裂症状进一步明显化,表现如下。

1.情感障碍

情感平淡或自发性情绪波动是突出症状之一,患儿对任何事物均无兴趣,不与周围人接触,对亲人不亲,丧失了活泼天真的特点,时而傻笑,时而哭泣,在睡眠时显著呈现紧张恐惧的情绪,伴有激动、暴动、自伤或伤人等行为,急性起病者更显著。

2.思维和语言障碍

年龄小的病例常表现言语减少、单调、重复为常见症状,有时说话不清,喃喃自语,不易听懂,有时口吃,有破裂性语言。年长患儿可有联想散漫,思维破裂,思维荒谬,逻辑倒退及妄想综合征,但很少达到妄想程度。一般儿童妄想有不稳定、易变、较分散或无系统等特点。

3.感知障碍

以听、视幻觉为多见,其次为味、嗅和触幻觉,内脏的幻觉最少见。年龄小者幻视多,年龄大者幻听多。儿童的幻觉以幻想行为多见,较具体和形象化,幻视的色泽较鲜明,内容多带恐怖性,如看见了鬼怪动作、虫子等。好像听见别人批评、漫骂、机器声和广播声。幻嗅主要嗅到令人厌恶性气味。感知综合征以视物变形和不真实感为主。

4.智能障碍

在精神分裂症儿童中,年龄越小智能障碍越重,表现为语言减少,含糊不清,待人接物功能丧失,严重者学过的技能也能随意识忘记或减弱,年龄较大的儿童病前智能很好,病后智能多不受累,如出现智能障碍是联想障碍和应用性衰退的结果。

5.运动抑制障碍

儿童精神分裂症中出现运动兴奋紧张性木僵多见,兴奋时伴有冲动性,易发生破坏和伤人行为,抑制性症状有刻板动作、模仿动作、伪拗、装相等,典型的蜡样屈曲少见,多呈现木僵状态,如整日卧床不动、拒食、拒说话、拒大小便、大小便时而潴留。

6.其他

如性格改变,人格解体,个子矮小,发育迟缓或生长发育迅速,有的病例体检时有神经系统体征,痛觉减退,瞳孔对光反射迟钝,肌张力增高,腱反射亢进,少数可见病理反射,有时可有脉搏变慢,瞳孔扩大,多汗,唾液分泌及皮脂腺分泌增多,四肢发绀,皮肤发凉及局部水肿等副交感神经张力增高现象。脑电图异常率偏高,但缺乏特异性。

三、诊断

临床上采用《中国精神障碍分类与诊断标准》第3版(CCMD-3)诊断标准。

本症是一组病因未明的精神病,常缓慢起病,具有思维、情感、行为等多方面障碍,以及精神活动不协调。通常意识清晰,智能尚好,有的患儿在疾病过程中可出现认知功能损害。自然病程多迁延,呈反复加重或恶化,但部分患儿可保持痊愈或基本痊愈状态。

(一)症状标准

至少有下列2项,并非继发于意识障碍、智能障碍、情感高涨或低落,单纯型分裂症另规定。

(1)反复出现的言语性幻听。

(2)明显的思维松弛、思维破裂、言语不连贯,或思维贫乏或思维内容贫乏。

(3)思想被插入、被撤走、被播散、思维中断,或强制性思维。

(4)被动、被控制,或被洞悉体验。

(5)原发性妄想(包括妄想知觉,妄想心境)或其他荒谬的妄想。

(6)思维逻辑倒错、病理性象征性思维,或语词新作。

(7)情感倒错,或明显的情感淡漠。

(8)紧张综合征、怪异行为或愚蠢行为。

(二)严重标准

自制力障碍,并有社会功能严重受损或无法进行有效交谈。

(三)病程标准

(1)符合症状标准和严重标准至少已持续1个月。

(2)若同时符合分裂症和情感性精神障碍的症状标准,当情感症状减轻到不能满足情感性精神障碍症状标准时,分裂症状需继续满足分裂症的症状标准至少2周,方可诊断为分裂症。

(四)排除标准

排除器质性精神障碍及精神活性物质和非成瘾物质所致精神障碍。尚未缓解的分裂症患儿,若又罹患本项中前述两类疾病,应并列诊断。

四、鉴别诊断

(一)脑器质性精神分裂症

其中散发性病毒性脑炎,以精神分裂症起病,出现精神运动性兴奋或抑制,以及妄想、幻想等,易诊断为精神分裂症,但这类患儿有定向记忆、注意障碍及大小便失禁和器质性病变体征,脑电图或脑CT可有异常。

(二)儿童或少年精神分裂样障碍

此病病程(包括前驱期、极性期和残留期)以持续2周以上、但不到6个月为特征。

(三)婴儿孤独症

因儿童精神分裂症早期有感情与语言障碍以及外界隔离而呈极度孤独的表现,应与孤独症鉴别。孤独症2岁以前起病,有特殊的孤独症状和对环境的异常反应,对事物变化具有强烈的抵触倾向,无幻觉妄想,无联想散漫和语言不连贯等症状。

五、治疗

本病以综合治疗为原则,主要采取抗精神病药物治疗、心理治疗和教育训练相结合,各种治疗的选择,除了根据临床主要症状之外,还要结合患儿具体情况,如年龄、躯体发育、营养状况加以全面考虑。抗精神病药物常用为氯丙嗪、氟哌啶醇、奋乃静、舒必利和氯氮平等,显效率为50%~60%。

(一)药物治疗

1.第一代抗精神病药

最早用于治疗精神分裂症,对患儿的阳性症状有效,但对阴性症状疗效不佳。其不良反应多见,尤其是锥体外系反应较常见,并易导致患儿药物依从性差。

(1)氯丙嗪:有明显的镇静、控制兴奋及抗幻觉妄想作用。口服或注射易于吸收,分布全身,肺部浓度高,脑中浓度相对较低,且分布不等;脑部以间脑结构较高,皮质、小脑含量较少,小儿初次剂量每日2~8mg/kg,6个月~6岁者每日40mg,6~12岁者每日50~300mg,大于12岁者每日75~100mg。一般从小剂量开始。它能有效地治疗阳性症状,同时具有较强的镇静作用。长期治疗者容易导致迟发性运动障碍和药源性抑郁。

(2)奋乃静、氟奋乃静、三氟拉嗪:此类药物镇静作用较弱,其有兴奋和激活作用,除有明显的抗幻觉妄想外,对情感淡漠、退缩、语言迟缓等症状有效,适用于慢性精神分裂症及躯体情况较差的患儿。奋乃静每日1~2mg,12岁以下慎用。三氟拉嗪6岁以下儿童禁用。初量每日1mg,6~12岁者每日1~5mg,12岁以上者每日20~40mg。

(3)氯普噻吨:镇静作用较氯丙嗪弱,但调整情绪、控制焦虑及抑制作用较强,用量同氯丙嗪。

(4)氟哌啶醇:主要用于兴奋、躁动及幻觉妄想的患儿。初次用量每日0.5~1mg,12岁以上者每日1~16mg。

2.第二代抗精神病药

第二代抗精神病药在药物依从性、生活质量耐受性和治疗满意度方面明显优于第一代抗精神病药,并且对精神分裂症的阴性症状作用显著,能改善认知功能。广泛的研究表明,这种效果能直接导致住院天数缩短、医疗资源节省及社会功能改善。

(1)利培酮:通常被认为是非常有效的第二代抗精神病药物,对精神分裂症的阳性和阴性症状有效。初始剂量为0.25~0.5mg/d,视情况逐渐加至最大治疗量4.5mg/d。

(2)喹硫平:1998年在英国上市,2002年在中国上市。该药对精神分裂症的阴性症状和阳性症状均有效,在整个治疗量范围内,其锥体外系不良反应的发生率不高于安慰剂。喹硫平初始剂量为50mg/d,每2d增加100mg,2周内增加到治疗量,最大剂量为600mg/d,疗程8周。

(3)阿立哌唑:是新型抗精神病药物,属于多巴胺部分激动剂。它对多巴胺D2受体有部分激动作用,对多巴胺D1受体有激动作用,对D2受体既是突触前自身受体激动剂,又是突触后受体阻滞药；即对 5-HT1A 受体有部分激动活性，也可拮抗 5-HT2A 受体而产生抗精神病效应。初始剂量为 5mg/d，1 周后增加到 10mg/d，最大剂量为 20mg/d。

(二)精神治疗

在病情恢复期对病情稳定的患儿主要是加强心理指导、心理安慰及心理疏导，指导家庭成员给予患儿合理的关心和支持。患儿做一些买饭、洗碗、收拾床铺等力所能及的事务；组织患儿相互提问，做游戏、讲故事等活动，使患儿逐步摆脱疾病的阴影，得到良好的康复，融入社会生活。

六、预后

随访观察结果表明，起病年龄小、缓慢起病、病期长、复发次数多、呈进行性发展以及智力减退者预后较差。因此，早期诊断，及时采取积极治疗，对儿童精神分裂症的预后具有重要意义。

第三节　儿童孤独症

一、概述

儿童孤独症是一类起病于婴幼儿期的严重儿童精神障碍，是广泛性发育障碍的一种类型，一般在患儿出生后 3 年内发病，男童多见，发病率为 3/10000～4/10000，近年报道患病率有增高的趋势。

二、病因

相关因素有遗传、围生期因素、免疫系统异常、多种神经内分泌和神经递质功能失调。

三、临床表现

(一)社交障碍

患儿孤独离群，不会与人建立正常关系，对亲人缺乏感情交流，面部表情淡漠，没有目光对视，无享受到爱抚时的愉快表情。对拥抱没有反应，亲人离开时也无明显依恋。对呼唤没有反应，自己玩，周围发生什么事似乎都与其无关，只生活在自己的小天地里。

(二)言语障碍

大多数患儿言语很少，语言发育明显落后于同龄儿童，掌握的词汇量有限，有的患儿会说也不说，宁可用手势代替，用手指向需要的东西或将成人拉到自己所想要的东西跟前。刻板重复性语言及模仿性语言较多见，不会用自己的语言进行交流。严重的病例几乎终生不语。还有的孤独症儿童时常出现尖叫，这种情况有时能持续 5 年以上。

(三)兴趣狭窄，行为刻板重复

孤独症儿童经常在较长时间里专注于某种或几种游戏或活动。如常迷恋于旋转锅盖，单调地摆放积木块；热衷于观看电视广告和天气预报，而对通常儿童喜好的动画片、电影则毫无兴趣；强烈要求环境维持不变，他摆放的某些玩具物品都必须维持原样不动，如有变动患儿则大哭大闹，表现出明显的焦虑反应，不肯改变其原来形成的习惯和行为方式；多数患儿还同时表现出无目的的活动,单调重复地蹦跳、拍手、挥手、转圈等,有的甚至出现自伤自残,如反复挖鼻孔、把鼻子挖出血、咬或打自己、猛撞头等。

(四)智能障碍

有 70%～80% 的患儿伴有不同程度的智力低下。智力的各方面发展不均衡,操作性智商较言语性智商高。虽然可以掌握一定的词汇量,但当要用词汇表达自己的意思时则存在明显困难,孤独症患儿的最佳能力和最差能力之间差距非常大,但多数患儿的最佳能力仍然低于同龄儿童的相应水平。

(五)感知觉障碍

表现为对外界刺激反应迟钝或过分敏感,有的近似"视而不见"和"听而不闻",但对某些特定的声音却很敏感。有的患儿不愿意用手和脚接触沙子、泥土、水等,喜欢用手去揉搓毛毯类物品。因为对疼痛感觉迟钝,所以反复自伤而无痛苦表示,而对触、痒却忍受不了,很多患儿喜欢观看发光的物体或旋转的物体。

四、诊断与鉴别诊断

一般 3 岁以前起病,具有社交障碍、言语发育迟滞、兴趣范围狭窄和刻板重复的行为方式等临床表现,在排除儿童精神分裂症、精神发育迟滞和其他广泛性障碍后,即可做出诊断。

五、治疗

孤独症患儿尚无特效治疗。本病若能早发现,并能给予系统的早期治疗,则能明显改善预后。

(一)药物治疗

药物治疗无法改变孤独症的病程,只能缓解症状,消除患儿的精神症状,有利于保护患儿自身或他人的安全,有利于实施教育训练及心理治疗。常用的药物有哌甲酯(利他林)、普萘洛尔(心得安)或可乐定、纳洛酮等。

(二)教育与训练

这是最主要、最有效的治疗方法。目标是促进患儿的语言发育,提高社会交往能力,掌握基本的生活技能和学习技能。

1.提供安全舒适的环境

要有专人来照顾患儿,与患儿建立亲密的关系,让患儿参加集体游戏时扮演不同角色,逐渐学会如何与人进行正常交往,完成日常活动。指导患儿母亲要像对待正常儿童一样不断地同他说话,多拥抱、亲吻,多给其感情上的刺激,要有耐心,坚持不懈地进行感情交往训练。

2.训练语言表达能力,改善患儿的社交障碍

可利用情景或利用患儿提出要求时进行语言训练,使患儿在满足某种要求时,能用语言表达自己的愿望。训练中要反复示范,并及时给予鼓励,如赞扬、亲吻、拥抱、给糖果等。

3.训练生活能力

训练计划的内容具体明确,由简单到复杂,措施要具有可行性、针对性、时间性。分小动作进行,循序渐进,在每完成一个动作后,要立即给予鼓励。

第四节 儿童注意缺陷多动障碍

儿童注意缺陷多动障碍(ADHD)简称多动症,是一种常见的儿童心理行为障碍,占儿童保健门诊行为障碍性疾病的首位。主要症状包括注意缺陷、多动和冲动,对儿童社会、情感以及认知功能等都有很大的负面影响,严重影响患儿的学业、职业表现、社会功能及其家庭。有学者报道,其成年后出现反社会人格障碍和犯罪行为的风险是正常儿童的 $5\sim10$ 倍。中国报道 ADHD 患病率为 $4.31\%\sim5.83\%$,国外报道 ADHD 患病率为 $3\%\sim6\%$。其中 70% 的患儿症状将持续到青春期,部分患儿可持续到成人。因此,ADHD 已成为当今一个重要的公共卫生问题,早期发现、早期治疗可以改善多数患儿的教育和社会心理的发展。

一、病因与发病机制

ADHD 的病因和发病机制比较复杂,至今尚不清楚。但是,医学界普遍认为与以下因素相关。

(一)轻微脑组织损害

由于脑神经递质数量不足,引起神经递质传递信息失调所致,如妊娠时病毒感染、服药、围生期缺氧、新生儿窒息、产伤、脑缺氧、脑损伤、早产、过期产、钳产、出生后感染以及外伤等。

(二)遗传因素

家系研究表明,ADHD 具有家族聚集性。ADHD 一级亲属患病概率是总体人群的 $5\sim6$ 倍,双生子研究确定 ADHD 的遗传度为 0.80,表明遗传因素是该疾病的主要病因。分子遗传学研究指出多巴胺 D4 受体基因(DRD4)、5-羟色胺受体 2A 基因(HT2A)、儿茶酚胺氧位甲基移位酶(COMT)、多巴胺 β-羟化酶(DβH)基因、免疫系统基因中的 C4B 基因等可能是 ADHD 的易感或风险基因。

(三)神经生化因素

神经递质研究认为,ADHD 单胺类神经递质如多巴胺与去甲肾上腺素两者之间存在不平衡。1977 年,Shaywitz 等就提出了多巴胺假说,近年越来越多的研究也支持多巴胺在 ADHD 的作用。

(四)心理因素

因为儿童心理发育不成熟,如在此期间,家庭关系不和睦、动辄打骂或在学校受不当体罚及歧视等都将使其受到重大精神创伤,导致抽动或多动等行为异常;管教不当,如过度溺爱、百依百顺,会使孩子十分任性、骄横,不愿或不能自控;对孩子过分苛刻、粗暴,则会造成长期过分心理紧张,情感压抑,出现行为紊乱。家长望子成龙心切,早期智力开发过量,使外界环境的压力远远超过孩子的承受力,也是造成患儿 ADHD 发病的原因之一。

(五)环境因素

与微量元素的缺乏,环境污染或中毒(铅、汞、镉),以及对食物产生变态反应,尤其食物中所含大量添加剂、人造色素、调味品、防腐剂等有关。

二、临床表现

ADHD 的临床表现多种多样,由于年龄、个性、病型、病情轻重程度以及周围环境的不同,临床表现各异,常见症状如下。

(一)注意力不集中

表现为注意持续时间短暂,易受外界环境干扰,易被各种新鲜事物所吸引,做任何事情有始无终,患儿在幼儿期表现有注意力涣散的特点,不能安下心来做某一项适合自己年龄特点的游戏,如积木等。不能贯穿始终地参加一种游戏。上小学时,不能从头至尾地听讲,易被教室外边的声音吸引;做作业时错误百出,学习成绩不稳定;在家做作业时,时做时玩,效率很低。在严格要求和督促下,对喜爱的事情也能注意力集中较长的时间,如看电视、听广播等。注意力集中困难往往延长到青春期也不易改善。

(二)活动过度

患儿往往从小就表现活动过度,有的母亲回忆在胎儿期就特别好动,出生后显得活泼,手脚乱动,有时吃奶时也不安定,四肢乱动,睡眠少,醒来立即要起床,学走路不稳,常呈慌张跌撞的奔跑。进幼儿园后,不能安静地坐在座位上,到处乱动,动作凌乱无序,乱翻抽屉,破坏玩具,撕书本,吃饭时杯盘狼藉。在学龄期上学时,活动受到限制,粗大的动作逐渐变为小动作,如不停地在座位上扭屁股,伸腿脚,有时不停地削铅笔,切橡皮,咬衣角,玩辫梢,在书本上乱写乱画,有时逗引同学,更甚者在课桌上敲打,口中喊叫,甚至在教室内乱跑,一听到下课铃响,迫不及待地冲出教室,与同学打架。睡觉时不安稳,翻来覆去,说梦话,磨牙齿等。至青春期,大部分患儿的多动症有明显改善或逐渐消失。

(三)情绪不稳,任性冲动

多动症患儿情绪易冲动、激惹,不易预测其情绪波动。易怒易哭,易冲动并非常任性,对一般的孩子是一个很普通的刺激,对多动症患儿易引起强烈的激动或愤怒,常为一点小事大吵大闹,甚至在冲动之下打伤别人,破坏东西,做游戏易急躁等。

(四)学习困难

学习困难有轻有重,尽管他们智力水平正常或接近正常,由于注意力涣散等症状,不能全面掌握所学内容,家庭作业常不能完成,多半学习成绩较差或不稳定。

ADHD 患儿有视觉认知功能障碍,不能将图画中的各部综合成一个整体,不能掌握图形的意义;还有听觉辨别能力或综合能力的障碍,分不清相近似的声音,可产生诵读、拼音及语言表达能力方面的困难;抽象思维、概括及理解能力较差,这些都影响学习效果。

(五)各种行为问题

多数 ADHD 患儿由于冲动、撩人、动作过度,干扰别人的学习,捣乱破坏课堂纪律,常与同学相处不好,受到家长和老师的斥责,有的被家长打骂,他们易出现逃学、说谎、欺骗,甚至可逃离家庭,走上犯罪道路。但 ADHD 患儿能在良好的教养环境中成长,多数不会出现上述情况。

(六)神经系统的轻微体征

ADHD 患儿常伴有轻微的神经体征,如指鼻试验、对指试验、翻手试验、两臂伸展试验的"阳性"结果。快速动作以及用剪刀、系鞋带、扣纽扣等精细动作显得笨拙,有时还会出现不自主运动和习惯性抽搐等,上述这类体征不明显也不太固定,均无定位意义。

(七)脑电图检查

一般脑电图无特异性改变,根据院内外检查结果异常脑电图者约为 50%,多数为轻微或中度异常脑电图,主要表现为较多的慢波(以 Q 波为多),尖波、棘波少见,如脑电图明显异常者,应重新考虑诊断。

三、诊断

目前 ADHD 诊断主要依据病史、临床表现、神经系统的检查、脑电图检查以及各种心理测验。我国临床使用最广泛的诊断标准是美国精神病学会的《精神障碍诊断与统计手册》第 4 版(DSM-Ⅳ)。

(一)症状学标准

1.注意缺陷症状

以下 9 项中至少具备 6 项。

(1)在学习、工作或其他活动中,常常不注意细节,容易出现粗心所致的错误。

(2)在学习或游戏活动时,常常难以保持注意力。

(3)注意力不集中(说话时常常心不在焉,似听非听)。

(4)往往不能按照指示完成作业、日常家务或工作(不是由于对抗行为或未能理解所致)。

(5)经常难以完成有条理、有顺序的任务或其他活动。

(6)不喜欢、不愿意从事那些需要精力持久的事情(如作业或家务),常常设法逃避。

(7)常常丢失学习、活动所必需的东西(如玩具、课本、铅笔、书或工具等)。

(8)很容易受外界刺激而分心。

(9)在日常活动中常常丢三落四。

2.多动、冲动症状

以下 9 项中至少具备 6 项。

(1)常常手脚动个不停,或在座位上扭来扭去。

(2)在教室或其他要求坐好的场合,常常擅自离开座位。

(3)常常在不适当的场合过分地跑来跑去或爬上爬下(在青少年或成人可能只有坐立不安的主观感受)。

(4)往往不能安静地游戏或参加业余活动。

(5)常常一刻不停地活动,好像有个马达在驱动他。

(6)常常话多。

(7)常常别人问话未完即抢着回答。

(8)在活动中常常不能耐心地排队等待轮换上场。

(9)常常打断或干扰他人(如别人讲话时插嘴或干扰其他儿童游戏)。

(二)起病与病程

7 岁前出现症状,至少持续 6 个月。某些症状造成的损害至少在两种场合(例如学校和家里)出现。

(三)严重程度标准

在社交、学业或成年后职业功能上,具有明显的临床损害证据。

四、鉴别诊断

(一)顽皮的正常儿童

这类孩子也很活泼,动作也较多,但上课时能集中精力安静听课,能克制自己不做小动作,这些儿童一般无学习困难或适应困难表现,不具备神经系统某些轻微的体征。

(二)精神发育迟滞

主要从病史、体格检查、智力测验进行分析比较,如是精神发育迟滞、开始走路和说话均较晚,社会适应能力普遍低下,智商测定多在 70 以下。

(三)癫痫

癫痫患儿多有冲动和多动表现,但常有癫痫发作的临床表现。ADHD 的脑电图也有尖波、棘波,但无临床发作表现。

(四)儿童精神分裂症

儿童精神分裂症可有注意力涣散、情绪不稳、冲动等,但精神分裂症患儿具有特异的思维不连贯、内容离奇、情感淡漠、感知觉障碍、行为怪异等,是 ADHD 患儿不具有的表现,并且一般起病较晚(6 岁以后)。

(五)小舞蹈症

小舞蹈症有风湿热、关节痛、咽喉炎的病史,实验室检查可有风湿热的阳性结果。小舞蹈症不受意志控制,呈不自主、不协调、无目的行为,本病抗风湿治疗有效,而 ADHD 则不然。

五、治疗

ADHD 是一种复杂的、可引起多种问题的精神障碍。任何单一的治疗往往难以达到显著持久的效果,需要综合的、多方位的治疗,目前认为药物治疗与行为治疗是其基本治疗方法,必须根据儿童的不同表现制订个体化治疗方案,对于学龄前儿童,主要是实施教育及行为治疗,很少需要药物治疗。因为在较小的儿童药物治疗不良反应较明显,还可能出现分离性焦虑、依附行为、烦躁不安等不良反应,造成管理上更加困难。对个别极严重对家庭造成严重的干扰时,才考虑在医生严密观察下小剂量用药。而学龄儿童,由于需要尽快地帮助他们在课堂上集中注意力,除教育外,常需配合药物治疗。常用的药物有中枢神经兴奋剂、抗抑郁剂、抗精神病药物等。目前中枢兴奋剂为 ADHD 治疗的首选药物。

(一)药物治疗

1.盐酸哌甲酯

盐酸哌甲酯是治疗 ADHD 的首选药物,6 岁以下儿童禁用。盐酸哌甲酯根据疗效持续时间分为长效和短效两种制剂。

(1)短效(盐酸哌甲酯片):6~17 岁的儿童和青少年,从每次 5mg,每日 1~2 次开始(通常早晨 7:00 左右和中午),每周逐渐增加 5~10mg。每日最大推荐剂量是 60mg。常用最适量在 0.3~0.7mg/kg,每日 2~3 次(日总剂量范围 0.6~2.1mg/kg)。

(2)长效(盐酸哌甲酯控释片):从 18mg/d,每日 1 次开始,剂量滴定期间每周调整一次剂量,最大推荐剂量 54mg/d。

近年来对长效盐酸哌甲酯的研究表明其疗效佳,治疗安全,不良反应轻。盐酸哌甲酯可能出现的不良反应有头痛、腹痛、影响食欲、睡眠、眩晕,一般在服药 1~6 个月消失。近年来研究认为伴抽动的 ADHD 患儿用盐酸哌甲酯是安全的,治疗前或治疗中出现抽动障碍并不是使用盐酸哌甲酯的绝对禁忌证,可在治疗患儿抽动同时,加服盐酸哌甲酯治疗 ADHD。

2.匹莫林

匹莫林为噁唑类化合物,属于中枢神经兴奋剂。因为有引起急性肝衰竭的风险,美国食品药品监督管理局已经禁止使用此药。

3.可乐定

可乐定为 α 受体激动剂,国外有可乐定用于治疗 ADHD 和抽动-秽语综合征的临床研究,但中国国家食品药品监督管理总局尚未批准可乐定用于治疗儿童及青少年 ADHD。

4.托莫西汀

体重小于 70kg 的儿童及青少年患儿,每日初始总剂量可为 0.5mg/kg,3d 后增加至 1.2mg/kg,单次或分次服药,每日总剂量不可超过 1.8mg/kg 或 100mg。体重大于 70kg 者,每日初始总剂量可为 40mg/d,3d 后可增加至目标剂量 80mg/d,单次或分次服药,每日总剂量不超过 100mg。停药时不必逐渐减量。本药目前还未通过中国国家食品药品监督管理总局审批。

5.其他

我国有许多治疗 ADHD 的中医方剂,但尚缺乏大样本、双盲、随机、对照的研究证实其疗效。近年来有学者加用 γ-氨酪酸治疗 ADHD 取得了一定疗效。

(二)心理与行为治疗

行为治疗是指对其适宜的行为给予奖励,对不适宜的行为加以惩罚,反复实施奖励和惩罚可逐渐使行为得到塑造。行为治疗有助于减少患儿分心,为患儿树立目标及提供连续、及时和规律的反馈信息,从而达到提高学习成绩、改善课堂纪律和行为,以及改善与同伴关系和攻击行为等。常用的行为治疗方法包括强化、塑造、消退、惩罚等。要使某种行为继续下去或增多,就使用强化、塑造等方法;要使某种行为减少或消失,可使用消退、惩罚等方法;消退与正性强化合用来促进恰当行为的出现,减少不良行为。

第十五章 儿童重症

第一节 心搏呼吸骤停和心肺复苏术

心搏呼吸骤停是指患儿突然呼吸及循环功能停止。心肺复苏(CPR)指采用急救医学手段,恢复已中断的呼吸及循环功能,为急救技术中最重要而关键的抢救措施。心搏与呼吸骤停往往互为因果,伴随发生。因此救治工作需两者兼顾,同时进行,否则复苏难以成功。

心肺复苏的最终目标不仅是重建呼吸和循环,而且要维持脑细胞功能,尽量避免神经系统后遗症,保障生存质量。随着对保护脑功能和脑复苏重要性认识的深化,更宜将复苏全过程称为心肺脑复苏(CPCR)。小儿心肺脑复苏成功的标准为:心肺功能恢复至病前水平,无惊厥、喂养困难及肢体运动障碍,语言表达正常,智力无障碍。

一、心搏呼吸骤停的病因

引起儿童心搏呼吸骤停的原因:一是疾病所致;二是意外伤害,包括呼吸衰竭、新生儿窒息、婴儿猝死综合征(SIDS)、外伤、败血症、神经系统疾病、溺死、中毒等。新生儿和婴儿死亡的主要原因是先天性畸形、早产的并发症和婴儿猝死综合征等;而意外伤害逐渐成为导致年长儿童死亡的主要原因。

(一)心搏骤停原因

(1)麻醉意外:严重低氧、酸中毒时更易发生。

(2)外伤及意外:颅脑或胸部外伤、烧伤、电击、药物过敏、心胸手术、心导管检查等。

(3)心脏疾病:病毒性或中毒性心肌炎、心律失常,尤其是阿-斯综合征。

(4)中毒:尤以氯化钾、洋地黄、奎尼丁、锑制剂等药物中毒多见。

(5)继发于呼吸衰竭或呼吸停止,如窒息、溺水、气管异物等。

(6)严重低血压。

(7)电解质平衡失调:如高钾血症、严重酸中毒、低钙血症。

(8)婴儿猝死综合征。

(9)迷走神经过度兴奋。

(二)呼吸骤停原因

(1)急性上、下气道梗阻:见于气管异物,胃食管反流,喉痉挛,喉头水肿,严重哮喘持续状态,强酸、强碱致气道烧伤,痰堵等。

(2)意外及中毒:如溺水、颈绞缢、药物中毒(催眠药、箭毒、氰化物中毒等)。

(3)中枢神经系统抑制:颅脑损伤、炎症、肿瘤、脑水肿、脑疝等。

(4)胸廓损伤或双侧张力性气胸。

(5)肌肉神经疾患:如感染性多发性神经根炎、肌无力、进行性脊髓性肌营养不良、晚期皮肌炎等。

(6) 继发于惊厥或心脏停搏后。

(7) 代谢性疾患：如新生儿低钙血症、低糖血症、甲状腺功能低下等。

(8) 婴儿猝死综合征：发达国家新生儿期后婴儿死亡的常见原因。

二、临床表现

(1) 突然昏迷：一般心脏停搏 8~12s 后出现。部分患儿可有一过性抽搐。

(2) 瞳孔扩大：瞳孔大小反映脑细胞受损程度。心脏停搏 30~40s 后瞳孔开始扩大,对光反射消失。

(3) 大动脉搏动消失：心搏、呼吸骤停后,颈动脉、股动脉搏动随之消失。若仍可触及血管搏动,表示体内重要器官尚有一定血液灌注。

(4) 心音消失：心脏停搏时心音消失。若心率<60 次/min,心音极微弱,此时心脏虽未停搏,但心排血量已极低,不能满足机体所需,也要进行心脏按压。

(5) 呼吸停止：心脏停搏 30~40s 后即出现呼吸停止,此时胸腹式呼吸运动消失,听诊无呼吸音,面色灰暗或发绀,应注意呼吸过于浅弱、缓慢或呈倒气样时,不能进行有效气体交换,所造成的病理生理改变与呼吸停止相同,也需进行人工呼吸。

(6) 心电图：常见等电位线、室颤、无脉性室速和无脉性电活动(PEA)。等电位线是儿童心搏骤停最常见的心电图表现,占 70% 以上;室颤占 10%~15%。无脉性室速时虽心电图呈室速波形,但心肌无有效收缩和排血,其病理生理状态与室颤相同,PEA 也称电机械分离(EMD),心电图常表现为不同程度的传导阻滞或室性逸搏,甚至正常波群的窦性节律,但心脏无有效收缩和排血,测不到血压和脉搏,其发生与冠状动脉供血不足、心肌广泛缺血、缺氧、低血容量、张力性气胸、肺栓塞、心肌破裂及心脏压塞等有关。

三、诊断

凡突然昏迷伴大动脉搏动或心音消失者即可确诊。心搏呼吸骤停的诊断并不困难。一般患儿突然昏迷及大血管搏动消失即可诊断;但在紧急情况下,触诊不确定有无大血管搏动也可拟诊(10s),而不必反复触摸脉搏或听心音,以免延误抢救时机。

四、儿童心肺复苏流程

立即现场实施 CPR 最重要,分秒必争开始人工循环与人工呼吸,以保证全身尤其是心、脑重要器官的血流灌注及氧供应,为心肺复苏成功与否的关键。复苏开始无须强调寻找病因,不同病因所致心搏呼吸骤停,基础生命支持方法基本一致,待一期复苏成功后,再明确病因,治疗原发病。

现代复苏观点将复苏全过程视为 3 个阶段。①基础生命支持(BLS)：主要措施为胸外心脏按压(人工循环)、开放气道、口对口人工呼吸。②高级生命支持(ALS)：指在 BLS 基础上应用辅助器械与特殊技术、药物等建立有效的通气和血液循环。③延续生命支持(PLS)：即复苏后稳定处理,其目的是保护脑功能,防止继发性器官损害,寻找病因,力争患儿达到最好的存活状态。对于心搏呼吸骤停,现场抢救十分必要,应争分夺秒地进行。强调黄金 4min,即在 4min 内进行 BLS,并在 8min 内进行 ALS。

（一）迅速评估和启动急救医疗服务系统

包括迅速评估环境对抢救者和患儿是否安全、评估患儿的反应性和呼吸（5～10s 内做出判断）、检查大血管搏动（婴儿触摸肱动脉、儿童触摸颈动脉或股动脉，10s 内做出判断），迅速决定是否需要 CPR。

（二）迅速实施 CPR

迅速、有效地 CPR 对自主循环恢复（ROSC）和避免复苏后神经系统后遗症至关重要。婴儿和儿童 CPR 程序为 C－A－B 方法，即胸外按压（C）、开放气道（A）和建立呼吸（B）；对于新生儿，心搏骤停主要为呼吸因素所致（已明确为心脏原因者除外），其 CPR 程序为 A－B－C 方法。

1.胸外按压（C）

当发现患儿无反应、没有自主呼吸或只有无效的喘息样呼吸时，应立即实施胸外按压，其目的是建立人工循环。

胸外按压方法：为达到最佳胸外按压效果，应将患儿放置于硬板上。对于新生儿或婴儿，可使用单人使用双指按压法：将两手指置于乳头连线下方按压胸骨；或使用双手环抱拇指按压法：将两手掌及四手指托住两侧背部，双手拇指按压胸骨下 1/3 处。对于儿童，可用单手或双手按压胸骨下半部；单手胸外按压时，可用一只手固定患儿头部，以便通气；另一手的手掌根部置于胸骨下半段，手掌根的长轴与胸骨的长轴一致；双手胸外按压时，将一手掌根部重叠放在另一手背上，十指相扣，使下面手的手指抬起，手掌根部垂直按压胸骨下半部。注意不要按压到剑突和肋骨。按压深度至少为胸部前后径的 1/3，婴儿大约为 4cm，儿童大约为 5cm。按压频率至少为 100 次/min，每一次按压后让胸廓充分回弹以保障心脏血流的充盈。应保持胸外按压的连续性，尽量减少胸外按压的中断（<10s）。

2.开放气道（A）

儿童，尤其是低龄儿童主要为窒息性心搏骤停，因此，开放气道（A）和实施有效的人工通气（B）是儿童心肺复苏成功的关键措施之一。首先应清理口、咽、鼻分泌物、异物或呕吐物，必要时进行口、鼻等上气道吸引；开放气道多采取仰头抬颏法：用一只手的小鱼际（手掌外侧缘）置于患儿前额，另一只手的示指、中指置于下颌将下颌骨上提，使下颌角与耳垂的连线和地面垂直；注意手指不要压颏下软组织，以免阻塞气道；疑有颈椎损伤者可使用托颌法：将双手放置在患儿头部两侧，握住下颌角向上托下颌，使头部后仰程度为下颌角与耳垂连线和地面成 60°（儿童）或 30°（婴儿）；若托颌法不能使气道通畅，应使用仰头抬颏法开放气道。

3.建立呼吸（B）

（1）口对口人工呼吸：此法适合于现场急救。操作者先深吸一口气，如患儿是 1 岁以下婴儿，可将嘴覆盖口和鼻；如果是较大的婴儿或儿童，用口对口封住，拇指和示指紧捏住患儿的鼻子，保持其头后倾；将气吹入，同时可见患儿的胸廓抬起。停止吹气后，放开鼻孔，使患儿自然呼气，排出肺内气体。应避免过度通气。

口对口人工呼吸即使操作正确，吸入氧浓度也较低（<18%）；操作时间过长时术者易疲劳，也有感染疾病的潜在可能，如条件允许，或医院内的急救，应尽快采取球囊－面罩通气。

（2）球囊－面罩通气：如果只需短期通气，球囊－面罩通气与气管插管一样有效，且相对更安全。常用的气囊通气装置为自膨胀气囊(婴儿和低龄儿童容积至少为 450mL,年长儿童容积为 1000mL),可输入空气或氧气,在氧气流量为 10L/min 时,递送的氧浓度为 30%～80%。配有贮氧装置的气囊可以提供 60%～95%高浓度氧气,氧气流量应维持在 10～15L/min。气囊常配有压力限制活瓣装置,压力水平在 35～40cmH₂O。面罩应紧密盖在面部,覆盖住患儿口鼻,并托颌保证气道通畅。可采取"EC"绀方式进行球囊－面罩通气:中指、无名指、小指呈"E"字形向面罩方向托颌,拇指和示指呈"C"形将面罩紧紧扣在面部。在上述操作时要观察患儿的胸廓起伏以了解辅助通气的效果;如无有效通气(表现为胸廓抬动不明显),应考虑是否仍存在气道梗阻(如气管异物未排出等)。

(3)胸外按压与人工呼吸的协调:单人复苏婴儿和儿童时,在胸外按压 30 次和开放气道后,立即给予 2 次有效的人工呼吸,即胸外按压和人工呼吸比为 30∶2;若为双人复苏则为 15∶2。高级气道建立后,胸外按压与人工呼吸不再进行协调,胸外按压以不少于 100 次/min 的频率不间断地进行;呼吸频率为 8～10 次/min(即每 6～8s 给予 1 次呼吸),注意避免过度通气。如果有 2 名或更多的救助者,可每 2min 交换操作,以防止实施胸外按压者疲劳,导致胸外按压质量及效率降低。

4.除颤(D)

在能够获取自动体外除颤器(AED)或手动除颤仪的条件下进行。医院外发生、且未被目击的心搏骤停先给予 5 个周期的 CPR(约 2min),然后使用 AED 除颤;若目击突发性心搏骤停,或心电监护有室颤或无脉性室性心动过速,应尽早除颤;1～8 岁儿童使用儿科剂量衰减型 AED;婴儿应首选手动型除颤仪,次选儿科剂量衰减型 AED,也可以使用不带儿科剂量衰减器的 AED。初始除颤能量用 2J/kg,若需要第 2 次除颤,则电击能量至少升至 4J/kg,但不超过 10J/kg。除颤后应立即恢复 CPR,尽可能缩短电击前后的胸外按压中断时间(<10s)。2min 后重新评估心搏节律。

(三)迅速启动急救医疗服务系统

如果有 2 人参与急救,则在一人实施 CPR 的同时,另一人迅速启动急救医疗服务系统(EMS),如电话联系"120"或附近医院的急救电话和获取 AED 或手动除颤仪。如果只有一人实施 CPR,则在实施 5 个循环的 CPR(30∶2 的胸外按压和人工呼吸)后,联络 EMS 和获取 AED 或手动除颤仪;并尽快恢复 CPR,直至急救医务人员抵达或患儿开始自主呼吸(ROSC)。

(四)高级生命支持(ALS)

ALS 是在 BLS 基础上及时转运到有条件的医疗急救中心,建立血管通路、应用药物、放置气管、电除颤、心电监护、对症处理复苏之后的症状等,以最大限度地改善预后。有效的 ALS 依赖于前期高质量的 CPR,尤其是正确的胸外按压("C"步骤);对于以窒息性心搏骤停最为常见的儿童 CRP 而言,有效通气("B"步骤)同样至关重要条件。允许时(如在医院内、医疗团队参与、有急救设备等),BLS 和 ALS 应同时进行;如一人实施胸外按压,一人进行通气(包括建立高级气道),其他人准备除颤仪、心电监护、建立输液通道、准备急救药物和计算药物剂量等。

1.高级气道通气

高级气道通气包括放置口咽或鼻咽气道、喉面罩通气道、气管插管、食管－气管联合导气管等。

（1）口咽气道和鼻咽气道：能够避开舌头和软腭，有助于维持气道开放；口咽气道适用于没有咽反射者，鼻咽气道适用于有咽反射者；宜注意导管的大小与放置的长度。

（2）喉面罩通气道（LMA）：用于球囊－面罩通气不成功，又未进行气管插管者。与年长儿童和成人相比，年幼儿童 LMA 置入相关的并发症发生率较高。

（3）气管插管：当需要持久通气，或面罩吸氧不能提供足够通气时，就需要用气管内插管代替，面罩吸氧无囊气管导管（UETT）和有囊气管导管（CETT）均可用于婴儿和儿童。气管导管内径大小可根据患儿年龄选择。若用 UETT，导管内径：＜1 岁为 3.5mm，1～2 岁为 4mm，＞2 岁为可用公式进行估算：[4＋（年龄/4）]mm；若用 CETF，导管内径：＜1 岁为 3mm，1～2 岁为 3.5mm，＞2 岁可用公式进行估算：[3.5＋（年龄/4）]mm。插管后可继续进行皮囊加压通气，或连接人工呼吸机进行机械通气。

（4）食管－气管联合导气管（ETC）：为双腔导管，一个腔是盲端，用作食管堵塞气道；另一个腔远端开放，作为标准的气管导管。ETC 用于没有反应、没有咽反射的患儿；可在自然体位插管，可盲插，插入迅速，可作为气管导管插管失败的解救措施之一。

2.供氧

自主循环尚未恢复前，推荐使用 100％纯氧；ROSC 后，动态检测动脉血氧饱和度，应逐步调整供氧，以保证动脉血氧饱和度大于 94％。

3.建立与维持输液通路

建立血管通路是使用药物、补充液体和获取血液标本的必需，中心静脉通路具有许多优点，但由于建立中心静脉通路耗时较多，因此周围静脉通路常为首选；必要时可同时建立周围静脉和中心静脉通路。静脉通路（IV）不能迅速建立（＞90s）时，应建立骨内通路（IO）。骨内通路适用于任何年龄，是一种安全、可靠，并能快速建立的给药途径。如果静脉通路和骨内通路均未能及时建立，利多卡因、肾上腺素、阿托品、纳洛酮等脂溶性药物可经气管通路（ET）给药；气管内途径给药的药物最佳剂量尚未确定，一般利多卡因和纳洛酮的剂量为静脉用药剂量的 2～3 倍，肾上腺素的剂量为静脉用药剂量的 10 倍；如果在 CPR 过程中气管内给药，可短暂停止胸外按压后注入药物，用至少 5mL 的生理盐水冲洗气道，然后立即给予连续 5 次的正压通气。

4.药物治疗

药物治疗的主要作用包括抗心律失常、纠正休克、纠正电解质和酸碱失衡、维持心排血量和复苏后稳定等，有条件应尽快给予。常用急救药物如下。

（1）肾上腺素：儿科患儿最常见的心律失常是心搏停搏和心动过缓，肾上腺素有正性肌力和正性频率作用，能升高主动脉舒张压和冠状动脉灌注压。IV 或 IO 给药剂量为 0.01mg/kg，（1：10000 溶液 0.1mL/kg），最大剂量为 1mg；ET 给药剂量为 0.1mg/kg，最大剂量为 2.5mg；必要时间隔 3～5min 重复 1 次，注意不能与碱性液体于同一管道输注。

（2）碳酸氢钠：由于心搏骤停后出现的酸中毒多为呼吸性酸中毒合并高乳酸性代谢性酸中毒，因此不主张常规给予碳酸氢钠。心搏骤停或严重休克时，血气分析可能无法准确反映机体酸中毒的程度，碳酸氢钠过量使用可影响组织内氧的输送，引起低钾血症、低钙血症和高钠血症，降低室颤阈值和导致心肌功能不全。在抢救中毒、高血钾所致的心搏骤停，以及较长时间心搏骤停时,需要使用碳酸氢钠;首次剂量为 1mmol/kg,IV 或 IO 缓慢注入。自主循环建立及抗休克液体输入后,碳酸氢钠的用量可依血气分析的结果而定。

(3)阿托品:可提高心率,改善心动过缓,作为心室停搏或心动过缓、无脉心电活动(PEA)时的常规治疗药物。IV 或 IO 剂量为 0.02mg/kg,ET 剂量为 0.04～0.06mg/kg,间隔 5min 可重复使用。最小剂量为 0.1mg,单次最大剂量为 0.5mg;抢救有机磷农药中毒时需要更高剂量的阿托品,但有证据显示,PEA 或心室停搏时使用阿托品没有治疗效果,目前已不再推荐阿托品作为心肺复苏的常规治疗药物。

(4)葡萄糖:高糖血症和低糖血症均可导致脑损伤,因此危重患儿应床旁监测血糖浓度。儿童糖原储备有限,当机体能量需要增加时,可导致低血糖;应给予葡萄糖,0.5～1.0g/kg,IV 或 IO 给药;新生儿用 10%葡萄糖 5～10mL/kg,婴儿和儿童用 25%葡萄糖 2～4mL/kg,青少年用 50%葡萄糖 1～2mL/kg。CPR 后常出现应激性、一过性高血糖;CPR 期间宜用无糖液,血糖高于 10mmol/L 即要控制,CPR 后伴高血糖的患儿预后差。

(5)钙剂:儿童 CPR 不常规应用钙剂,只有在已证实的低钙血症、钙拮抗剂过量、高镁血症或高钾血症时才给予钙剂。10%葡萄糖酸钙 100～200mg/kg(1～2mL/kg)或 10%氯化钙 20mg/kg(0.2mL/kg),单次最大剂量为 2g。

(6)纳洛酮:用于阿片类药物过量。剂量:<5 岁或体重<20kg 的患儿为 0.1mg/kg,>5 岁或体重>20kg 的患儿为 2mg,IV、IO 或 ET 给药。

(7)腺苷:抑制窦房结和房室结活性,是终止有症状性室上性心动过速的有效药物。首剂 0.1mg/kg(最大剂量 6mg),快速推注,重复剂量 0.2mg/kg(最大剂量 12mg);随后快速滴注生理盐水,以促进药物输送到中央循环(利用中心静脉通路输入效果最佳)。应在心电监护下用药。腺苷不得用于预激综合征(WPW 综合征)和非规则宽 QRS 波群心动过速(QRS 波时限>0.09s),因为它会导致心律变成室颤。

(8)胺碘酮:用于多种心律失常,尤其是室性心动过速;对于室颤,经 CPR、2～3 次电除颤、注射肾上腺素无效,可使用胺碘酮。剂量为 5mg/kg,IV 或 IO 给药,可重复给药 2 次至总剂量达 15mg/kg,单次最大剂量为 300mg。用药时应检测心电图和血压,心搏停止时可快速负荷;若已出现灌注心律,给药要慢(20～60min);慎与其他延长 QT 间期的药物合用。

(9)利多卡因:用于复发性室性心动过速、室颤和频发性室性期外收缩(治疗难治性室颤疗效不如胺碘酮,但无胺碘酮时或胺碘酮无效时可选用利多卡因)。IV 或 IO 负荷剂量为 1mg/kg,维持剂量为 20～50μg/(kg·min)。

(五)复苏后稳定阶段

经人工呼吸、心脏按压及药物急救治疗自主循环恢复并能维持者,进入复苏后稳定阶段。自主循环恢复只是心肺复苏成功的第一步,之后可能相继出现因心、脑、肺、肾等重要器官严重缺氧和代谢紊乱等带来的严重影响。因此心脏复跳后须严密监护患儿,维持各种高级生命支持措施,争取自主呼吸尽早出现,并对相继发生的各种异常采取相应的有效措施,包括维持有效循环,积极进行脑复苏,加强呼吸道管理,维持肾功能、防止水电紊乱,避免继发感染等。查找病因、治疗原发病也很重要,否则将再度引起呼吸、心搏骤停。

1.维持呼吸功能

复苏后继续保持有效通气和维持氧供、保持气道通畅。自主呼吸不稳定者应及早气管插管机械通气。除非有脑疝先期症状，不常规使用过度通气。因为过度通气可使心排血量和脑灌注压下降，对神经系统预后弊大于利。对躁动患儿可给予镇静剂（地西泮或咪达唑仑）、肌松剂，以保证最佳通气、减少氧耗与气压伤。

在 CPR 时给予 100% 纯氧是合理的。一旦自主循环恢复，应监测血氧饱和度，逐渐调节吸入氧浓度使动脉血氧饱和度维持在 94% 以上，但<100%。这样既可保证足够氧供，又可防止发生低氧血症或高氧血症。

2.稳定循环功能

在心搏骤停复苏成功患儿中，复苏后心肌功能不全和低血压性休克很常见，且这些改变在长期存活者中常为可逆性，积极的血流动力学支持治疗可改善预后。因此对心肺复苏后确认或怀疑有心血管功能障碍者，应该给予血管活性药物调节心血管功能。此外，对复苏后低血压同时有中心静脉压降低者给予液体复苏，有严重心律失常应予纠正，并维持电解质和内环境稳定。

3.积极脑复苏

脑功能是否恢复，为衡量复苏成败的关键。复苏的主要目的之一是保护脑功能，同时避免造成继发性脑损害的危险因素。具体措施包括：避免常规使用过度通气、采用治疗性低体温、控制惊厥和纠正低血糖或电解质紊乱等代谢异常。

（1）减轻或消除继发的脑低灌注状态：保证脑细胞有充分的氧和能量供应，促进脑细胞膜功能及早恢复。心脏复跳后，以谨慎维持正常或稍高的脑灌注压为宜。为此应维持正常血压，给予脱水剂等治疗颅内高压。

（2）提供充分的氧和能量供应：脑复苏时最好能使 $PaO_2>13.3kPa$，这样可增加氧通过水肿脑组织至神经细胞的梯度差，同时要纠正贫血，提高心排血量。

（3）减轻脑水肿：防治颅内高压。

（4）镇静、止痉、降低脑细胞代谢以终止病理过程：积极治疗缺氧后的惊厥发作，但不主张预防性用药。认真寻找引发惊厥的其他可纠正的代谢原因（低血糖或电解质紊乱）。常用药物如地西泮、苯巴比妥等。此外，巴比妥类药物可抑制脑代谢、降低脑耗氧量、增加脑组织对缺氧的耐受性、保护脑功能。

（5）低温疗法：治疗性低体温在 CPR 后对神经系统的保护作用在成人和新生儿的研究中已被证实。尽管尚无前瞻性双盲对照研究证实治疗性低体温在儿童的作用，基于在成人获得的证据，治疗性低体温（32~34℃）对院外有目击者的 VF 所致心搏骤停复苏后仍处于昏迷状态的青少年、心肺复苏后处于昏迷状态的婴儿和儿童可能有益。

（6）消除可能损害脑细胞的生化代谢因素：如颅内葡萄糖过多，将生成过多底物，使脑内乳酸酸中毒，导致脑水肿、脑细胞死亡。故高血糖患儿不用或慎用含糖液；血糖>10mmol/L 可加用胰岛素。

4.维持肾功能

小儿尿量<1mL/(kg·h)、青少年<30mL/h 即为少尿。它可因肾前原因（血容量不足、

肾灌注减少)、肾缺血损害、再灌注损伤所致。应针对原因处理,如补充血容量;用儿茶酚胺类药物改善心功能;避免或慎用对肾有毒或通过肾排泄的药物等。

5.维持水与电解质平衡

复苏患儿均存在水潴留,宜使出入量略呈负平衡状态。最好每日测量体重,保持体重恒定。高血糖患儿可加用胰岛素,按每 4g 葡萄糖加 1U 胰岛素计算,同时注意纠正酸中毒、低钙、低钾。

6.治疗原发病及防治感染

去除病因是避免再次发生心搏呼吸骤停的根本方法。应特别注意寻找并尽快治疗可逆性的病因。

第二节　呼吸衰竭

呼吸衰竭是指由各种原因导致的呼吸功能障碍,使动脉血氧分压降低和(或)二氧化碳分压增加,患儿有呼吸困难的表现,如呼吸音降低或消失、吸气时有辅助呼吸肌参与,出现吸气性凹陷,以及意识状态的改变。儿童呼吸衰竭多为急性呼吸衰竭,是儿科重要的危重病,是导致儿童心搏呼吸骤停的主要原因,具有较高的病死率。小儿呼吸衰竭多见于婴幼儿和新生儿,它是新生儿和婴幼儿的第一位死亡原因,也是新生儿和儿童重症监护病房的常见住院原因。随着对小儿呼吸生理的深入了解和医学诊疗技术的发展,小儿呼吸衰竭诊治水平明显提高,预后也明显改善。

一、病因

(一)呼吸系统本身的疾病

(1)上呼吸道梗阻:在婴幼儿较为多见,以吸气性呼吸困难为主要表现。声门下及喉部是呼吸道的峡部,也是梗阻发生的主要部位,如感染所致喉气管支气管炎或会厌炎、咽喉壁脓肿、异物吸入、扁桃体及腺样体肥大、扁桃体周围脓肿、严重喉软骨软化、喉痉挛、气管插管后声门下狭窄、化学烧伤或烫伤后喉头水肿、舌根囊肿、局部血管瘤或淋巴管瘤、颅面部发育畸形等均可引起。

(2)下呼吸道梗阻:以呼气性呼吸困难为主要表现,包括哮喘急性发作,毛细支气管炎,阻塞性细支气管炎,误吸所致窒息,溺水,慢性肺疾病,气管、支气管软化或狭窄,血管环压迫等,重症肺部感染时的分泌物、坏死物,也可阻塞细支气管,造成下呼吸道梗阻。此外,Steven-Johnson 综合征、中毒性表皮坏死性溶解症等可导致呼吸道黏膜脱落堵塞后引起呼吸衰竭。

(3)肺部疾病:包括各种肺部间实质病变,最常见的为肺炎,毛细支气管炎、间质性肺疾病等也是常见疾病;此外,还包括肺水肿、肺出血、肺栓塞、肺挫伤、新生儿呼吸窘迫综合征、急性呼吸窘迫综合征(ARDS)等。

(二)呼吸泵异常

呼吸泵异常指从呼吸中枢、脊髓到呼吸肌和胸廓各部位的病变,主要引起通气不足,还可引起咳嗽、排痰无力,导致肺不张、感染加重。

(1)神经和(或)肌肉病变:包括重症肌无力,各种原因引起的肌肉病变如吉兰-巴雷综合征、肌营养不良、线粒体脑肌病或其他代谢性肌病、膈肌麻痹、膈疝、脊肌萎缩、肉毒中毒等。

(2)胸廓外伤或畸形:严重的脊柱侧弯、外伤后导致的连枷胸、肋骨骨折、窒息性胸廓发育不良等,胸部大手术后所致呼吸衰竭也属于此类。

(3)胸腔积液、气胸或液气胸。

(4)脑和脊髓病变:如癫痫持续状态、各种原因引起的脑水肿和颅内高压、早产儿呼吸中枢发育不全,药物过量导致呼吸中枢受抑,脊髓损伤或脊髓炎,各种原因引起的低通气综合征等。

二、临床表现

急性呼吸衰竭的症状和体征包括原发病的表现,低氧血症和高碳酸血症对全身多系统的影响等。临床表现轻重与发生缺氧和二氧化碳潴留的速度密切相关。如 $PaCO_2$ 在数日内缓慢逐渐增加,则机体有一定的代偿和适应能力,对患儿影响较小;若 $PaCO_2$ 突然增高,血 pH 值明显下降,当 pH 值降至 7.20 以下时,可严重影响循环功能及细胞代谢。缺氧和二氧化碳潴留往往同时存在,临床所见常是两者的综合作用。

(一)原发疾病的临床表现

根据原发病的不同而异,如肺炎、脑炎等症状和体征。

(二)呼吸衰竭的早期表现

在严重肺部疾病呼吸衰竭将要发生前,患儿常有明显的呼吸窘迫表现,如呼吸频率增加、过度使用辅助呼吸肌参与呼吸、鼻翼翕动等;由于儿童的胸廓顺应性好,吸气性凹陷特别明显。在新生儿及较小的婴儿,由于存在呼气时将会厌关闭以增加呼气末正压的保护机制,可在呼气时出现呻吟。由于呼吸泵衰竭所致的呼吸衰竭在早期无明显的呼吸窘迫表现,在临床上相对不易发现。例如,患儿有神经肌肉性疾病,可引起肺泡通气不足,而此时的吸气性凹陷并不出现,只有从呼吸浅表或呼吸频率异常减慢等线索中发现。

(三)重要脏器的功能异常

儿童呼吸衰竭,除原发疾病,如肺炎、脑炎等症状和体征外,低氧血症、高碳酸血症、酸中毒等足以导致重要脏器的功能异常,具体如下。

(1)心血管系统:中等程度的低氧血症和高碳酸血症可引起心率和心排血量的增加,而严重低氧血症可致心排血量降低。中等程度的低氧血症可使心律失常的机会增加。低氧和高碳酸血症可引起肺血管阻力增加。

(2)呼吸系统:在外周和中枢化学感受器正常状态下,呼吸衰竭时患儿的每分通气量增加;随气道阻塞程度的加重,辅助呼吸肌常参与呼吸运动。急性呼吸窘迫综合征(ARDS)是急性呼吸衰竭中较为严重的典型病症。由于严重的肺损伤而影响肺的气体交换、肺顺应性降低、胸部 X 线检查显示肺弥散性浸润。儿童 ARDS 的常见触发因素有严重的窒息、休克、脓毒症、心脏外科手术后并发症、肺化学损伤、血液系统恶性肿瘤、重症肺炎,尤其是重症病毒性肺炎,如流行性感冒、副流行性感冒、禽流行性感冒等。

(3)中枢神经系统:因低氧血症和高碳酸血症,可出现头痛、神志模糊、嗜睡、激惹和焦虑等。

(4)肾：呼吸衰竭可导致钠、水排出减少。

(5)血液系统：慢性呼吸衰竭可引起红细胞增多，由于血二氧化碳分压增加、氧离曲线右移，红细胞携带的氧在外周更易释放。

(6)代谢：由于无氧代谢，乳酸产生增加，使血 pH 值明显降低。

(四)并发症

急性呼吸衰竭尤其Ⅱ型呼吸衰竭容易引起各种并发症，及时发现并适当处理这些并发症可改善预后。主要并发症如下。

(1)胃肠道出血：见于并发胃炎或溃疡时，原因为应激反应，胃扩张，胃酸度过高及应用激素。应密切注意血细胞比容、血红蛋白变化及有无大便潜血出现。可用抗酸剂及丙咪替丁预防。还可用去甲肾上腺素 8mg 加入 0.9%氯化钠注射液 100mL 中口服。或用凝血酶溶液口服治疗。

(2)感染：肺部感染和败血症为常见并发症，原因为继发性免疫功能低下、肺清除功能受损、吸入治疗、导管的放置及其他器械污染所致。加强消毒隔离和无菌操作是预防感染的关键。

(3)心律失常：是呼吸衰竭的常见并发症，注意及时纠正低氧血症、低钾血症和心力衰竭，并防止 pH 值大幅度波动，可减少心律失常的发生。

(4)DIC：ARDS 及重症腺病毒肺炎患儿较易发生，应注意及时发现。

(5)静脉血栓及肺栓塞：长期卧床及血液浓缩者易发生，小剂量肝素可以预防，但应注意出血倾向。

三、诊断

血气分析是诊断呼吸衰竭的重要手段，但尚需结合患儿的病因、临床表现等综合判断。不能过分依赖血气分析结果，需根据病史、临床表现和其他检查手段做出全面的分析。

(1)有引起呼吸衰竭的病因：即引起呼吸衰竭的原发病或继发病变，这是诊断呼吸衰竭的前提条件随着医学技术的发展，先进医疗设备和检查手段日新月异，即便如此，它们也不能替代最基本的病史询问和病因分析。详细了解病史、明确病因，不但有助于了解呼吸衰竭发生的基础，还有利于进行针对性的治疗。

(2)符合呼吸衰竭的呼吸系统临床表现：周围性呼吸衰竭时多表现呼吸做功增加，如呼吸频率增快，呼吸费力，可见吸气性三凹征、鼻翼扇动，伴和(或)不伴发绀，患儿力图通过增加做功维持通气量。但出现以上情况并不表明一定发生了呼吸衰竭，且呼吸衰竭患儿也不一定都出现上述典型表现。中枢性呼吸衰竭时，患儿可表现出呼吸节律不规整。呼吸肌受累时，可出现呼吸动度减弱或消失。呼吸衰竭时呼吸频率变化不一，周围性呼吸衰竭早期多呼吸急促，晚期则出现呼吸浅慢。

婴儿可分泌物堵塞和炎症水肿造成细支气管广泛阻塞，呼吸费力并逐步出现呼吸肌疲劳，通气功能障碍；因此在缺氧同时合并较重的呼吸性酸中毒，可致脑水肿，从而出现中枢性呼吸衰竭，表现为呼吸节律改变或呼吸暂停。另一部分以肺部病变为主的婴儿，虽然也可合并严重呼吸道梗阻，但缺氧比二氧化碳潴留更为突出。

(3)动脉血气分析指标是诊断和评估急性呼吸衰竭的常规方法，但临床症状和体征对诊断和病情判断十分重要。儿童的呼吸系统代偿能力有限,故早期认识呼吸衰竭很重要;应尽可能预测呼吸衰竭的发生,避免气体交换障碍的发生。当怀疑有呼吸衰竭时,应快速评估患儿的通气状态,包括呼吸运动是否存在及强弱程度、呼吸频率、呼吸运动幅度、是否存在发绀及上呼吸道梗阻。此外,在低氧血症及高碳酸血症时,患儿常有意识状态的改变,如少哭、少动、意识模糊与激惹交替等。患儿出现明显的呼吸困难且影响到重要脏器的功能,尤其是出现呼吸暂停,往往提示为严重的呼吸衰竭。

(4)要动态观察患儿的病情演变过程来判断病情和指导治疗。对呼吸性酸中毒患儿要注意代偿情况。代偿能力受肾功能、循环情况和液体平衡等多因素影响。急性呼吸衰竭的代偿一般需5~7d。因此,若患儿已发病数日,要注意患儿既往呼吸和血气改变,才能对目前病情做出准确判断。

四、治疗

急性呼吸衰竭的病程视原发病而定,严重者可于数小时内死亡,也可持续数天到数周,演变成慢性呼吸衰竭。若原发病被治愈或自行恢复,大多数患儿可存活,关键是防治并发症和医源性损伤,尤其是继发感染。患儿年龄影响病程长短,婴幼儿呼吸衰竭常在短时间内恢复或死亡;年长儿由于代偿能力较强,较少发生呼吸衰竭,一旦发生,治疗多比较困难,且住院时间较长。救治是否及时也影响病程,并直接影响预后,错过最佳抢救时机则可明显延长治疗时间,降低救治成功率。

随着医疗水平的提高、监测和诊治手段的多样化、多学科的交叉合作,近年来小儿急性呼吸衰竭的存活率和生活质量均有明显提高。呼吸衰竭治疗的目标是改善通换气功能,纠正低氧血症和高碳酸血症以满足机体代谢所需,保护重要脏器功能,减少呼吸衰竭并发症,争取时间度过危机,以更好地对原发病进行治疗。

(一)一般治疗

一般治疗包括将患儿置于舒适的体位,如俯卧位对需要呼吸支持患儿的通气及预后更为有利。胸部物理治疗,如给予翻身、拍背、吸痰等,使气道保持通畅,减少呼吸道阻力和呼吸做功,是呼吸衰竭治疗的辅助措施。适当的营养支持、合理的液体平衡对原发病恢复、气道分泌物排出和保证呼吸肌正常做功有重要意义。

(二)原发疾病的治疗

处理急性呼吸衰竭,首先要对病情做出准确判断,了解病因,决定治疗步骤和方法:如肺炎患儿应予适宜的抗感染治疗,张力性气胸或大量胸腔积液者应积极穿刺排气或排液,颅压高者应积极降颅压,重症哮喘患儿应及时应用激素和支气管解痉药物等。但是对于严重濒危者而言,不能因寻找病因而延误救治,应先行抢救,争取时间再明确病因,给予针对性治疗。

感染常是引起呼吸衰竭的原发病或诱因,也是呼吸衰竭治疗过程中的重要并发症,其治疗成败是决定患儿预后的重要因素。我国儿童社区获得性肺炎病原以病毒、细菌、支原体等为主。细菌以革兰阳性球菌为主,尤其是链球菌类居多;而医院内感染如呼吸机相关肺炎则以革兰阴性杆菌居多,如肺炎克雷伯菌、铜绿假单胞菌、鲍曼不动杆菌、大肠埃希菌等,阴沟肠杆菌也不少见。革兰阳性球菌以葡萄球菌为主,如表皮葡萄球菌、金黄色葡萄球菌(包括耐甲氧西林金黄色葡萄球菌)等。因此,积极有效的抗生素治疗是呼吸衰竭综合治疗的重要手段,应反复多次进行病原学检查以指导抗生素的选择,同时还要避免滥用抗生素;尽量减少患儿继发感染的机会,因此必须注意加强院内感染的控制,强调手卫生,吸痰时无菌操作和呼吸机管道的消毒必须认真做好,并在条件许可时尽早拔除气管插管。

(三)改善呼吸功能

(1)保持呼吸道通畅:呼吸道通畅对改善通气功能十分重要。对痰液堵塞者,应保持开放气道的体位,采取雾化等方法给予气道良好充分的温湿化,并加强翻身、拍背吸痰;也可口服或静脉注射化痰药物,如盐酸氨溴索等。对于支气管痉挛的患儿可予沙丁胺醇、异丙托溴铵、特布他林雾化解痉;对于气道黏膜肿胀,如急性喉炎等患儿可予布地奈德雾化减轻水肿。昏迷患儿舌后坠时,可予口咽通气道保证气道开放,并使头偏向一侧,防止误吸和窒息;选择口咽通气道时,应避免管道太长堵塞会厌,以及因管道刺激而引起的呕吐误吸。急性喉炎、会厌炎等引起的严重上气道梗阻,必要时可气管插管保证通气。胸部物理治疗包括体位引流、勤翻身、拍击胸背、吸痰等。翻身、拍背对防止肺不张、促进肺循环、改善肺功能有重要作用,方法简单有效,但常被忽视。重症患儿活动少,尤应注意进行,通常3~4h 1次。湿化呼吸道应与胸部物理治疗密切配合,以保持气道通畅。

呼吸道干燥时,气管黏膜纤毛清除功能减弱;向呼吸道输送适当水分,保持呼吸道正常生理功能,已成为呼吸衰竭综合治疗中必不可少的内容。湿化的方式有加温湿化和雾化两种。

凡分泌物稠厚的患儿,可间歇或连续气管内滴注,间歇滴注,每隔10~15min 1次,每次滴入0.5~1.0mL蒸馏水或生理盐水。一昼夜滴入量约100mL。也可以4~6滴/min的速度,缓慢滴入呼吸道内,一昼夜不超过100mL雾化量,每次20mL,每日2~3次。为解除支气管痉挛和水肿,以及使黏稠的痰液易于排出,可在雾化液中加入乙酰半胱氨酸雾化吸入,每次10~15min,每日2~3次。单纯为解除支气管痉挛,可用沙丁胺醇、特布他林雾化剂吸入,每日2~3次。呼吸道分泌物的吸引对保证呼吸道通畅非常重要。吸引导管外径不超过气管导管内径的2/3,吸引时动作要轻柔,宜边退边吸,吸引一次的时间不超过10s。吸引负压限制在100~200mmH$_2$O。不应在有负压的情况下插入吸引管。若痰液稠厚,不易吸出,表示湿化不足,应进行呼吸道冲洗,先滴入生理盐水或蒸馏水2~4mL,继续机械呼吸片刻,再行吸引如此反复数次,对加强分泌物引流,防止小支气管阻塞及感染,十分有效。但也应防止湿化过度,造成湿肺,使肺部啰音不易吸收。

(2)给氧:有自主呼吸者一般采用鼻导管给氧,如吸氧后低氧症状仍不改善者,可用面罩加压给氧。以温湿化给氧为宜。急性低氧用中浓度(0.4~0.5),慢性低氧用低浓度(0.3~0.4),吸纯氧不超过6h,吸浓度为0.6的氧不超过24h,以防氧中毒。一般主张低流量持续给氧。因间断给氧,在突然中断给氧时,会使二氧化碳占据原来容纳氧的肺泡空间,使PaO$_2$降低。氧疗后PaO$_2$升高并不一定表示组织氧合改善,后者还取决于心搏出量、血红蛋白浓度和氧解离曲线的状况。

(3)气管插管及气管切开:呼吸骤停应立即进行人工通气,同时进行气管插管加压给氧;经内科处理无效或气管插管过久而情况未见好转者,应考虑气管切开。

气管插管方法可分为经口气管插管和经鼻气管插管,由于小儿气道在解剖和生理方面不同于成人,故操作具有一定难度,且容易出现一些并发症。插管前应先使用复苏囊面罩加压纯氧通气,插管过程应迅速,时间应控制在 30s 内,以免出现严重低氧血症。①经口气管插管:经口插管操作较简单迅速,适用于急救复苏和不宜经鼻气管插管患儿。但导管较易活动,易脱管;容易压迫、摩擦喉、声门,造成损伤;不能经口喂养,影响吞咽和口腔护理;清醒患儿不易耐受。准备工作就绪后,患儿仰卧,头部呈"嗅物位",使头部与口腔、咽、喉在同一轴线。插管时,左手持喉镜柄,镜片从右侧口角进入口腔,将舌推到一侧;如使用直喉镜片,可向前越过会厌后直接挑起会厌,暴露声门;如使用弯喉镜片则将镜片顶端插入会厌谷,向前提起舌根暴露声门;右手持气管导管从右侧口角进入后送入声门,将导管上黑色的声门标记置于声带水平即可,若是带套囊导管则将套囊送入声带下即可。插管时助手可用手指轻压患儿环状软骨以暴露声门;另操作需轻柔,不能硬性操作,以免造成局部损害。②经鼻气管插管:容易固定,脱管机会少,便于口腔护理,但是插管操作和吸痰不如经口插管方便,导管可压迫鼻腔造成损伤,并将鼻部感染带入下呼吸道、经鼻气管插管比经口者略长,其长度大致可按耳屏到鼻孔的 2 倍计算。气管插管时机的选择切勿过于保守(要根据临床全面情况综合判断,而不能只靠血气分析),这样可及时纠正呼吸功能障碍,保存患儿体力,避免对患儿的进一步危害。由于通气和氧合改善,病情有可能很快好转,一旦病情改善应尽早拔管,以最大限度地减少并发症。

由于成功应用气管插管,气管切开的应用明显减少。与气管插管相比,气管切开可减少呼吸道解剖无效腔,便于吸痰,可长时间应用,不妨碍经口进食,对喉部声带影响小。但是手术创伤较大,气管损伤等并发症机会增多。气管切开适应证随年龄和病种不同而异。儿童如在1~2周内病情有望明显好转,可能拔管撤机者不予气管切开。若需较长时间使用呼吸机治疗,如短时间内难以恢复的神经肌肉病,上气道发育畸形等所致梗阻并难以在短时间内解除时,应考虑气管切开。气管切开后一定注意导管的固定,防止脱管;并加强湿化吸痰,防止窒息。气管切开的并发症包括感染、出血、气胸等,气管黏膜可因套管长期压迫而水肿、缺血、坏死。

(4)机械通气:应用人工通气不见病情改善,应及时改用机械通气。目前,机械通气已成为呼吸衰竭治疗的主要手段。机械通气的适应证常根据患儿有持续或进行性的气体交换障碍、呼吸暂停,以及呼吸衰竭严重影响其他脏器功能等考虑。

持续气道正压(CPAP)是一种无创机械通气方式,可使患儿在吸气相、呼气相均保持气道内有一定正压的、经过加温加湿的新鲜气流,其设备简单,操作容易,氧浓度可根据需要进行调节,对患儿损伤小,增加患儿舒适度,效果明显优于普通给氧方法;早期应用 CPAP,可及时稳定病情,降低气管插管率,减少有创通气的使用,使医源性感染如呼吸机相关肺炎、气胸等并发症减少;CPAP 还可作为撤离呼吸机时向自主呼吸过渡的序贯治疗手段,缩短气管插管时间;可减少镇静剂的使用、花费较少,适合在基层医院加以推广。CPAP 在减少呼吸功、改善通气、增加功能残气量、防止肺不张、降低内源性呼气末正压(PEEP)、保持上气道通畅、减轻肺水肿等方面具有明显功效,包括鼻塞、鼻罩和面罩方式的 CPAP,婴儿最常用的是经鼻 CPAP;而面罩和鼻罩更适合年长儿童。

正确应用 CPAP 多无明显并发症,发生的不良影响主要与持续气道正压有关,压力过高可致气胸等气压伤,但经鼻 CPAP 由于口腔经常开放,故气压伤较少;高流量通气可引起鼻腔干燥、分泌物黏稠;还可导致大量气体进入胃内,胃肠动力障碍的婴儿可出现腹胀,先天性胃壁肌层发育不全的患儿曾有胃穿孔的报道。

(5)呼吸兴奋剂的应用:呼吸兴奋剂仅对中枢性呼吸衰竭有一定作用,对神经、肌肉疾病引起的呼吸衰竭无效。常用药物有尼可刹米、洛贝林、戊四氮、二甲弗林等。用呼吸兴奋剂而不改善气道阻塞状况,可增加呼吸肌无效功,使之疲劳,反而加重呼吸衰竭,故必须慎用。下列情况应慎用:①低氧血症型呼吸衰竭如 ARDS 时,用药后通气量增加,$PaCO_2$ 可能更低,加重呼吸性碱中毒。②神经肌肉病变所致呼吸衰竭,用药非但无效,反而加重病情。③哮喘所致呼吸衰竭,因长期呼吸困难,呼吸肌已过度工作,应用药物也无法使之提高功率。④心脏骤停所致的呼吸抑制。因中枢神经系统处于严重低氧状态,呼吸兴奋剂可加重神经细胞低氧。

(四)特殊的呼吸支持

对重症呼吸衰竭,在常规呼吸支持无效的情况下,可给予特殊的呼吸或生命支持。

(1)体外膜氧合(ECMO):ECMO 的原理是通过插管,将非氧合血引出体外,通过膜氧合器进行氧合,再进入患儿循环,起到人工肺的作用。ECMO 在婴儿常规机械呼吸无效、危及生命的难治性呼吸衰竭并预计短时间能够解决问题时使用。对于非新生儿,ECMO 与常规机械通气的优势尚不明确。

(2)液体通气:全氟化碳液体对氧和二氧化碳高度溶解,对气流的阻力很低,能显著降低表面张力。以全氟化碳液体进行气体交换或部分液体通气(全氟化碳液体仅补充功能残气量,潮气量以常规呼吸机提供)能增加肺顺应性、改善氧合、降低二氧化碳分压及增加 pH 值。

(3)高频通气:高频通气越来越多地被用于急性呼吸衰竭。ARDS 应用高频通气时通常将平均气道压较常频呼吸机提高,可提高氧合,且心排血量不受影响,气漏发生率也未增加。在某些情况下(如支气管胸膜瘘),高频通气效果明显优于常规呼吸机。

(4)吸入 NO:可选择性扩张肺血管,降低肺血管阻力,改善氧合。

(5)吸入氦气:有助于改善气道异常所致的呼吸衰竭,如急性喉炎。

(6)肺泡表面活性物质:经气管插管注入肺泡表面活性物质,有助于 ARDS 患儿改善氧合和提高生存率。

(五)营养支持

呼吸衰竭患儿常存在能量和(或)蛋白质供应充分性不足,而提高营养摄取充分性可显著降低患儿的死亡率。同时,患儿发热、呼吸功增加,使得机体容易出现低蛋白血症,而致免疫力低下,感染难以控制,呼吸肌易于疲劳等。因此,营养支持是否充分对呼吸衰竭患儿的病程及预后有重要作用:合理的营养支持可增强机体免疫能力、对抗感染,有利于肺组织修复,减少呼吸肌疲劳;合理的营养成分可减轻机体排出 CO_2 的呼吸负担。

(六)药物治疗

1.纠正酸碱失衡,维持内环境稳定

呼吸衰竭时的酸中毒以呼吸性酸中毒危重,主要依赖于通气功能的改善,重症患儿常存在混合性酸中毒,当出现混合性酸中毒或代谢性酸中毒,血气分析 pH 值<7.20 时,可在保证通气的情况下酌情予以碱性液:常用 5% 碳酸氢钠溶液,每次 2~5mL/kg,稀释为 1.4% 等渗溶液静脉滴注,根据血气分析情况决定下一步是否继续使用。纠正酸中毒时注意保证足够的通气,否则输入碳酸氢钠将使 $PaCO_2$ 更高。使用碱性液纠正代谢性酸中毒时计算药物剂量的公式如下。

所需碱性液(mmol)＝0.3×BE(mmol)×体重(kg)。5％碳酸氢钠溶液1.68mL＝1mmol。开始最好只用计划总量的1/2左右,再根据血气结果随时调整。

2.其他药物

如适当镇痛镇静,颅内高压时应使用降颅压脱水药,有循环灌注不良时酌情使用血管活性药,有心功能不全时使用强心药物等。

五、预后

目前急性呼吸衰竭仍是儿童发病和死亡的重要原因,儿童心搏停止主要继发于呼吸衰竭。引起呼吸衰竭的潜在病因决定其预后。如果没有长时间的缺氧(如惊厥持续状态或中毒),一般急性呼吸衰竭的预后良好。如果存在神经肌肉病变、胸廓畸形,预后较差,可能演变为慢性呼吸衰竭,并意味着可能需要更长时间的机械通气。呼吸衰竭的预后还与血气和酸碱平衡的改变有密切关系。临床研究显示,危重低氧血症(PaO_2＜36mmHg)多见于新生儿和婴儿,其病死率高,严重威胁患儿生命;危重酸中毒(pH值＜7.20)的总病死率为51％,其中单纯呼吸性酸中毒为32％,危重呼吸衰竭患儿常为混合性酸中毒,病死率高达84％;危重酸中毒的严重性还表现在从发病到死亡的时间上,血液pH值越低,病死率越高,存活时间也越短。但如果能得到及时合理的救治,仍有相当一部分危重酸中毒患儿可以存活。

第三节　消化道大出血

小儿消化道大出血并不罕见,从新生儿到儿童任何年龄都可能发生。表现为呕血或便血,且多呕血及便血同时或先后发生。大量出血常导致休克与急性贫血。一般突然发生大出血者常无其他全身或局部症状,称为无痛性大出血,少数继发于某些疾病者可有腹痛或高热等相应症状。经验表明,大多数儿童消化道出血具有一定的自限性,自发地或在住院早期即停止出血,但由于儿童血容量较小,因此应尽可能早期进行治疗。

一、病因

(1)出血性疾病:如新生儿自然出血、过敏性紫癜、血友病、白血病等。

(2)感染性疾病:如新生儿败血症、出血性肠炎、肠伤寒出血、胆道感染出血等。

(3)胃肠道局部病变出血:常见病因有食管静脉曲张(门静脉高压)、婴幼儿溃疡病出血、异位胰腺组织、肠息肉脱落、胃肠道血管瘤、肠重复畸形等。此类出血以梅克尔憩室出血最为多见。但有不少患儿一次大出血后不再出血,始终诊断不清。

(4)少数"无痛性"急腹症出血:如新生儿肠扭转(肠旋转不良症)、休克性肠绞窄以及少见的无痛性肠套叠(症状以休克及出血为主)等。

(5)其他:近年来有血管畸形,如肝外门静脉畸形(Abernethy)畸形、动静脉瘘畸形等引起消化道出血的报道。

二、诊断

在儿童中,胃肠道出血可出现在任何年龄段中,每个年龄段都有与之相对应的诊断,临床医生应在患儿所处的年龄阶段的基础上分析消化道出血的原因。除血常规、便常规等实验室检查外，也可借助以下辅助检查方法。

(一)胃镜检查

对于屈氏韧带以上的上消化道出血，消化胃镜检查是有效的检查手段。对于高度怀疑食管、胃及十二指肠近端出血的患儿，消化胃镜是首选的定位、定性的检查手段，同时也可通过胃镜做到直视下的止血操作。

(二)纤维结肠镜检查

对于以便血为主的下消化道出血，纤维结肠镜检查可较为准确地诊断结肠病变，并可在直视下完成止血操作。

(三)胶囊内镜检查

胶囊内镜检查对不明原因的消化道出血具有一定的诊断价值，但由于价格昂贵，临床应用受到限制。

(四)血管造影

血管造影多选用经股动脉插管，腹腔动脉、肠系膜上动脉和肠系膜下动脉造影，活动性出血时该检查的阳性率较高。

(五)腹部 B 超

腹部 B 超对于 2 岁以下小儿常见的肠套叠以及食管胃底静脉曲张有较高的诊断价值。梅克尔憩室、肠重复畸形以及肠旋转不良也可通过腹部 B 超诊断，但其准确性与检查者的水平直接相关。

(六)核素扫描

对消化道出血用放射性^{99}Tc扫描，可协助诊断梅克尔憩室和肠重复畸形。

(七)腹腔镜探查

随着腹腔镜技术的不断进步，该项检查手段已越来越多地应用于消化道出血的患儿，对于梅克尔憩室、肠重复畸形、腹腔血管畸形、血管瘤等具有较高的诊断价值。

三、治疗

大出血的治疗原则是在积极抢救休克的同时进一步查明出血原因，随时按可能存在的病因做必要的检查。一般尽可能以非手术方法控制出血，纠正休克，争取条件确定病因诊断及出血部位，进行必要的术前检查，做好手术准备。

(一)一般治疗

一般治疗包括镇静、休息和吸氧。严密监测血压、呼吸、脉搏、血氧饱和度等生命体征，定期复查血红蛋白的变化。对于中等量及以上出血的患儿应严格禁食，必要时留置胃管吸出含有胃酸的胃液，以保护食管、胃及十二指肠黏膜，也可通过胃管用冰盐水洗胃并注入止血药物如凝血酶、云南白药等。

(二)输液、输血疗法

等量快速输液、输血为抢救大出血的重要措施。一般早期无休克的出血，输注浓缩红细胞和新鲜血浆，有利于预防继续出血；合并休克时，一般首剂给予等张晶体液(如生理盐水、等张碱性液)20mL/kg，10~15min 内快速注入，之后尽快输注浓缩红细胞和新鲜血浆，监测血压和血红蛋白变化,每次输液、输血后评估生命体征,以决定下一步输液、输血量及输注速度,直至血压平稳。如血压仍低,则应考虑出血不止而进行必要的止血手术。大量出血有时较难衡量继续出血的速度、肠腔内存血情况及休克引起心功能变化等,中心静脉压(CVP)监测有助指导液体复苏。在液体复苏的基础上若血压仍低,酌情使用多巴胺、去甲肾上腺素等血管活性药,必要时使用多巴酚丁胺、毛花苷 C 等强心药物。

(三)药物治疗

对于上消化道出血,合理的药物治疗常可得到满意的效果。

(1)蛇毒巴曲酶:是从巴西蝮蛇毒液中提取的凝血素,在血管破损处局部发挥作用而不发生血管内凝血。

(2)抑酸药物:如奥美拉唑、丙咪替丁等,可抑制胃酸的分泌,保护消化道黏膜的同时改善消化道内环境,使胃液 pH 值>6,从而凝血因子才能发挥作用。

(3)生长抑素:可使内脏血管收缩,减少门静脉主干的血流,并可抑制胃肠道及胰腺分泌,保护胃黏膜。

(四)止血术

对有局限出血病灶者,首先考虑内镜检查同时止血,一般食管、胃、十二指肠及胆道出血均可鉴别,并能进行必要的处理。如无内镜条件,或患儿不能耐受内镜检查,最可靠的止血术是外科手术止血。但外科手术需要一定条件,最起码的条件是出血部位的大致确定,从而才能决定手术途径及选择切口至少要区别食管出血或胃肠出血,以决定进行开胸或开腹探查。成人使用的气囊导尿管或 H 腔气囊管,也可用于小儿,但需根据食管长度,适当减短食管气囊上方的长度,以防压迫气管。在止血的同时还可对出血部位进行鉴别。经鼻(婴儿可经口)插入胃中,吹起气囊,拉紧后将管粘在鼻翼上或加牵引,使压住贲门,而把胃与食管分隔成两室。然后从另一鼻孔将另一导尿管插入食管,用盐水冲洗(注意小量冲洗,以免水呛入气管)。如果食管内无出血,则可很快洗清。如果冲洗时仍有不同程度的出血,则可判断为食管(静脉曲张)出血可用三腔管的食管气囊压迫止血。

查完食管后,还可再经该管的胃管冲洗,如果冲洗液很快澄清,则可说明胃内无出血。

如始终有鲜血洗出,则不能排除胃、十二指肠段出血,须开腹探查胃、十二指肠(切开探查),包括胆道、胰腺屈氏韧带下用肠钳闭合空肠后冲洗。如果洗胃证明出血不在胃、十二指肠,则可直接探查小肠。小肠出血一般透过肠壁可以看到,但大量出血时,常不易看到出血灶,须采取分段夹住肠管后穿刺冲洗肠腔的办法。每段 1m,逐段检查出血灶。任何一段发现出血不止,再将该段肠管又分为三段夹住,每段 0.33m。若仍不能找到明确的出血点,可以切除该出血肠管:若事先考虑有直肠肛门出血的可能(如血管瘤、内痔及息肉脱落),则应于术前先行乙状镜检查,以明确诊断,必要时填塞直肠,因开腹不易探查直肠以下部位。

一般消化道大出血,绝大多数可经非手术治疗而止血。当呕血、便血停止,排出正常黄色大便,或留置胃管吸出物中已无血时,应立即检查大便及胃液有无潜血。若潜血阳性,则应抓紧时间试行下列两项诊断检查。

(1)吞线试验:在 0.5~1m 长粗白丝线的一端扎一小鱼肝油胶囊,使患儿吞下,另端牢固粘在口角上,24h 后慢慢拉出白线(轻拉,以免损伤黏膜出现假阳性),则可见线的近端为白色,远端一半为黄色(胆汁染成),中间如有红色血染痕迹,则可推测病变所在,然后再以钡餐证实。线上若未发现红色血染痕迹,可将该线剪成数段,分别做潜血检查,以确定或排除上消化道出血。

(2)双腔肠减压管试验:以双腔气囊肠减压管经鼻插入胃中,抽出胃液检查潜血,如果阴性则等待双腔管进入十二指肠后,吹起气囊,拉回至幽门,将外端暂时粘在鼻翼上,再抽十二指肠液及胆汁(分四部分)查潜血,如均为阴性,则松开鼻翼上的固定,并在管上涂油,使管可以自由随肠蠕动而渐渐进入肠下段。每小时抽一次肠液检查隐血,任何部位潜血阳性,则立刻将管固定于鼻翼,同时向管内注入少量稀钡浆进行造影,以明确双腔管停留部位及出血可能的病变(特别注意憩室或肿瘤的存在),作为将来开腹进行根治手术的参考。

出血停止后,一般情况恢复,条件许可时,应再做如下检查。①钡餐 X 线检查:若怀疑为上消化道出血,如食管静脉曲张、胃及十二指肠溃疡,可行上消化道钡餐 X 线检查。对小肠病变如梅克尔憩室、肠重复畸形等的诊断多无帮助。②钡灌肠:怀疑结肠病变多可采用,如结肠息肉、肿瘤、溃疡性结肠炎等。③乙状结肠镜检:可发现直肠及乙状结肠病变,达到诊断及治疗目的,如发现息肉可行摘除术。④纤维内镜检查:胃、十二指肠镜可诊断与治疗胃、十二指肠病变,逆行胆道造影诊断肝胆病变,结肠镜可检查结肠病变。⑤选择性血管造影或放射性核素示踪:在急性出血时,在手术台上使用能有助于确定出血部位。⑥^{99}Tc 放射性核素腹部扫描,常可显示梅克尔憩室出血。

不少大出血患儿一次出血后,查不出任何原因,并且也不再发生出血。即使有过一两次大出血发作,而无明确局部出血灶病变者,也不宜采取手术探查。但仍宜努力,争取明确诊断。只有出血不止,威胁生命或屡次出血,严重影响健康(贫血不能控制)时,才考虑诊断性探查手术。如探查后仍不得诊断,也不能控制出血,可以在出血段的小肠中下部行双孔造瘘。可以通过造瘘实施局部止血措施,如局部用止血剂、冰水灌注、血管收缩剂等;还可以进一步明确出血部位在瘘以上或以下,同时可通过瘘进行钡造影或内镜检查,明确诊断。通过瘘口的保护,可早期恢复进食,如瘘以上不出血,则可经口进食,瘘以下不出血则可肠内滴注营养液代替静脉输液。待出血问题解决后,及时关瘘。

第四节　充血性心力衰竭

充血性心力衰竭是指由于心脏的泵功能(心肌收缩或舒张功能)减退,即心排血量绝对或相对不足,不能满足全身组织代谢需要的病理状态,是儿科常见的一种危急重症,是各种心脏病的严重阶段,小儿各年龄期均可发生,以婴幼儿期最常见且多呈急性经过,如不及时控制,往往威胁生命。

一、病因

小儿时期心力衰竭以 1 岁以内发病率最高,其中尤以先天性心脏病引起者最多见。先天性心脏病中,流出道狭窄可导致后负荷(压力负荷)增加,某些流入道狭窄引起相同作用。而左向右分流和瓣膜反流则导致前负荷（容量负荷）的增加。心力衰竭也可继发于缺血性心脏病或原发性心肌病变引起的心肌收缩障碍,常见有病毒性或中毒性心肌炎、川崎病、心肌病、心内膜弹力纤维增生症等。儿童时期以风湿性心脏病和急性肾炎所致的心力衰竭最为多见。另外,贫血、营养不良、电解质紊乱、严重感染、心律失常和心脏负荷过重等都是儿童心力衰竭发生的诱因。

二、临床表现

除原发病的原有表现以外,有肺循环瘀血（右侧心力衰竭）和动脉系统供血不足（左侧心力衰竭）的表现。

(一)右侧心力衰竭的表现

(1)症状:食欲缺乏,恶心,呕吐,尿少,右季肋部或剑下胀痛,尿少,水肿和体重增加。

(2)体征:体位性水肿,肝大伴触痛,颈静脉怒张,肝颈反流征阳性,也可出现体腔积液的表现(如胸腔积液、腹腔积液等)。

(二)左侧心力衰竭的表现

(1)症状:烦躁,呼吸困难,阵发性夜间呼吸困难,端坐呼吸,咳嗽,咳泡沫血痰和多汗。

(2)体征:呼吸浅促,面色苍白或发绀,心音低钝,心动过速,奔马律,心界大,肺内可闻及喘鸣音和水泡音,尤其肺内迅速增多的水泡音要注意左侧心力衰竭的可能。

充血性心力衰竭的临床表现在不同的年龄组有所不同,如年长儿与成年人相似,表现为劳累后气急、乏力、食欲缺乏、腹痛、咳嗽、左侧心力衰竭或右侧心衰竭比较明确,而婴幼儿常见的症状为呼吸急促,喂养困难,哭声弱,烦躁,多汗,精神萎靡,体重增长缓慢,水肿及颈静脉怒张等不明显,而且左侧心力衰竭或右侧心力衰竭不易区分,两者常同时存在或相继发生为全心力衰竭。

三、辅助检查

(一)胸部 X 线检查

心影多呈普遍性增大,心脏搏动减弱,肺纹理增加,肺门阴影增宽,急性肺水肿时肺野呈云雾状阴影,肺透过减低,有时可见叶间积液及肋膈角变钝。

(二)心电图检查

多有窦性心动过速,心室、心房肥厚,ST-T 改变或心律失常,有助于病因判断。

(三)超声心动图检查

可观察心脏的形态及功能变化,心室内径增大,腔静脉增宽,室间隔和室壁运动幅度减弱,心脏有无先天结构异常及瓣膜病变(如赘生物等),心脏的每搏量、心排血量、射血分数及心脏指数减低;也可估计肺动脉压高低,对病因判断及心功能评估具有重要意义。

(四)血流动力学监测检查

中心静脉压增高,肺毛细血管楔压及心室充盈压升高,重者动脉血压下降,外周血管阻力一般增加,可采用有创及无创方法测定(如心导管,超声,阻抗法或核素心肌灌注扫描)。

(五)其他检查

严重者累及其他脏器,出现肝、肾功能改变,动脉血气分析可是低氧血症、酸中毒、离子紊乱等。

四、诊断

(一)症状与体征

(1)安静状态下心率增快,婴儿心率>180 次/min,幼儿心率>160 次/min,年长儿心率>120 次/min,不能用发热或低氧解释者。

(2)呼吸困难,发绀突然加重,安静时呼吸达 60 次/min 以上。

(3)肝大达肋下 3cm 以上,或在密切观察下短时间内较前增大,而不能以横膈下移等原因解释者。

(4)心脏扩大、心音明显低钝,或出现奔马律。

(5)突然烦躁不安、哭闹、畏食、多汗、面色苍白或发灰,而不能用原有疾病解释。

(6)尿少,下肢水肿,体重增加。

(7)血压偏低、脉压变小、四肢末梢凉、皮肤发花。

(8)急剧增多的肺内水泡音。

(二)其他检查

上述为临床诊断的主要依据,尚可结合胸部 X 线检查、心电图检查、超声心动图检查中的 1～2 项进行综合分析。

临床上,上述指标应结合不同年龄特点,综合分析判断,不可机械照搬,以免延误诊治。如某些充血性心力衰竭可无明显心率增快,不能据此说患儿无充血性心力衰竭,而不予强心治疗,而要结合患儿有无气促,肺部水泡音,心脏有无明显扩大,肝大小及有无生长缓慢等综合判断。

(三)心功能分级

1.婴幼儿

0 级:无充血性心力衰竭表现。Ⅰ级:轻度充血性心力衰竭,每次哺乳量<105mL,或哺乳时间需 30min 以上,呼吸困难,心率>150 次/min,可有奔马律,肝大至肋下 2cm。Ⅱ级:中度心力衰竭。每次哺乳量<90mL,或哺乳时间需 40min 以上,呼吸频率>60 次/min,呼吸形式异常,心率>160 次/min,肝大至肋下 2～3cm,有奔马律。Ⅲ级:重度充血性心力衰竭。每次哺乳<75mL,或哺乳时间需 40min 以上,呼吸频率>60 次/min,心率>170 次/min,有奔马律,肝大至肋下 3cm 以上,末梢灌注不良。

2.年长儿

Ⅰ级:心功能代偿期,仅有心脏病体征,无充血性心力衰竭症状,活动不受限。Ⅱ级:活动量较大时出现症状,活动轻度受限。Ⅲ级:活动稍多即出现症状,活动明显受限。Ⅳ级:安静休息时即有症状,完全丧失活动能力。

五、治疗

(一)病因治疗

控制和解除引起充血性心力衰竭的基本病因和诱因是治疗充血性心力衰竭的重要环节,如抗感染,抗风湿,纠正电解质紊乱,治疗贫血或维生素缺乏,控制高血压,手术治疗先天性心脏病等。对先天性心脏病患儿,内科治疗往往是术前的准备,而且手术后也需维持治疗一个时期。

(二)一般治疗

心力衰竭时充分的休息和睡眠可减轻心脏负担,可以平卧或取半卧位,应尽力避免患儿烦躁、哭闹,必要时可适当应用苯巴比妥等镇静剂,吗啡(0.05mg/kg)皮下或肌内注射常能取得满意效果,但需警惕抑制呼吸。即便患儿无发绀,供氧往往是需要的。心力衰竭时,患儿易发生酸中毒、低糖血症和低钙血症,新生儿时期更是如此。因此一旦发生以上情况,应及时纠正。

需给予水、盐控制,开始时可按每日65mL/kg计算,随病情好转,逐渐加量。一般饮食中钠盐应减少,很少需要严格的极度低钠饮食。应给予容易消化及富有营养的食品。

(三)洋地黄类药物

迄今为止以洋地黄为代表的强心苷,仍是儿科临床上广泛使用的强心药物之一。洋地黄作用于心肌细胞上的Na^+-K^+-ATP酶,抑制其活性,使细胞内Na^+浓度升高,通过Na^+-Ca^{2+}交换使细胞内Ca^{2+}升高,从而加强心肌收缩力,使心室排空完全,心室舒张终末期压力明显下降,从而静脉瘀血症状减轻。以往多强调洋地黄对心肌的正性肌力作用,近年,更认识到它对神经内分泌和压力感受器的影响。洋地黄能直接抑制过度的神经内分泌活性(主要抑制交感神经活性作用)。除正性肌力作用外,洋地黄还具有负性传导、负性心率等作用。洋地黄对左心瓣膜反流、心内膜弹力纤维增生症、扩张型心肌病和某些先天性心脏病等所致的充血性心力衰竭均有效。尤其是合并心率增快、房扑、房颤者更有效。而对贫血、心肌炎引起者疗效较差。小儿时期常用的洋地黄制剂为地高辛,它既可口服,又能静脉注射,作用时间较快,排泄较迅速,因此剂量容易调节,药物中毒处理也比较容易。地高辛酏剂口服吸收率更高。早产儿对洋地黄比足月儿敏感,后者又比婴儿敏感。婴儿的有效浓度为2~4ng/mL,大年龄儿童为1~2ng/mL。

(1)洋地黄化法:如病情较重或不能口服者,可选用毛花苷C或地高辛静脉注射,首次给洋地黄化总量的1/2,余量分2次,每隔4~6h给予,多数患儿可于8~12h内达到洋地黄化;能口服的患儿开始给予口服地高辛,首次给洋地黄化总量的1/3或1/2,余量分2次,每隔6~8h给予。

(2)维持量:洋地黄化后12h可开始给予维持量。维持量的疗程视病情而定:急性肾炎合并心力衰竭者往往不需用维持量或仅需短期应用;短期难以去除病因者如心内膜弹力纤维增生症或风湿性心瓣膜病等,则应注意随患儿体重增长及时调整剂量,以维持小儿血清地高辛的有效浓度。

(3)使用洋地黄的注意事项:用药前应了解患儿在2~3周内的洋地黄使用情况,以防药物过量引起中毒。各种病因引起的心肌炎患儿对洋地黄耐受性差,一般按常规剂量减去1/3,且饱和时间不宜过快。未成熟儿和<2周的新生儿因肝肾功能尚不完善,易引起中毒,洋地黄化剂量应偏小,可按婴儿剂量减少1/3~1/2。钙剂对洋地黄有协同作用,故用洋地黄类药物时应避免用钙剂。此外,低钾血症可促使洋地黄中毒,应予注意。

(4)洋地黄毒性反应:心力衰竭越重、心功能越差者,其治疗量和中毒量越接近,故易发生中毒。肝肾功能障碍、电解质紊乱、低钾血症、高钙血症、心肌炎和大剂量利尿之后的患儿均易发生洋地黄中毒。小儿洋地黄中毒最常见的表现为心律失常,如房室传导阻滞、室性期前收缩和阵发性心动过速等;其次为恶心、呕吐等胃肠道症状;神经系统症状,如嗜睡、头昏、色视等较少见。

洋地黄中毒时应立即停用洋地黄和利尿剂,同时补充钾盐。小剂量钾盐能控制洋地黄引起的室性期前收缩和阵发性心动过速。轻者每日用氯化钾 0.075~0.1g/kg,分次口服;严重者每小时 0.03~0.04g/kg 静脉滴注,总量不超过 0.15g/kg,滴注时用 10％葡萄糖注射液稀释成 0.3％浓度。肾功能不全和合并房室传导阻滞时忌经静脉给钾。

(四)利尿剂

钠、水潴留为心力衰竭的一个重要病理生理改变,故合理应用利尿剂为治疗心力衰竭的一项重要措施。当使用洋地黄类药物而心力衰竭仍未完全控制,或伴有显著水肿者,宜加用利尿剂。对急性心力衰竭或肺水肿者可选用快速强效利尿剂如呋塞米或依他尼酸,其作用快而强,可排除较多的 Na^+,而 K^+ 的损失相对较少。慢性心力衰竭一般联合使用噻嗪类与保钾利尿剂,并采用间歇疗法维持治疗,防止电解质紊乱。

(五)血管扩张剂

近年来应用血管扩张剂治疗顽固性心力衰竭取得一定疗效。小动脉扩张使心脏后负荷降低,从而可能增加心搏出量,同时静脉扩张使前负荷降低,心室充盈压下降,肺充血的症状也可能得到缓解。对左室舒张压增高的患儿更为适用。

(1)血管紧张素转换酶抑制剂:通过抑制血管紧张素转换酶,减少循环中血管紧张素 Ⅱ 的浓度发挥效应。近年来,通过国际大规模多中心的随机对照临床试验证明该药能有效缓解心力衰竭的临床症状、改善左室的收缩功能、防止心肌的重构、逆转心室肥厚。降低心力衰竭患儿的病死率。目前儿科临床的中、长期疗效还有待观察。卡托普利(巯甲丙脯酸)剂量为每日 0.4~0.5mg/kg,分 2~4 次口服,首剂 0.5mg/kg,以后根据病情逐渐加量。依那普利(苯脂丙脯酸)剂量为每日 0.05~0.1mg/kg,一次口服。

(2)硝普钠:硝普钠能释放 NO,使 cGMP 升高而松弛血管的平滑肌,扩张小动脉、小静脉的血管平滑肌,作用强,生效快,持续时间短。硝普钠对急性心力衰竭(尤其是急性左心力衰竭、肺水肿)伴周围血管阻力明显增加者效果显著。在治疗体外循环心脏手术后的低心排综合征时联合多巴胺效果更佳。应在动脉压力监护下进行。剂量为每分钟 0.5~8ng/kg,以 5％葡萄糖液稀释后滴注,以后每隔 5min,可增加 0.1~0.2μg/kg,直到获得疗效或血压有所降低。最大剂量不超过每分钟 8μg/kg。如血压过低则立即停药,使用时间尽可能短。

(3)酚妥拉明(苄胺唑啉):为 α 受体阻滞剂,以扩张小动脉为主,兼有扩张静脉的作用。剂量为每分钟 2~6μg/kg,以 5％葡萄糖注射液稀释后静脉注滴。

其他药物治疗,包括心力衰竭伴有血压下降时可应用多巴胺,每分钟 5~10μg/kg。必要时剂量可适量增加,一般不超过每分钟 30μg/kg。如血压显著下降,以给予肾上腺素每分钟 0.1-10μg/kg 持续静脉滴注,这有助于增加心排血量、提高血压而心率不一定明显增快。

第五节　休克

休克是指由感染、失血、失水、心功能不全、过敏、创伤等多种病因引起的有效循环血量急剧减少,并导致急性全身性微循环障碍,使维持生命的重要器官供血不足、严重缺血、低氧而产生代谢障碍与细胞受损的病理状态,可相互影响,互为因果,甚至形成恶性循环,导致多系统器官功能障碍或衰竭,是致死的重要原因。

一、病因

临床上最常见的原因有低血容量性、心源性和血液分布异常性休克,存在一定程度的重叠。

(1)低血容量性休克,见于:①血管外液体的丢失,如呕吐、腹泻、尿崩症、过度出汗等。②血浆丢失,如烧伤、肾病综合征、腹膜炎、低蛋白血症等。③失血,如创伤出血、胃肠道出血、颅内出血等。

(2)血液分布异常性休克,见于:①脓毒症所致的脓毒性休克(过去称为感染性休克),常由G-细菌引起。②神经源性的血管运动障碍、过敏、中毒等。③药物,如麻醉药、降压药、肌松剂过量等。

(3)心源性休克见于:心肌炎、心肌病、心律失常、先天性心脏病引起的心流出道或流入道梗阻、低氧、酸中毒、药物中毒所致的心功能不全。此外,任何原因引起的休克晚期,常表现为心源性休克。

二、分类

(一)根据病因分类

(1)低血容量性休克:它是儿童休克的首位原因,低血容量性休克表现为血管内容量不足,常由于脱水或出血所致,但此类休克也可因毛细血管的通透性增高、血容量由血管进入第三间隙所致。血管内容量向血管外转移可见于炎症状态,如烫伤或脓毒症,在脓毒症和过敏性状态下,可因血管扩张所致的相对性低血容量而发生休克。

(2)分布异常性休克:表现为血液分布异常。由于血管通透性增加,引起血管内容量减少,这种休克常由于脓毒症或过敏、神经源性所致。

(3)心源性休克:表现为心肌功能不全。典型的表现是血管内容量正常或增加,但由于心肌收缩力不足使每搏量及心排血量减少。当患儿因疾病摄入减少或呕吐时,心源性休克也可呈低血容量性休克。

(4)阻塞性休克:指心排血量由于物理因素阻塞进出心脏血流而降低,包括心包填塞、张力性气胸、动脉导管依赖性先天性心脏病和广泛肺栓塞。

(二)根据对血压的影响进行分类

(1)代偿性休克:指血压收缩压在正常水平,伴有组织和器官灌注不良的症状与体征,如乳酸酸中毒、少尿、神志改变等。

(2)失代偿性(低血压性)休克:指有休克体征,同时存在体循环的低血压。

(三)休克的其他分类

(1)冷休克:指组织灌注降低,包括脑的反应性降低,毛细血管再充盈时间>2s或外周脉搏减弱、皮肤花斑、尿量减少[<1mL/(kg·h)]。

(2)暖休克:可见于脓毒性休克伴低外周血管阻力。患儿一开始表现为四肢温暖、脉压增大、心率加快、气急,尿量正常,轻度代谢性酸中毒。毛细血管再充盈时间快,脉搏宏大。

(3)扩容难以纠正性/多巴胺抵抗休克:指在开始治疗1h内给予>60mL液体扩容后,多巴胺用至10μg/(kg·min)时休克仍不能纠正。

(4)休克对儿茶酚胺抵抗:指在应用了儿茶酚胺类药物,如肾上腺素、去甲肾上腺素后休克仍不能纠正。

(5)难治性休克:指在按所需目标而进行的正性肌力药、血管收缩剂和血管舒张剂应用,同时保证代谢(糖、钙等)和激素(甲状腺素、皮质激素等)平衡的情况下休克仍不能纠正者。

三、临床表现

(一)一般表现

休克的临床表现部分依赖于其原发病,不同病因引起的休克常有相似的临床特征和病理生理改变。早期患儿的一些非特异性症状及体征应引起临床医生的高度重视,包括不能解释的心动过速、突然烦躁或哭闹、表情紧张、呼吸加快、脏器低灌注等,而血压降低、心排血量减少往往是休克失代偿期或晚期的表现。

(二)各型休克的特点

(1)低血容量性休克:开始可表现为正常或轻到中度的心率和血压改变及肢端稍凉。

(2)脓毒性休克:由于继发于低外周血管阻力,早期可表现为四肢温暖,脉压变大,心率加快,呼吸加快,尿量正常,轻度代谢性酸中毒等,呈"暖休克"。脓毒症和脓毒性休克常是SIRS的发展结果,临床上以发热、心率加快、呼吸加速、低血压和低灌注导致的多器官损害为特征。

(3)心源性休克:常表现为肢端凉,毛细血管充盈时间延长(>2s),低血压,呼吸加速,反应低下,尿量减少。

在各型休克的晚期,将出现高血管阻力,低心排血量,少尿,呈"冷休克"。

(三)休克时脏器功能的改变

(1)心率:与成人及年长儿童相同,婴儿的心排血量较依赖于心率,当心排血量降低时首先出现心率的增加,当心率增加不能维持血压和组织氧递送时,组织因低氧而出现高碳酸血症、酸中毒,而后者可致心肌收缩功能受损,如不经干预可进一步出现心动过缓,甚至心搏骤停。

(2)血压:维持心排血量的代偿机制是增加心率和心肌收缩力,当这些机制衰竭时,即出现低血压和失代偿性休克。例如,在失血性休克,开始血容量的丢失通过静脉系统血管的收缩及心率增加使每搏量增加,以维持心排血量;但最终由于血管内容量大量的丢失而心排血量下降。而平均动脉压在休克开始通过增加血管阻力而维持。低血压往往是后期、突然发生的心血管系统失代偿体征,这意味着休克失代偿和心搏骤停将要发生。因此,即使轻微的低血压也必须积极有效地治疗。

(3)脉搏:低血容量性休克出现脉搏细弱、脉压减少,甚至不能触及脉搏。而早期脓毒性休克可出现脉压增宽等。大血管脉搏消失是死前体征,应立即干预。

（4）组织灌注：心排血量降低时出现外周皮肤发凉，毛细血管再充盈时间延长（＞2s），皮肤花纹、苍白、外周组织发绀等均提示皮肤灌注不良。周围性发绀可见于正常新生儿，而皮肤发灰则是休克的体征。

（5）脑功能：其影响与脑灌注受损的时间与程度有关。当脑灌注受损突然发生时，在神志不清出现前很少有体征出现。脑损伤时可出现肌张力降低、全身性抽搐和瞳孔扩大等。当低灌注是逐渐发生时，神经系统症状常隐匿发生，可出现神志改变、意识模糊、易激惹、少哭少动、激惹与抑制交替出现、对疼痛刺激的反应性降低。休克进一步发展可出现腱反射抑制、瞳孔缩小、呼吸节律改变、肌张力降低。随脑灌注的减少，出现肌张力降低和间歇性屈曲或伸展姿势。

（6）尿量：尿量是评估肾功能的良好指标。正常儿童尿量为 $1\sim2mL/(kg\cdot h)$，尿量＜$1mL/(kg\cdot h)$ 提示肾灌注不良或低血容量。

四、监测

（一）常规监测

心率、脉搏、呼吸、血压、脉压、毛细血管再充盈时间及核心与外周温差等。应每 30min 至少测定 1 次，直到病情稳定，若有监护设备则应持续监测，还应监护心电、血氧饱和度。尤其在无有效血流动力学监测条件时，经常听心音、摸脉搏强弱，测定毛细血管再充盈时间及血压、脉压监测对初步判断休克程度、治疗效果判断及有无心功能障碍具有重要意义。

（二）血流动力学监测

（1）中心静脉压（CPV）：是右心前负荷的指标，正常值：$0.49\sim1.18kPa（6\sim12cmH_2O）$。＜$6cmH_2O$ 提示血容量不足；＞$12cmH_2O$ 提示心力衰竭，液量过多。CPV 是判断休克时血容量及是否心功能不全的简单有效的指标。

（2）肺动脉楔压（PAWP）：是反映左心前负荷的指标，正常值为 $1.07\sim1.60kPa（8\sim12mmHg）$。＜$1.07kPa（<8mmHg）$ 提示血容量不足，＞$2.67kPa（20mmHg）$ 提示左心功能不全，$3.47\sim4.0kPa（26\sim30mmHg）$ 提示重度肺充血，＞$4.0kPa（>30mmHg）$ 提示有肺水肿，PAWP 与 CVP 结合更能准确反映心脏前负荷及血容量情况，也可判断有无左侧心力衰竭。

（3）心排血量及外周循环阻力：心排血量可用有创及无创方法进行测量，对判断休克时心功能状态、指导治疗很有意义。心源性休克多有心排血量下降，而感染性休克早期多为高心排血量低外周阻力，而到一定时期则可出现心排血量下降，出现低排高阻。休克患儿血流动力学的评价对指导液体复苏、血管活性药物的使用都具有重要意义。儿童与成年人休克血流动力不太一样，常是低心排高外周阻力。

（三）血气分析

血气分析可监测体内酸碱平衡紊乱情况，休克时代谢性酸中毒的严重程度与疾病的严重程度与预后有密切关系，间接反映组织缺血低氧的程度，此外也是纠酸治疗的重要依据。

（四）血乳酸、心肌酶谱、CRP、PCT 的测定

血乳酸是反映组织缺血、低氧及脏器损伤程度的指标，血乳酸高低及清除速率反映疾病严重程度及预后，CRP 与 PCT 测定还可反映感染的程度，对细菌与病毒的鉴别诊断也具有重要参考价值，心肌酶谱的测定对判断有无暴发性心肌炎、心肌损害等有重要辅助价值，同时心肌酶谱不仅仅反映心脏的损害，也是反映其他脏器受损程度及病情轻重的指标。

（五）尿量监测

尿量监测是监测循环状态的重要指标之一，反映休克时肾毛细血管的灌注量。学龄儿童尿量＜400mL/d、学龄前儿童尿量＜300mL/d、婴幼儿尿量＜200mL/d即为少尿。

（六）其他常规辅助检查

检查包括三大常规尤其血常规、胸部 X 线检查、脑脊液检查（CSF）、血培养、血糖、血清电解质测定及各脏器功能检查对判断病因及各脏器功能状况具有重要意义。

五、诊断

对休克的先兆或早期表现，如有不能解释的心动过速、突然烦躁或哭闹、表情紧张、呼吸加快等应引起足够的重视，及时寻找原发病因。脏器的低灌注状态，包括尿量减少、肢体灌注不良，毛细血管充盈时间＞2s、血压降低或脉压缩小、血氧饱和度降低，或经皮血氧饱和度测定时因循环不良不易获得满意的测量结果，均提示有休克可能。休克晚期常有多脏器受损的表现，可出现嗜睡、惊厥或昏迷、难以纠正的酸中毒、多脏器衰竭、DIC 等表现，此时的诊断并不困难。实验室检查常有代谢性酸中毒、低氧血症，晚期有 DIC 相关检查的阳性结果。

对于新生儿休克的特殊考虑：新生儿有呼吸窘迫、循环灌注不良，尤其是母亲有胎膜早破或羊膜炎等病史时，应考虑有休克可能。新生儿休克常伴有肺动脉压增高，由于持续肺动脉高压（PpH 值 N）可导致右心衰竭。有脓毒性休克症状和体征时应与心源性休克鉴别，后者主要指动脉导管依赖性的复杂性先天性心脏畸形。当新生儿休克伴有肝大、发绀（或心脏杂音）或上下肢血压有差异时，应考虑有复杂性先天性心脏畸形可能，应开始应用前列腺素 E1（PGE1），保持动脉导管持续开放，使动脉导管依赖性先天性心脏病患儿能暂时存活，并以心脏超声检查给予确诊。

六、治疗

（一）治疗原则

应根据休克的性质及程度进行临床治疗。小儿或新生儿休克的治疗与成人有较大不同。及时给以容量复苏、纠正酸中毒、恢复内环境的稳定和对原发病的控制可使休克得到纠正。治疗开始应保持呼吸道通畅，评估呼吸状态，给以吸氧，持续监测心率、血压和血氧饱和度。对于心功能不全，血氧分压＜75mmHg 者给予人工呼吸机辅助通气，以减少心脏做功。各种不同原因的休克在治疗上有所差异。治疗过程中应连续评估患儿，结合血压、无创性心功能检测，有条件者可测定中心静脉压（常用上腔静脉，SVC）、混合静脉血氧饱和度、心脏指数（CI）等指导用药与补液。

（二）治疗目标

对于儿科患儿，应使毛细血管再充盈时间＜2s，脉搏正常，无中心性与外周的脉搏差异，四肢温暖，尿量＞1mL/（kg·h），神志正常，血压在相应年龄的正常范围。对于新生儿除上述目标外，应使动脉导管前后血氧饱和度差＜5%，动脉血氧饱和度＞95%。

（三）主要方法

（1）容量复苏：休克早期，建立外周静脉或中心静脉补液通路，快速给予 20mL/kg 生理盐水或 2∶1 等张含钠液。快速补液后，对患儿进行重新评估。小儿严重低血容量性休克可能要求并能耐受在 1～2h 内补充 60～80mL/kg 液体，然而在补液过程中需要连续评估，以免补液过量。如低血容量是由于丢失大量血液或富含蛋白的体液,可用新鲜冰冻血浆、白蛋白、全血或红细胞(10mL/kg)。如为了升高血浆胶体渗透压而又不能使用血液成分时,可有限使用低分子右旋糖酐。容量复苏时应根据CVP、血气分析和血生化结果决定输液量及性质。经过适当的补液治疗患儿仍有灌注不足、休克表现,需要应用血管活性药物。

(2)血管活性药物应用:心源性、脓毒性(血流分布性)休克及部分低血容量性休克需辅助用药物刺激心率和心肌收缩力。对于休克,特别是心源性休克,多巴胺是该类药物中应用最广的一种;肾上腺素有类似多巴胺特性,但是其对外周血管收缩功能和正性肌力作用更强;多巴酚丁胺在治疗心源性休克药物中比其他药物更能选择性降低心脏后负荷;异丙肾上腺素可降低冠状动脉灌注、导致心肌缺血;去甲肾上腺素和去氧肾上腺素对低外周血管阻力有效。米力农为Ⅲ型磷酸二酯酶抑制剂,能增加心肌收缩力和降低后负荷,对心源性休克延续治疗非常有效。

参考文献

[1]毛庆花,冯萍,王怡,等.实用儿科疾病诊疗思维[M].北京:科学技术文献出版社,2021.

[2]吴超.现代临床儿科疾病诊疗学[M].开封:河南大学出版社,2021.

[3]王伟丽.儿科与新生儿疾病诊疗实践[M].北京:科学技术文献出版社,2021.

[4]赵小然,代冰,陈继昌.儿科常见疾病临床处置[M].北京:中国纺织出版社,2021.

[5]吕伟刚.现代儿科疾病临床诊治与进展[M].开封:河南大学出版社,2021.

[6]陈莹,齐雪娇,李霞,等.儿科常见疾病预防与诊治[M].哈尔滨:黑龙江科学技术出版
   社,2021.

[7]王敏,杨丽霞,牛宛柯.儿科常见病诊断与治疗[M].北京/西安:世界图书出版公司,2021.

[8]李斌.儿科疾病临床诊疗实践[M].开封:河南大学出版社,2020.

[9]郝菊美.现代儿科疾病诊疗[M].沈阳:沈阳出版社,2020.

[10]张成红.实用临床儿科疾病诊疗常规[M].哈尔滨:黑龙江科学技术出版社,2020.

[11]董洪贞.实用临床儿科疾病诊疗思维与实践[M].长春:吉林科学技术出版社,2020.

[12]许诚.现代临床儿科疾病诊疗学[M].天津:天津科学技术出版社,2020.

[13]徐明.儿科疾病基础与临床诊疗学[M].天津:天津科学技术出版社,2020.